让马王堆医学文化活起来丛书

总主编 何清湖 副总主编 陈小平

马王堆 经络与针砭

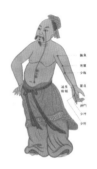

主编 彭 亮 沈 菁

CSK 湖南科学技术出版社 ·长沙

国家一级出版社 全国百佳图书出版单位

《让马王堆医学文化活起来丛书》

编委会

总 主 编	何清湖
副总主编	陈小平

编　　委　王　磊　邓婧溪　申志华　冯　雪　朱明芳　孙相如
　　　　　　孙贵香　阳吉长　李　点　李　玲　李迎秋　李波男
　　　　　　肖碧跃　何宜荣　何清湖　沈　菁　沈敬国　张文安
　　　　　　张冀东　陈小平　陈　洪　罗　健　罗红财　周　兴
　　　　　　周　青　周春国　胡宗仁　骆　敏　彭　亮　葛晓舒
　　　　　　喻燕姣　蓝　兵　魏一苇

学术秘书　陈　洪　魏一苇

《让马王堆医学文化活起来丛书·马王堆经络与针砭》

编委会

主　　编	彭　亮　沈　菁
副主编	张国山　潘思安　慕容志苗

编　　委　任　玲　阮　磊　来奕恬　陈亦民　张国山　沈　菁
　　　　　　屈艺卓　胡以仁　段苗苗　黄　博　钟子轩　彭　亮
　　　　　　慕容志苗　潘思安　穆盼盼

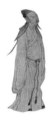

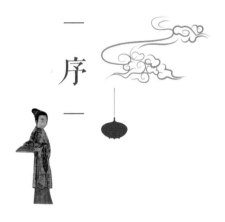

序

　　文化是事业赓续的根脉，更是开创新局的源泉。习近平总书记在党的二十大报告中明确提出，要"推进文化自信自强，铸就社会主义文化新辉煌"。这是因为文化自信是推进一个国家、一个民族持续发展的最基本、最深沉、最强大的力量。随着"两个结合"重要论断的提出，习近平文化思想为我们担负起新时代文化使命、建设中华民族现代文明提供了根本遵循和行动指南。

　　湖南是中华文明的重要发祥地之一，湖湘文化是中华优秀传统文化的重要组成部分，具有文源深、文脉广、文气足的独特优势。近年来，湖南立足新的文化使命，加强文化强省建设力度，着力推动湖湘文化创造性转化、创新性发展，成为推进中国特色社会主义文化建设、中华民族现代文明建设的生力军。"惟楚有材，于斯为盛"的湖南文化产业享有"文化湘军"的盛誉；湖南中医药列入全国"第一方阵"，可以用"三高""四新"予以概括，即具有高深的渊源、高精的人才、高坚的基础和战略思想新、总体部署新、发展形势新、主攻策略新的特色与优势。加快推进湖湘中医药事业的高质量发展，首先就要以高度的文化自信凝聚湖湘中医药传承创新发展"三高""四新"的新动能。

湖湘中医药文化底蕴深厚，古今名医辈出，名药荟萃。长沙马王堆汉墓出土医书、长沙太守医圣张仲景坐堂行医遗址，可以说是全世界独一无二的、永远光辉璀璨的中医药文化宝藏。因此，进一步坚定湖湘文化自信，不仅要立足中华传统文化视野审视湖湘中医药文化，更要站在建设中华民族现代文明的高度，挖掘好、发挥好湖湘中医药文化的时代价值。

马王堆汉墓出土医书是目前保留和显示我国古代早期医学发展水平的最真实、最直接的证据，具有重要的传统文化思想和珍贵的医学学术价值。作为我国地域中医药文化的典型代表和湖湘中医药文化的宝藏，马王堆医书文化具有跨越时空、超越国界、服务当代的永恒魅力，值得大力传承、弘扬和创新发展。

长期以来，湖湘中医药文化在立足湖南、辐射全国、放眼世界的道路上，先贤后杰前赴后继走出了坚实的"湘军"步伐。近年来，何清湖教授积极倡导湖湘中医文化研究，其团队长期深耕于马王堆汉墓出土医书的挖掘、整理和提炼，坚持追根溯源、与时俱进，形成了一系列具有聚焦性、时代性和影响力的学术成果，充分彰显了坚定文化自信、勇担文化使命的新时代中医人风采。

2024 年，正值马王堆汉墓文物出土 50 周年，何清湖教授及其团队编著、出版《让马王堆医学文化活起来丛书》。伏案读罢，深为振奋，尤感欣慰，这是湖湘中医药传承传播与创新发展的又一力作。慨叹"桐花万里丹山路，雏凤清于老凤声"——丛书分为 10 册，既基于精气神总体阐释马王堆医学文化的核心内涵和独特理念，又围绕食疗、酒疗、足疗、导引术、方剂、经络、房室养生等多方面深研马王堆医书的学术理念与临床方术，不仅做到了"探源中医，不忘本来"，而且坚持了"创新发展，面向未来"。每一个分册既有学术理论的整理和发掘，又有学术脉络的梳理和传承，更有当代转化的创新和发展，呈现出该研究团队多年来对马王堆医学文化的深度挖掘、深入思考、深广实践的丰硕成果，堪称具有深厚的理论积淀、开阔的学术视野、丰富的临床实践的一套兼具科学性、传承性和创新性的学术著作。

我希望并深信，本套丛书必将进一步擦亮"马王堆医学文化"这张古代中医药学的金牌，让马王堆医学文化活起来，展现其历久弥新的生命力，从而赓续湖湘医脉，在传承创新中促进中医人坚定文化自信，推动中医药传承创新发展。

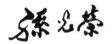

2024 年 5 月 8 日

孙光荣，第二届国医大师，第五届中央保健专家组成员，首届全国中医药杰出奖获得者，中国中医药科学院学部执行委员，北京中医药大学远程教育学院主要创始人、中医药文化研究院院长。

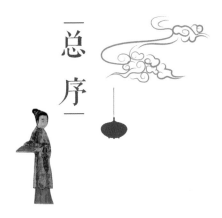

总 序

　　习近平总书记指出，中华文明源远流长、博大精深，是中华民族独特的精神标识，要从传承文化根脉、弘扬民族之魂的高度做好中华文明起源的研究和阐释，让更多文物和文化遗产活起来。这些精辟论述，内涵深刻、思想精深，为研究和发展中华优秀传统文化提供了根本遵循。

　　1972—1974 年，湖南长沙东郊的马王堆汉墓惊艳了世界。其中出土的医学文献及与中医药相关的文物，为我们揭示和重现了我国古代早期医学发展的真实面貌。它们是最直接、最珍贵的历史、医学和文化价值的体现，堪称湖湘文化乃至中华文明的瑰宝。2024 年是马王堆汉墓文物发掘 50 周年，以此为契机，我和我的团队坚持在习近平文化思想指引下，以发掘、传承、弘扬和转化为主线，对马王堆医学文化进行了重新梳理和深入挖掘，《让马王堆医学文化活起来丛书》由此应运而生。

　　本丛书共分 10 册，系湖南省社科基金重大项目"湖南中医药强省研究"、湖南省社科基金重大委托项目"马王堆中医药文化当代价值研究"与湖南省中医科研重点项目"健康湖南视域下马王堆医学文化的创造性转化与创新性发展研究"的重要成果。本丛书系统攫取了马王堆医学文化的精粹：从精气神学说到运用方药防病治病，从经络针砭到导引术，从房室养生到胎产生殖健康再到香文化、酒疗、食疗、足疗。每一分册都立足理论基础、学术传承及创新发展三个层面，从不同角度展示马王堆医学文化的博大精深。

其中，精气神学说作为中医学的重要范畴，其理论的阐释和实践的指导对于理解中医养生文化至关重要。因此，《马王堆精气神学说》一书不仅追溯了精气神概念的源流，更结合现代医学的视角，探讨了其在健康管理、生活方式以及心理健康等领域的应用与发展。《马王堆方剂》则试图挖掘马王堆医书《养生方》《杂禁方》《疗射工毒方》《五十二病方》中的方剂学相关内容，这些古老的药方蕴含了丰富的本草知识与医学智慧，为古人防病治病提供了重要支撑，也为后世医学研究提供了宝贵资料。《马王堆经络与针砭》通过剖析马王堆汉墓出土的医书对于经络及针灸砭术的记载，进而讨论分析马王堆医学对于中医经络学说及针灸技术形成发展中的贡献及其在现代的应用与创新发展。《马王堆导引术》聚焦于古代医学家对人体生命和健康的深刻认识。导引术是一种调理人体阴阳平衡、促进气血畅通的运动养生方法，马王堆医学中对于导引术的记载与实践不仅为我们了解古人的养生之道提供了有效途径，同时也为现代人提供了一种古老而有效的健康运动方式。《马王堆房室养生》重点关注性医学领域，系统总结了马王堆医书中关于房室养生的理论知识，为现代性医学研究提供了历史依据和参考。本书不仅传承了古代房室养生文化，更将促进社会对现代性医学的关注与认识。《马王堆胎产生殖健康》一书深入解读了《胎产书》，挖掘了古代胎产生殖健康方面的知识和经验。本书还结合现代生殖医学理论和技术对这一古老记载进行了探讨，以期为现代生殖医学研究和实践提供借鉴和启示。《马王堆香文化》带领读者走进中国古代香文化的瑰丽世界，从香料的使用到香具的制作，从祭祀到医疗，全面展示了秦汉时期楚地用香的特色和文化特质，为香文化研究提供了宝贵的第一手资料。《马王堆酒疗》研究了马王堆医学中酒疗的精髓，将促进酒疗理论在当代的传承发展和守正创新，本书不仅系统阐述了酒疗学说的内涵以及价值，更科普了酒的相关知识，让公众得以更科学地认识酒与健康的关系。《马王堆食疗》和《马王堆足疗》则系统梳理了马王堆系列医书与文物中与食疗、足疗有关的内容，为深刻理解秦汉生活和古代文化观念增添了更加鲜明生动的资料，也为现代药膳食疗和足疗理论与技术的发展提供了重要理论支持和实践借鉴。

总之，在研究古老的马王堆医学文化的过程中，我们发现了无尽的医学与哲学智慧。完全有理由相信，本套丛书的编纂和出版一定能够重新唤起人们对马王堆医书的广泛关注和深刻认识，古老的马王堆医学文化一定能够焕发出新的生机与活力。同时，我们更希望通过对这一古代医学文化开展深入研究，能够为当代医学理论和实践的发展，尤其是为当代人们的健康生活提供更多有益的启示和借鉴。

在建设中华民族现代文明的征途上，我们迎来了一个风正好扬帆的时代。我和我的团队将坚定文化自信，毅然承担起历史赋予的使命，与各界人士携手合作、共同奋斗，在湖湘这片承载着厚重历史的土地上，共同谱写出健康与幸福的华美乐章！

本套丛书在编撰过程中，得到了国医大师孙光荣的指导，以及湖南省中医药文化研究基地、湖南医药学院马王堆医学研究院、互联网（中西协同）健康服务湖南省工程研究中心、湖南教育电视台、湖南博物院、启迪药业集团股份公司、珠海尚古杏林健康产业投资管理有限公司、湖南省岐黄中医学研究院有限公司、湖南东健药业有限公司、谷医堂（湖南）健康科技有限公司、颐而康健康产业集团股份有限公司、湖南健康堂生物技术集团有限公司、柔嘉药业股份有限公司、国药控股湖南有限公司等单位的大力支持，在此一并感谢。

何清湖

2024 年 5 月

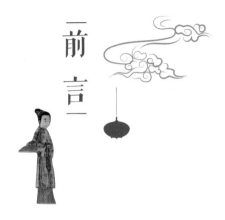

前言

　　经络与针砭医术是我国传统医学举足轻重的重要核心组成部分。早在2010年，"中医针灸"就正式通过联合国教科文组织保护非物质文化遗产政府间委员会第五次会议审议，被正式列入"人类非物质文化遗产代表作名录"，说明世界各界对中医针灸的一致认可。中医经络学说和针灸砭术自古以来便伴随着中华文化的形成和发展，历经上下数千年，为华夏人民的健康，为中华社会的发展，为中华文化的繁荣，作出了极其重要的贡献。经络与针砭医术一直是中医独特的医学领域，以其对人体独到的认知、独特的治疗理念和方法以及显著的临床疗效著称于世，享誉海内外。1973年，湖南长沙马王堆三号墓出土了大量的帛书和简牍。马王堆汉墓出土上古医书十四种，几乎占全部帛书的三分之一。其中《足臂十一脉灸经》《阴阳十一脉灸经》《脉法》《阴阳脉死候》等是后世的经络学说、针灸砭术等医学技术的形成和发展的雏形，对其有着如同基石一般的重要意义。

　　作为带有人文社科性质的学术性著作《让马王堆医学文化活起来丛书》之一，通过剖析马王堆汉墓出土的医书《足臂十一脉灸经》《阴阳十一脉灸经》《脉法》《阴阳脉死候》等文物对于经络及针灸砭术的记载，进而讨论分析马王堆医学对于中医经络学说及针灸技术形成发展中的贡献及其在现代的应用与创新发展。

本书编写采用语言朴素、图文并茂的编写风格，同时兼顾专业性和科普性，其结构按照"理论基础""学术传承"到"创新发展"三篇六章展开编写。本书开篇为理论基础，主要介绍马王堆经络与针灸砭术相关文物的发掘过程、历史来源、学术价值，阐释并解读其文字所承载的学术内涵及应用方法，以试图揭示马王堆经络与针灸砭术发生学；第二篇讲述学术传承，主要按历史发展脉络介绍马王堆经络与针灸砭术传承历程及其对经络学说、刺法灸法形成的影响及应用，进一步梳理马王堆医术对于经络与针灸砭术形成史的贡献；第三篇则阐述马王堆经络、针砭的创新发展，通过整理近现代对于马王堆经络与针灸砭术的创新性研究，及其在理论上、技术上及工具上的创新性发展与应用，展望马王堆经络与针灸砭术的发展。本书第一章由彭亮、慕容志苗、黄博撰写，第二章由张国山、任玲撰写，第三章由沈菁、阮磊撰写，第四章由段苗苗、穆盼盼撰写，第五章由潘思安、来奕恬、胡以仁撰写，第六章由陈亦民、屈艺卓撰写，彭亮进行全书统稿审稿，黄博作为学术秘书联络并处理全书相关学术问题。本书创编团队以湖南中医药大学针灸推拿学术团队的中青年教授、副教授及讲师领衔，带领针灸学科博士、硕士们共同编写。团队成员们基于内心中对马王堆经络针灸学术的热爱和热情参与了此次编写任务，倍感自豪和责任，本书的整理也将进一步丰富马王堆经络与针灸相关学术成果。

本书是在较长一段时间以来对马王堆经络与针砭相关文物学术的阶段性整理工作的一部分。因文献资料众多，层次复杂，编写中必定存在诸多错误及不足之处，恳请读者不吝赐教，提出斧正意见和建议，以便进一步完善！

彭亮 沈菁

2024 年 4 月

目录

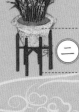

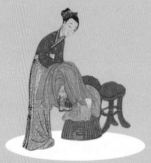

第一篇

理论基础

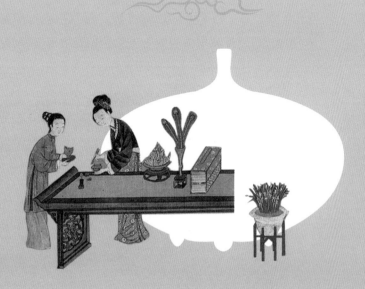

第一章 马王堆经络、针砭相关医书及相关文物

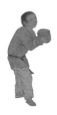

举世闻名的湖南长沙马王堆汉墓出土了震动世界的千年女尸，另外让人欣喜的是，1973 年马王堆三号墓出土了大量的帛书和简牍。

出土时，帛书存放在一个大漆木箱内，由于墓室密封不严，地下水涌入。历经千年，帛书粘连难分。发掘领导小组请故宫博物院的装裱老专家们，经长时间清理、修整，才大体装裱起来了。帛书使用的材料是汉帛。《说文·巾部》："帛，缯也。"缯是汉代对丝织品的统称。其注又云："帛，今之璧色缯也。"璧色缯当指白色或青白色的帛。三号墓出土了许多箱丝绸，每个箱子上都挂着木牌，写着箱内丝织品的名称，其中有一箱"帛缯笥"，推测里面装的应该是软侯家用来书写的帛。

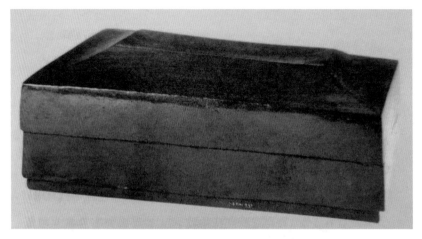

图 1-1 三号汉墓出土帛书简牍漆木箱

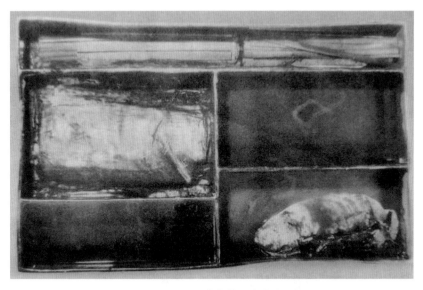

图1-2　漆木箱内帛书

　　帛书是写在很细密、均匀的生丝平纹绸上的，幅宽48厘米。经过千年浸泡，颜色并不是白色或青白色，而是米黄色或浅褐色。帛书是从右至左直行书写，有整幅48厘米和半幅24厘米两种。

　　马王堆汉墓出土医书共计十四种，占全部帛书的三分之一左右。其中马王堆三号汉墓帛书中，出土一幅长帛书，原物出土时原无书名或篇名。当时根据内容定为四种书：《足臂十一脉灸经》《阴阳十一脉灸经》《脉法》《阴阳脉死候》。十年后在湖北张家山二四七汉墓（墓葬年代为汉代吕后二年，略早于马王堆三号下葬年代）又出土了一种针灸书——《脉书》，而马王堆帛书后三篇均见于《脉书》，据此马王堆出土针灸书可能只是两种。

第一节　《足臂十一脉灸经》

一、文物简介

　　《足臂十一脉灸经》被认为是迄今为止我国发现最古的一部经脉学著作，它简要而完整地论述了人体中十一脉的名称、循行经络、生理病理和灸法治疗等。《足臂十一脉灸经》可能成书于春秋时期，出土时与《阴阳十一脉灸经》甲本、《脉法》、《阴阳脉死候》《五十二病方》同抄在一幅长帛上，呈黄褐色，残破。参照我国古代医学典籍中的旧例，如《七录》有《程天祚灸经》，《隋书·经籍志》有《曹氏灸经》等，暂把这其中的两种书定名为《足臂十一脉灸经》（原书分足、臂两篇）和《阴阳十一脉灸经》（原书依阴脉、阳脉次序排列）。其中《足臂十一脉灸经》全文共34行，约1000字。

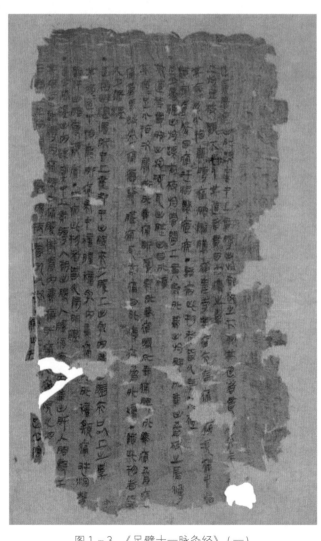

图1-3 《足臂十一脉灸经》（一）

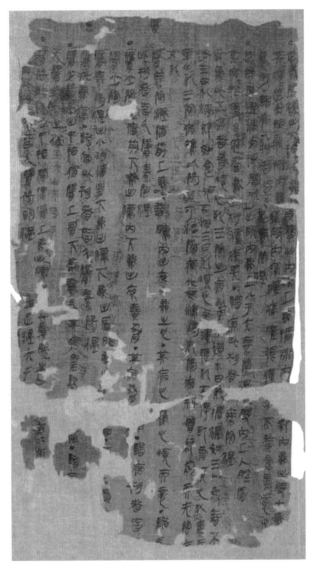

图1-4 《足臂十一脉灸经》（二）

二、内容分析

《足臂十一脉灸经》用篆意较浓的古隶抄写，没有标题，但文中有"足""臂"二字高出正文一格书写，可知此篇可分为"足"脉和"臂"脉两部分。"足"部包括下肢的六条脉：足泰阳脉、足少阳脉、足阳明脉、足少阴脉、足泰阴脉、足厥阴脉；"臂"部包括上肢的五条脉：臂泰阴脉、臂少阴脉、臂泰阳脉、臂少阳脉、臂阳明脉，没有臂厥阴脉的记载。在每一条脉下都叙述该脉的循行部位、所主病候和灸法。书中以"足"表示下肢脉，共有六条；以"臂"表示上肢脉，共有五条。这十一条脉的排列原则是先足后手，循行的基本规律则是从四肢末端到胸腹或头面部。

与现行的经脉学理论不同的是，《足臂十一脉灸经》只记录有十一条经脉，并且所述十一脉的循行方向全是向心性的，治疗则全是灸法，只说灸某脉，没有穴位名称，更没有针治记载。病候描述简单而原始，手太阳、手阳明、手少阴三脉，每脉仅主一病，最多者如足少阳脉主十六病，足太阳脉主十五病。《足臂十一脉灸经》所主疾病有七十八种，没有对疾病进行分类，诸脉无理论和治则上的阐述，仅足厥阴脉后面有一些关于病候预后的记述，较为特殊。故可认定是我国经络学说形成的雏形。

三、学术价值

（一）揭示经络学说起源

帛书《足臂十一脉灸经》是迄今为止我国发现最早的一部经脉学著作，书中比较完备地论述了人体十一条脉的名称、循行、生理病理以及灸法的治疗。《足臂十一脉灸经》认为经络按先"足三阳三阴脉"后"臂二阴三阳脉"排列；《阴阳十一脉灸经》记载经络按先六阳脉后五阴脉次序排列。两部著作全面论述了十一条经脉的循行走向及相关病症和相关穴位，是我国目前发现最早论述经脉学说的文献。其中《足臂十一脉灸经》相对较为古朴，比《阴阳十一脉灸经》成书更早，可追溯至春秋时期，所记十一条经脉循行方向由四肢到躯干和头部，但还没有把经脉和内脏器官联系在一起，没有循行的概念。

（二）最早使用经脉病症

马王堆医书《足臂十一脉灸经》共列出七十八个病候，这些病候都是以经脉循行作为辨证的依据，它是中医学理论体系中有关经脉辨证的最早的一部分。如《足臂十一脉灸经》原文："……臂少阳脉，……产聋。""足少阳脉……其病，……瘘聋。"产聋，谓产生耳聋、瘘，《说文》："久疮也。"瘘聋，即久疮至聋，也就是临床所见的脓耳至聋。《足臂十一脉灸经》足少阳、臂少阳两脉病候中均有耳聋候。至《素问·热论》明确提出"少阳主胆，其脉循胁络于耳，故胸胁痛而耳聋"。可见少阳经之耳聋病候，与手、足少阳经共同相属，这与《足臂十一脉灸经》所述恰是一致的。《足臂十一脉灸经》所列诸经病候是以经脉循行为依据，其名称古朴，归经原始，是中医学经脉辨证的先导。同时，其所列诸经病候，在后世的有关论述及其临床实践中，已经得到大量证实，论证经脉辨证正确性的同时，极大程度丰富了临床实践经验。

（三）是我国最早的灸疗学著作

《足臂十一脉灸经》介绍了灸法治疗疾病的方法，丰富了中医的治疗手段。《足臂十一脉灸经》在论述每条经脉的主病病候——"其病"之后有云："皆灸×脉。"脉在原书作"温"，指经脉。"温"与脉通，本文均以"脉"代之。"皆灸×脉"的记载为后世针灸治疗学的产生及发展作出了巨大的贡献。同时，《足臂十一脉灸经》还初步确定了施灸部位，其对于某病的灸治都称"灸××脉"，如在描述完"太阳脉"的诸多病症后，指出"诸病此物者，皆灸太阳脉"。但这并不意味着要灸某一经脉的全程，而是在经脉的某个部位处施灸。灸法作为一种古老的中医治疗方法，具有温通经脉、散寒除湿、活血化瘀等功效。通过灸法的运用，可以调节人体气血运行，增强人体免疫力，达到治疗疾病的目的。《足臂十一脉灸经》对于灸法的介绍和运用，为现代中医临床提供了有益的借鉴，推动了中医治疗方法的创新和发展。同时，为论证针灸治疗学发展史上关于灸法早于针法、针灸流派形成的时间问题等提供了史实依据，所用的灸法在方法、疗效、适应证等方面都补充了针刺治病的不足。

（四）反映古代医学整体调制与辨证论治的思想

《足臂十一脉灸经》"皆灸×脉"体现了整体调治和辨证施治思想。整体观念是中医的基本思想之一，强调人体内部各个器官、组织之间的相互联系和影响。在《足臂十一脉灸经》中，作者将人体看作一个整体，通过经脉的循行和所主疾病的分析，揭示了人体内部各个器官、组织之间的相互关系和影响。这种整体观念的运用，为现代中医临床提供了更为全面、系统的治疗思路和方法。《足臂十一脉灸经》提到的临床治疗方式，是根据经脉及其所属脏腑病变的不同，在该经脉循行路线上灸治，不仅是灸治该经脉上的某一具体穴位，更重要的是重视经脉上所有腧穴的整体功能，发挥其协同效应。如此灸治经脉之法，对后世医家不无启迪。如《素问·缪刺论》对病邪侵袭体表从孙络、络脉、经脉深入内脏，阴阳俱感，五脏乃伤之证，也是用"治其经"的方法治疗的。《灵枢·九针十二原》亦强调"通其经脉，调其血气"。《针灸大成·头不可多灸策》还阐述了该法的机制："灸穴须按经取穴，其气易连，而病易除。"因为经脉"内属于腑脏，外络于肢节"，《灵枢·海论》把人体联系成一个有机整体。每条经脉都有各自的循行路线并属络于某脏腑。经脉与脏腑生理上密切联系，病理上互相影响。"皆灸×脉"正是依据这种关系而强调调治经脉之整体的。因此，其后《内经》在此基础上明确提出了中医学的整体观包括整体治疗观，成为中医学的基本特点之一。

在辨证论治方面，《足臂十一脉灸经》所记录的诊疗范围是在对经脉及其所属脏腑发生的病理变化进行分析辨察、正确诊断之后，才采取"皆灸×脉"的治疗措施的。这一过程，就是辨证施治的过程。证明"皆灸×脉"含有辨证施治思想的根据还有《足臂十一脉灸经》记载了"脉"的主病病候，即每条经脉"其病"下的若干证候，如足太阳经脉"病足小指废……脊痛，口项痛，手痛，颜寒，产聋，目痛……"。如此十一脉，每一脉主病病候都可说是诊"脉"辨证之结果。以上足可说明，"皆灸×脉"虽然没有用文字直接写明"辨证施治"，但显而易见，其中已包含辨证施治的过程和内容。

（五）奠定了针灸处方配穴的理论基础

《足臂十一脉灸经》所述"皆灸×脉"相关内容从治疗学角度对经脉循行、经脉辨证、经脉病候、经穴作用等理论作了高度概括，因此，就为后世的针灸处方配穴奠定了理论基础。在本经上施灸治疗本经"其病"，本法实即示之，凡是经脉循行部位及其所属的脏腑疾病，用本经的穴位治之，即可获效。这是后人总结"经脉所通，主治所及"取穴施治方法的理论根据。循经取穴是针灸处方的基本规律。至于后人确立近部取穴、远部取穴的选穴原则，抑或曾受之启发。因为"皆灸×脉"所灸治的本经上的穴位（也许当时瑜穴尚未发现或明确划定，但并不影响其在人体存在），以躯干为中心，无不有远近之分、上下之别、左右之异，从配穴角度而言，当然也就包括了上下、远近、左右等配穴法。

（六）概括了针灸治疗的原则

《足臂十一脉灸经》所载的各条经脉的主病病候有寒、热、虚、实之分，该书在对诸症进行详细的辨证分析之后提出"皆灸×脉"，选取灸法为治疗措施，其中无疑有一个确定治疗原则的过程。就此而论，"皆灸×脉"则既是治疗的具体措施，又是对针灸治疗原则的高度概括。尽管此原则还很笼统，但并非"没有治疗原则"。如果将《足臂十一脉灸经》和《灵枢·经脉》加以比较，就可知道在经脉循行及其病候等内容方面，后者基本上是沿袭前者的。故大致可以判定，《黄帝内经》作者当时曾见过或参考过本书之有关内容，因而也就不难理解《灵枢·经脉》能够把帛书的治疗原则具体化、《灵枢·背俞》把灸法再分补泻。《灵枢·经脉》的治疗原则是"盛则泻之、虚则补之、热则疾之、寒则留之"。《灵枢·背俞》的灸法分补泻是"以火补者，毋吹其火，须自灭也；以火泻者，疾吹其火，傅其艾，须其火灭也"。

（七）初步建立脉证关系

确立了以阴阳解释脉证关系的基本方向，建立了脉与内脏及相关疾病的内在联系，为后世辨证施治体系形成奠定了基础。阴阳思想早在马王堆医书中就有论述。其书不仅从阴阳方面阐述经脉的命名而且还论述了经脉的病候。其一是从阴阳属性角度命名经脉。《阴阳十一脉灸经》《足臂十一脉灸经》都是根据手足和阴阳两方面排列各脉之间顺序的。经脉从马王堆医书的十一脉到《黄帝内经》的十二经不断演化和完善的过程，本质上就是阴阳学说对经脉的命名、分类和体系不断产生越来越深入影响的过程。另外，在马王堆医书上存在肩脉、耳脉、齿脉等脉名的说法，但到《黄帝内经》上均统一以三阴三阳来命名，如《足臂十一脉灸经》中的太阴脉原名是胃脉，手太阳脉原名是肩脉，手少阳脉原名是耳脉，手阳明脉原名为齿脉。其二是从阴阳的角度论述经脉和病候的关系。如《足臂十一脉灸经》和《阴阳十一脉灸经》中每条经脉都有所主病候。再如《足臂十一脉灸经》中曰"三阴之病乱，不过十日死……阳病折骨绝筋而无阴病不死"。至此，以阴阳解释脉证关系的基本方向得以确立。

（八）对骨伤科的成就

（1）骨学名称的记载：在《足臂十一脉灸经》中有"外踝""肩薄

（髆）"（指肩胛骨）"月甚（枕）（指枕骨）""脾（钟）（指股骨）""内
踝""足小指""足大指""糯（指肪骨）""（手）小指""（手）中
指"等。

（2）骨伤疾病的描述：《足臂十一脉灸经》有"阳病析骨绝筋无阴
病，不死"的记载，《阴阳脉死候》有"其病唯折骨列（裂）肤一死"的
记载。"折骨绝筋"指闭合性骨折，"折骨裂肤"指开放性骨折，一曰
"不死"，一曰"一死"，说明当时不仅将骨折进行了分类，而且还认识到
了开放性骨折较闭合性骨折预后差。

（九）其他

在帛书《足臂十一脉灸经》中，记载了现代心血管疾病诊断中的
"三联音律的奔马律"现象，它一般发生在危重病人心力衰竭之时。在书
中"三阴之病乱，不过十日死"后，有"循温如三人参春不过三日死"
的记载，就是说，如果给病人号脉，病人的脉搏好像三个人手执杵棒一起
参加春谷一样，很快地以三联的节律协调地用力进行，则这个病人极其危
险，过不了三日就会死亡。在医学史上，最早报告此种三联音律的奔马律
现象的，是1838年西欧的查瑟莱（Charcelay）。其后，特劳伯（Traube）
对奔马律伴有交替脉的情况进行了深入的临床研究，并于1872年提出报
告，故此现象被命名为"特劳伯氏奔马律杂音"。但是，谁会想到比特劳
伯氏早两千多年，一个没有留下姓名的中国医生已经发现了这种现象。

《足臂十一脉灸经》作为中国古代医学文献中的重要篇章，其学术价
值深远且广泛。通过对该经脉书的研究和挖掘，我们可以更深入地了解古
代医学的理论和实践成果，为现代中医学术的发展提供更为丰富、全面的
理论依据和实践经验。同时，《足臂十一脉灸经》也为现代中医临床提供
了更为科学、严谨的理论依据和方法指导，推动了中医学术的进步和
发展。

第二节　《阴阳十一脉灸经》

一、文物简介

《阴阳十一脉灸经》，因墓中有同一内容的两种写本，故又有甲本和乙

本之分。甲本共37行，现存583字，和《足臂十一脉灸经》《脉法》《阴阳脉死候》《五十二病方》同抄在一幅帛书上。而乙本系抄录在另一幅帛书上，上接《却谷食气》第一行，下接《导引图》和地图各一种。乙本开头的文字紧接《却谷食气》抄录，不另起行。加之两书抄录时的相邻部分都有残缺，易被误认为是同一篇文字。由于另有甲本作为参照，同时较

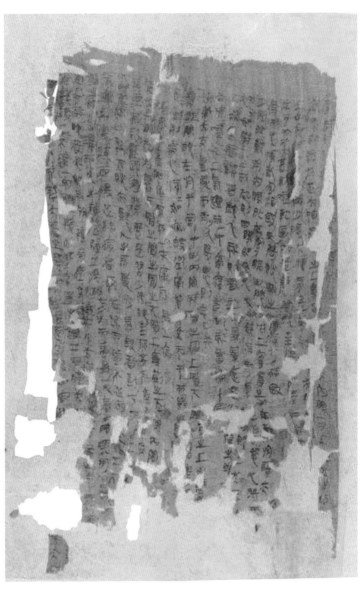

图1-5 《阴阳十一脉灸经》（一）

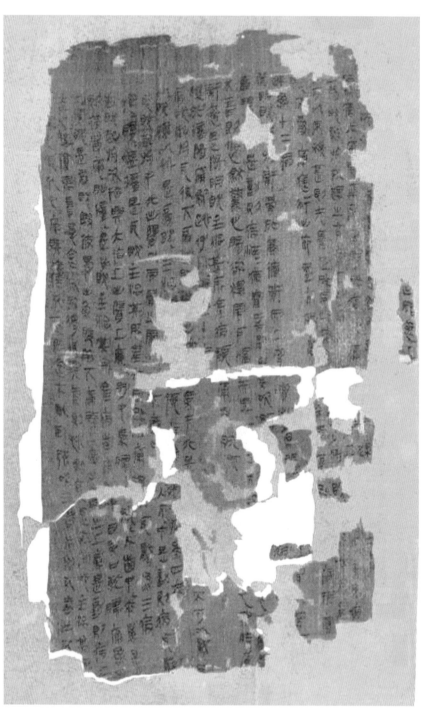

图1-6　《阴阳十一脉灸经》（二）、《脉法》（一）

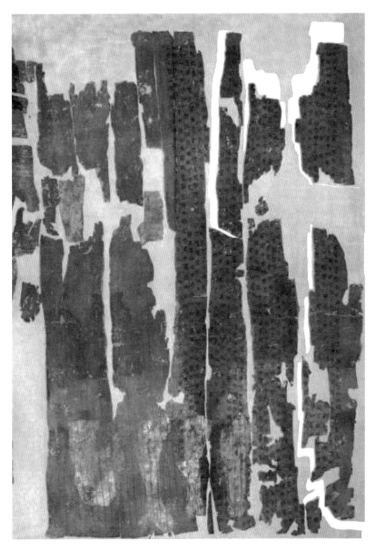

图 1-7 《阴阳十一脉灸经》（乙本）

之《却谷食气》的思想内容、文字体例也迥不相涉，所以应当认为和
《却谷食气》是两种著作，可能是为了充分利用帛书的面积而拼抄在一起。
乙本首尾较完整，但中间缺文较多，共 18 行，现存 793 字。另有，湖北
张家山汉墓出土的《脉书》的第二部分，即《阴阳十一脉灸经》丙本，
与马王堆医书中的《阴阳十一脉灸经》甲乙两本内容相符，为同书的不同
古传版本。甲乙丙三本可相互弥补而基本完整。

二、内容分析

《阴阳十一脉灸经》全书分为"阳"（代表阳经经脉）与"阴"（代表阴经经脉）两篇。十一脉排列次序，是阳脉在前，阴脉在后，不像《足臂十一脉灸经》那样以足臂分前后。全身经脉由四肢走向躯体中心，而肩脉与足少阴二脉则与之相反，由头或少腹走向四肢末端。阳篇又分足巨（太）阳脉、足少阳脉、足阳明脉、肩脉［相当臂（或"手"）］太阳脉、耳脉［相当臂（或"手"）］少阳脉、齿脉［相当臂（或"手"）］阳明脉。阴篇又分足巨（太）阴脉、足少阴脉、足厥阴脉、臂巨阴（相当手太阴）脉、臂少阴（相当手少阴）脉。论述内容较《足臂十一脉灸经》大大进步和丰富，经脉循行方向开始出现远心循行，如肩脉的"起于耳后""乘手北（背）"，太阴脉的从"被胃"，最后"出内踝之上廉"。所主病从《足臂十一脉灸经》的共 78 种病，增加到 147 种病，而且是最早记录两大类病症［即"是动病"与"所生（原作'产'，系'生'字之通假）病"］的灸法治疗。《阴阳十一脉灸经》也被认为是我国最早的灸疗学专著。

三、学术价值

《阴阳十一脉灸经》是继《足臂十一脉灸经》之后，《灵枢·经脉》之前的一部古经脉学著作。它在《足臂十一脉灸经》的基础上，对人体十一条经脉的循行路径、生理病理作了调整和补充，为《黄帝内经》经脉学说奠定了基础，其各脉主治疾病较《足臂十一脉灸经》更为详细和完善，与《灵枢·经脉》更为接近。《阴阳十一脉灸经》和《灵枢·经脉》无论从内容到词句，均有许多相同之处，说明它们之间存在某种血缘关系。《阴阳十一脉灸经》成书年代似较《内经》为早，故可以说《灵枢·经脉》是《阴阳十一脉灸经》理论的进一步发展。其学术价值主要体现在以下几个方面。

1. 对经脉概念形成的推动

经脉概念的形成，正是古代医家在脉诊基础上，发现了人体上下联系的规律，所以创立了经络学说来解释这种规律，原本腕、踝部脉口之脉诊病候自然就演化成了经脉病候，也即首见于《阴阳十一脉灸经》的"是动病"。

2. 确立了脉与内脏及相关疾病的内在联系，建立了脉证关系的基本框架

第一，确立了脉与内脏及局部疾病的内在联系。《阴阳十一脉灸经》中的脉有三条脉与脏腑发生了联系，手太阴脉被认为"入心中"，足太阴脉被认为"是胃脉也"，足少阴脉被认为"系于肾"。但经脉与脏腑的联系尚未完全建立。因此其辨证还只是一种比较单纯的经脉辨证而已。第二，每一脉主一系列病证。《阴阳十一脉灸经》所载经脉病候中"是动则病……是××（脉）主治"的内容就是较为系统地总结和记载了"脉"的主病病候。"十一脉"每一脉的主病病候都可以认为是诊"脉"辨证的结果。

3. 突出经脉功能主治、切实指导临床

《阴阳十一脉灸经》将手阳明大肠经、手太阳小肠经和手少阳三焦经三条经脉分别称之为齿脉、肩脉、耳脉。这种直接将经脉循行的体表部位作为经脉名称的命名方式不仅保存了更为原始的脉名痕迹，而且突出了该经脉的功能主治特点，以此指导临床更为实用。

4. 对于骨伤疾病的描述

在《阴阳十一脉灸经》（甲本）中，提出了"躁厥""臂厥""箭厥""骨厥"等病名概念，并且还记载了具体的症状，大致可分两类，一指突然昏倒，不省人事，但大多能逐渐苏醒者，如《素问·厥论》以六经形证定名之厥。一指四肢寒冷，诚如后世医著《伤寒论》中所说："厥者，手足逆冷是也。"结合所描述的症状可知，马王堆医书所论之诸厥，当指后者。它与脏腑气血之盛衰有关，轻者引起局部症状"如四肢疼痛等"，重则导致全身以及神志病变"如巅疾、呕、吐血和昏厥等"。

5. 对经脉感传现象的报道

《足臂十一脉灸经》《阴阳十一脉灸经》均存在经络循经感传导路线和灸法相关的报道。《阴阳十一脉灸经》记载的经脉有 9 条是向心传导，因古人重视肘膝下穴位，故在肘以下"炊灼"则循经感传多是向心传导，这方面的观察结果，古今大致相同。关于灸法引起的感传传导，《阴阳十一脉灸经》中的"肩脉"及"足太阴脉"应是灸头项或腹部感传下行的线路记载。因此，我们今日用灸法引出的感传现象，在当时的医生临床施

灸法时同样亦能见到。但由于当时是经络学说雏形时期，只注意经络的线路方面，故其他如感传的性质、速度等则没有记载下来。不过古人当时已记载线路和走向，这确实是了不起的事。

6. 记载灸后调摄事宜

《阴阳十一脉灸经》在足少阴脉病候之后提出，"灸则强食生肉，缓带，披发，大杖，重履而步"，这是指灸治足少阴脉病候之后，还要指导病人进行一些调摄事宜，包括饮食、穿着、运动等方面。

7. 其他

对古代语言文字研究具有重要意义。帛书《阴阳十一脉灸经》甲本和乙本的异文类型探讨了异文所反映的文字演变规律。《阴阳十一脉灸经》甲本（下简称"甲本"）的抄录年代不晚于秦汉之际，即应为公元前三世纪末的写本，而抄录《阴阳十一脉灸经》乙本（下简称"乙本"）等帛画，为汉代写本。而马王堆三号汉墓的墓葬年代为汉文帝初元十二年（公元前168年），据此推测，甲、乙本抄录的时间前后相去几十年。同一种古医籍的两个写成年代略有先后的抄本，为我们考察研究秦末汉初用字的实际面貌提供了可供参考的宝贵实物资料。

马王堆汉墓出土的《足臂十一脉灸经》《阴阳十一脉灸经》主要内容是论述人体十一脉的循行、主病和灸治，它和《脉法》《阴阳脉死候》写在同一卷帛书上，是我国最古老的脉学专著。《足臂十一脉灸经》和《阴阳十一脉灸经》两部医书具有很高的研究价值，描述了早期经络学说的面貌，其文字上通俗、朴素，"文不雅驯"，同时体现了古人的朴素唯物主义价值观。经过古代医家的不断发展，到《黄帝内经》中经络系统基本成熟，这为后世研究经络提供重要理论基础。

第三节　《脉法》

一、文物简介

《脉法》是目前发现出自先秦的唯一一部民间医学教材，主要是叙述导脉、启脉、相脉这三项重要法则。《脉法》一书，与《足臂十一脉灸经》、《阴阳十一脉灸经》（甲本）、《阴阳脉死候》、《五十二病方》同抄在一幅长帛上，接在《阴阳十一脉灸经》之后、《阴阳脉死候》之前。由于历时久远，文字损毁太多，只能辨认出全文的一半，主要内容难以完全明晰。幸运的是，在1974年，湖北江陵张家山汉墓出土了一批简牍书，其

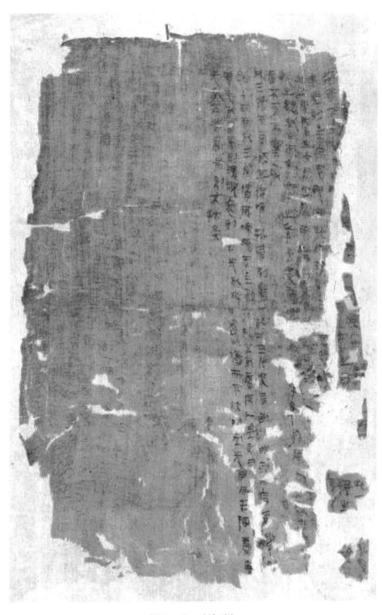

图1-8 《脉法》

中的《脉书》，有一段文字与马王堆出土的《脉法》基本相同，（马王堆出土《脉法》常被称为《脉法》甲本，而张家山出土的被称为《脉法》乙本。）将简牍相应的字补入帛书后，虽然还有十余字阙如，但帛书《脉法》内容已经大致明了。校对补充之后的《脉法》原文一共 13 行，约430 字。

二、内容分析

《脉法》最初被认作医家传授弟子应用灸法和砭法的一种民间教材。内容是教授弟子如何通过灸法产生脉的感传现象来提高治疗效果，如何运用砭石治疗血脉瘀滞所致的病理痈肿。当《脉法》通过张家山汉墓出土的《脉书》来弥补缺文而恢复全貌后，才明白书中所说的"脉"，是《足臂十一脉灸经》和《阴阳十一脉灸经》中所论述的十一脉，也就是《灵枢·经脉》中后来所改称的"经脉"。《脉法》论述的重点也非砭灸之法，而是在《足臂十一脉灸经》《阴阳十一脉灸经》之后，简明扼要地向学生传授有关导脉、启脉、相脉的重要原则和方法。所谓"导脉"，即通过灸法、砭法疏通引导脉气。所谓"启脉"，即用砭石刺脉放血治疗痈脓的原则，并提出了砭刺痈肿的四害，害即禁忌。所谓"相脉"，即诊脉方法。提出具体的诊脉方法及六种脉象，论诊脉的脉名及要求。《脉法》不仅揭示了古代医家对脉的基本认识，而且提出了一套基本完整的砭灸诊疗方法，这些论述虽然还很原始，治法还较简单，但是确已经既有理论，又有方法，说明了春秋战国之际的砭刺水平。

三、学术价值

1. 最早的民间医学教材

马王堆《脉书》是我们目前所能见到的、出自先秦的唯——部民间医学教材。其开篇即说："以脉法明教下，脉亦圣人之所贵也。"开宗明义，引导学生认识所学知识的重要性。脉学不仅是学医的基础知识，而且是"圣人"即最高明的医家所重视的。而《脉法》的最后又写道："脉之悬，书而孰学之，季子忠谨学。"意思是告诉学生，脉学非常深奥玄妙，需抄写下来，反复熟读，尽心地学习和慎重地运用。在当时，《足臂十一脉灸经》和《阴阳十一脉灸经》中所论述的十一脉是脉学里十分重要的部分，在脏腑学说还不健全的情况下，包含十一脉的经络学说可以说是唯一能够全面指导医学临床的理论。有了它，才能处百病，决死生，也才能调虚实，定补泻。因此，《脉法》一开始即从大处着眼，强调脉的重要性，直到文末也在告诫学生需反复学习，让人感觉到眼前有一位经验丰富的老师正语重心长地向青年学生传授脉学知识。

2. 首次提出了"气"的概念，揭示气与脉的关系

《脉法》的理论意义在于它首次提出了"气"的概念，《阴阳十一脉灸经》中虽然也有"气"字，但明显是指呼吸之气，而这里的气则与脉相联系，即"气也者，利下而害上，从煖而去清……故气上而不下，则视有过之脉，当环而灸之……气一上一下，当郄与肘之脉而砭之"。既指出脉气在人体作用的生理规律即气可利下而暖足，上头则气过剩而为害，有趋向温暖、摒除寒凉的作用，又提到脉气失常后以灸砭之法疏通引导脉气（此为经络感传现象）。可见当时医家已意识到经脉中有一种流动的、有感觉的、无形的物质——气。这为日后《黄帝内经》中"经脉者，所以行血气……"的功能定义打下了基础。

3. 总结"寒头暖足"养生智慧，结合阴阳哲学思维进行取类比象

帛书《脉法》中提到的"故圣人寒头而暖足"是上古圣人总结的养生智慧，这种理念除治病外，也是人们日常保健的基本原则。人身阳气聚于上而生发于下，肾阳是人体的阳气之根，故宜暖腰膝以下肝肾经所循行之处。头乃人身诸阳气之会，火性炎上，凡病多易气血冲上，故常宜凉头。这种看法在今天临床上也是适用的，"寒头暖足"作为日常养生保健的理念，保持头部适度的寒凉，足部足够的温暖，从而达到防病防老的目的。尤其对于老年人肝肾不足更应凉头暖足，保护阳气。当然，"寒头暖足"是相对而言的，并不是说天冷不能戴帽子，天热还要穿袜子，而是要以"寒头暖足"来调节人体上下阴阳的平和，"头面少灸，足部多灸""若要身体安，三里常不干"等这些流传已久的医用谚语，如果溯本穷源，和"圣人寒头暖足"的原始理论不能说没有关系。"寒头暖足"是中国早期医家基于自身的自觉体悟并且结合了阴阳哲学思维而对身体进行的取象比类。身体对自然的感知是人类生存的本能，尤其是自然界寒热的变化，

从对自然界寒温的感知到对人体内阳气的体悟，这当来源于身体的直觉体悟，从生理上解释了身体具有"头耐寒，而足恶寒"的特性。《周易·说卦传》以取象比类的思维方式指出"首"居于人体最高而对应"乾卦"，"足"使人体走动而对应"震卦"，曰"乾为首，震为足"，张介宾解释说："乾为首，阳尊居上也；震为足，刚动在下也。"头应乾而属金，足应震而属木，金为寒，木为温，故寒头而暖足。《素问·阴阳应象大论》曰："故积阳为天，积阴为地。"即天为阳，地为阴。头为三阳之会而顶天，足为三阴之聚而立地，人于天地之间，则上阳而下阴，在"天阳地阴"的阴阳哲学思维下，对身体进行取象比类，故以头象天，为阳而需寒，以足象地，为阴而需暖。这正是体现了中国早期医家以阴阳哲学为基础，将自身直觉体悟和取象比类相结合的思维方式。

4. 最早确立治病总原则

《脉法》是最早确立虚实补泻概念的古医籍之一，对治病的总原则进行了论述。《脉法》云："听圣人寒头而暖足，治病者取有余而益不足。"这种思想贯穿着《灵枢》《素问》等古典医籍。如《灵枢·九针十二原》"凡用针者，虚则实之，满则泻之，苑陈则除之；邪胜则虚之"，《灵枢·经脉》"盛则泻之，虚则补之"都是在《脉法》这种治疗总则指导下演绎出来的。由此可见，马王堆汉墓出土的《脉法》中蕴含的古朴医学思想影响了后世医家对治病原则的认识，推动着中医学的发展与进步，反之也有助于后来人对中医学史追本溯源的研究。

5. 完整论述灸治具体方法

灸治的具体方法在《足臂十一脉灸经》和《阴阳十一脉灸经》中没有提及，而在《脉法》中作了完整的论述。《脉法》记载了不在一定穴位上进行的间接灸的"会环灸"，也就是说治病在根据损余补足的原则上，当阳气上注不能循归于下的时候，就应当根据疾病所生之处进行灸疗。对于阳气上注病情严重者，则可以在该施灸部位上方二寸再增加一个部位进行灸疗。这是利用灸法所采取的导气作用，将留滞于上而不能循归于下的阳气疏导至下部的治疗方法，以达到"损余补足"。此外，《脉法》里还提到了"不可灸"的情况。马继兴著《针灸学通史》时以 1984 年湖北江陵张家山汉墓出土《脉法》（乙本）（存 312 字）与马王堆本对照，考出

《脉法》中有一条有关灸疗禁忌证的条文，即"（痈肿）有脓者，不可灸也"，从此条可窥见古代医家对于灸疗禁忌证已经有了初步认识，灸法理论逐渐成熟。

6. 提出"启脉"概念，论述砭石刺脓治法

《脉法》中还提到一个重要的概念——启脉，以"用砭启脉者必如式"来展开论述砭石刺脓的治法与禁忌。启脉的对象是脉中的脓，用的是砭石。在砭法中，"用启脉者必如式"，"如式"二字，说明当时用砭石来疏通脉气，已形成了一整套常规方法，这里用"臃肿有脓"作为例子来加以说明，文中明确规定根据脓肿的大小及深浅选取尺寸合适的砭石，若砭石的大小和刺入的深浅与脓肿不相符都会产生四种不良后果，即"四害"。同时，也记录了辨识脓的深浅大小之法以及痈肿化脓之后禁用灸法的注意事项，可见当时医家对脓已有一定认识并研究出一套行之有效的完整治脓之法——砭石刺脓。《素问·异法方宜论》有"东方之域，其病多为痈疡，其治宜砭石"的记载，《灵枢·玉版》说："故其已成脓血者，其唯砭石铍锋之所取也。"痈肿用砭石治疗，由来已久，是中医远古时代的一种疗法。虽然在《黄帝内经》时期已有金属制作的"铍针"用于治疗痈疽已成脓者，但是，砭石仍然是切肿排脓的常用工具，并一直为后世医家沿用。

7. 提出"相脉之道"，揭示脉诊起源

《脉法》中另一个重要的概念是相脉，即"相脉之道，左□□□走而求之，右手直踝而弹之"。所谓相脉，即审察脉的意思。中间的缺文经过专家的考究，其完整描述应为"相脉之道，左手上去踝五寸而按之，右手直踝而探之"。这是一种古老的诊脉方法，即左手按在踝上五寸，右手弹击踝部，感受振动在脉中的传播，这种诊脉与后世的诊脉方法有很大的差别。首先，《脉法》中诊脉部位在内踝上方五寸及内踝直上方的动脉处。"相脉之道"之所以选择人体踝部作为诊脉部位，是与当时人们学说的水平密不可分的。从帛书《足臂十一脉灸经》及《阴阳十一脉灸经》中不难发现足部经脉都同踝部有密切联系，踝部几乎是所有足脉的必经之处。由于早期经脉循行路线几乎为直线运行，所以，踝部的枢纽地位颇为明显，观察此处经脉的活动表现，可以了解足部六条经脉的异常情况。除此

之外，下肢的足少阴及上肢的手太阳、手少阳三处动脉同样也是古代医家诊脉的部位，发现经脉病下异常的动脉搏动，从马王堆医书的脉诊可以看出，当时医疗水平已经有了"遍身诊法"的雏形，出现"寸口诊法"的思想苗头。可以说，脉诊来源于对经脉的揸诊。在马王堆医书时代"脉"尚未分化成"血脉"和"经络"，而且"十一"脉是单独循行，并不循环，因此其遍身诊法是一种揸、摸、触每一条单独经脉而诊断本条经脉疾病的脉诊，未能形成从某条经脉的局部（如手太阴寸口）诊断全身各条经脉及周身疾病的认识。而随着医学发展及医家对经脉更深入的认识，至《黄帝内经》和《难经》时代，伴随"脉"本身分化为血脉和经络，"十二经"开始循环，脉诊开始与治疗分离开来，血脉主要用于诊断，经络主要用于治疗。这时，在《脉法》基础上，《素问·三部九候论》进一步发展为全身九处动脉，更系统地记载了遍身三部九候诊法，即：上部天，两额之动脉；上部地，两颊之动脉；上部人，耳前之动脉。中部天，手太阴也；中部地，手阳明也；中部人，手少阴也。下部天，足厥阴也；下部地，足少阴也；下部人，足太阴也。到了《难经》则进一步简化为独取寸口动脉的切诊方法。从相（切）脉的发展来看，《脉法》《内经》《难经》对脉的认识的确发生了变化，以致后世的所切之脉（即桡动脉搏动）与原始的经脉概念已经完全分离。其次，《脉法》这一时期所发现的脉象并不多，仅总结了盈、虚、静、动、泹（滑）、涩六种脉，而在《内经》中脉象名称数目均已大大增多。从马王堆医书《脉法》的脉诊水平可以看出其脉诊内容是中医脉诊发展的历史源头，开创了"遍身诊法"之先河，出现了"寸口诊法"的思想苗头，标志着中医脉诊水平达到一定阶段。

8. 脉与疾病的联系逐渐确立

《脉法》提出了诊脉辨证的范例，发现了某些特殊脉象，其中的脉证关系初步形成，确立了以阴阳解释脉证关系的基本方向，建立了脉与相关疾病的内在联系，为后世辨证施治体系形成奠定了基础。《阴阳十一脉灸经》在每一条脉之后都载有"是动则病"，《脉法》"相脉之道"载有"夫脉固有动者，骭之少阴，臂之太阴、少阴，是主动，疾则病"，说明当时的医家，已进一步发现在十一脉的每条脉上，都有固定的部位可以切到动脉的搏动，动脉搏动异常，则会产生一大类病症。以上可以看出；脉诊最初的概念是检查血脉，起源于对经脉的揣诊。在切揣经脉的过程中，发现了动脉的搏动。在研究动脉的过程中，掌握了几种简单的脉象。又以这些脉象，作为分析、判断经脉疾病的依据。《脉法》中提到"它脉盈，此独虚则主病。它脉滑，此独涩则主病。它脉静，此独动则主病"。可见它是依据经脉的盈与虚、滑与涩、静与动之间的差异来判断身体异常，是否患病。这种脉与疾病相互联系的思想也影响着后世医书。至《黄帝内经》《难经》，有关脉与人体五脏六腑疾病之联系的认识逐渐丰富起来，但并不系统，后经《伤寒论》《脉经》在时间和理论上的梳理，逐渐系统而规范起来，并至今不变。

9. 针灸补泻思想的隐现

上文提到《脉法》确立了虚实补泻的治病总原则及诊脉灸疗的具体方法，这仅从单个局部条文来总结该书的学术价值，但若结合上述 3 部分内容而从整体来看，可以推知灸疗已经与脉法结合起来，也就是说脉诊是灸法实践的向导之一。灸疗内容论述紧接的一句话是"治病者取有余而益不足"，将灸法赋予治病补泻之原理。文中比较明确言及补泻的是《脉法》中的"病甚，阳上于环二寸而益为一灸"。此"益"一字便写明灸法的补益作用，而后世言灸补泻，更是在此基础上进而扩展，《针灸甲乙经》称"丹田""命门"，有补肾培元之作用，后世治疗虚损常常灸之。除依据穴位的作用外，还重视灸火。《灵枢·背腧》载："以火补之，毋吹其火，须自灭也；以火泻者，疾吹其火，传其艾，须其火灭也。"《黄帝内经太素》对此作注云："言灸补泻，火烧其处，正气聚，故曰补也；吹令热入，以攻其病，故曰泻也。"这两段文字阐述了以灸补泻的方法和机理，比《脉法》有明显的进步，然其思想仍肇始于《脉法》。不仅灸法有补泻，书中砭法的应用同样反映了针灸补泻意识。用砭深浅不当之四害："脓深而砭浅，谓之不逮，一害；脓浅而砭深，谓之太过，二害；脓大而砭小，谓之溃，三害；脓小而砭大，谓之泛，四害。"砭石用于排脓，与《内经》中九刺之一的大泻刺类同。"大泻刺者，刺大脓以铍针也"。亦为外科排脓之先声。以上所谓"四害"的意义在于作者已具有临床上根据不同的病情采取不同的对策这样的思想，亦即具有初步的补泻意识。《难经》中强调补泻分营卫，认为"刺荣无伤卫，刺卫无伤荣"。针刺时对深浅度要做到心中有数，有的放矢。后世医家则进一步发挥，《医学入门》载："补则从卫取气，宜轻浅而针，从其卫气随之于后，而济其虚也；泻则以荣充置其气，宜重深而刺，取其荣气迎之于前，而泻其实也。"徐凤的《金针赋》则演变成补法先浅后深，紧按慢提法；泻法先深后浅，紧提慢按法，即当今盛行的提插补泻法。《脉法》中的砭法虽只用于刺脓，但砭石作为针具的前身，本篇所体现的补泻注意深浅的精神对后世医家是具有启发意义的。所以说，针灸补泻思想在《脉法》中早已萌芽，反映出古代医家可能在当时甚至更早时期对于灸疗的补泻及相关性质已有所思考。

第四节　其他马王堆经络及针灸砭术相关文物

一、文物简介

在马王堆汉墓帛书中与经络、针灸砭术相关的古医书除了上述三种（《足臂十一脉灸经》《阴阳十一脉灸经》《脉法》）之外，同抄于一幅长帛上的《阴阳脉死候》和《五十二病方》同样有与经脉、灸法及砭法相关的内容。

《阴阳脉死候》是马王堆帛书古医书的一篇，属于诊断学著作，原无篇名，是帛书整理小组根据内容拟定了现篇名。《阴阳脉死候》与《足臂十一脉灸经》、《阴阳十一脉灸经》（甲本）、《脉法》及《五十二病方》合写在一张帛上，与《脉法》同抄在《阴阳十一脉灸经》（甲本）的尾部，而接写于《脉法》之后。在前面三种帛医书对脉的分布、主病、治疗、诊断进行了全面论述之后，此书又对三阴脉、三阳脉病的死候作了原则性的概括和提示。该篇总共只有4行，全文100余字。

《五十二病方》出土时与其他四种帛书合卷成一卷，其成书时间早于公元前168年，是迄今为止我国发现的最古老的医方著作。因卷前有标"凡五十二"，故帛书整理小组据此确定篇名为《五十二病方》。该帛书记载了52类疾病，103个病种，共有300首方剂，现存医方283方，书中除药剂外，记录的治疗方法还包括灸法、砭法，但没有针法。全书约15000字，去除缺少的文字后为9911字。

二、内容分析

《阴阳脉死候》全文虽仅有 100 余字，9 条原文，但其内容完全被录用于《灵枢·经脉》及《难经》之中，可见此书的重要性，对后世医书及医学发展影响深远。《阴阳脉死候》主要论述人体三阳三阴脉患病的危重证候。文中认为三阳脉属天气，主外、主生，三阳脉病一般不至于死，其中只有折骨裂肤，才有死的可能性。三阴脉属地气，主内、主杀，其病多为腐脏烂肠，常易引起死亡。三阴脉病之死证有五，分别为肉先死、骨先死、气先死、血先死、筋先死这 5 种危重证候。而在后世医书《灵枢》《难经》中继承这种思想并结合医家经验与当世理论被配以五脏而得以扩展补充，因此，《阴阳脉死候》被认为是中医脏象学说的本源。

《五十二病方》帛书书法字体基本属秦系小篆文字，其中有些文字结构类似战国早期的楚国文字，由此可以推论，其抄录年代不晚于公元前三世纪末秦代或秦汉之际，并于汉文帝初元十二年（公元前 168 年）随葬于墓，是中国现存最古老的中医药学方书。该帛书涉及内、外、妇、儿、五官等各科的 52 类、共计 103 种疾病，尤以外科病所占比例最大，成就最为突出，包括了外伤、动物咬伤、破伤风、痈疽、溃烂、肿瘤、皮肤病及肛肠病等。所采用的治疗方法多种多样，有药敷法、药浴法、烟熏或蒸汽熏法、熨法、砭法、灸法、按摩法、角法等。角法类似后来的火罐疗法，用以治疗外痔。这些都是有关疗法的最早记录。书中所收药方颇多，现存医方 283 个，用药达 247 种之多，其中有将近半数是《神农本草经》中所没有记载的，其方剂型丰富，有汤剂、散剂、丸剂、膏剂、熨剂、浴剂、熏剂、外洗等多种剂型。可以说《五十二病方》真实地反映了西汉以前的中国临床医学和方药学的发展状况。

三、学术价值

在前面三种帛医书对脉的分布、主病、治疗、诊断进行了全面论述之后，《阴阳脉死候》又对三阴脉、三阳脉病的死候作了原则性的概括和提示，书中关于十一脉及死候的部分，都能在《灵枢·经脉》寻出对应段落，从这里就能看到中医学理论由简到繁，由不完备到完备的发展过程。

《五十二病方》虽说是一本中医方书，但其中也记录了部分有关灸法的内容，据统计，《五十二病方》至少保存了 8 条灸方。而本书主要是围绕经络及针灸砭法相关的马王堆医书进行研究，因此，将含有灸法及灸方的《五十二病方》也纳入其中，总结其灸法相关的学术价值。现将《阴阳脉死候》和《五十二病方》相关学术价值总结如下：

1. 中医脏象学说的本源

《阴阳脉死候》中关于三阴脉"五死"的一节论述，给了后世《灵枢·经脉》作者以极大的启示，《灵枢·经脉》将"五死"作了一些改动和补充，发展成长段论文，篇幅扩充了近 8 倍。《灵枢·经脉》在论述十二经脉之后有"五阴气绝"的部分，其主要内容为手足五条阴脉对应的 5 种"气绝"症状及 5 种人体元素的死症，与《阴阳脉死候》相较，两者 5 种人体元素均为气、血、肉、骨、筋，其中"肉"与"筋"的死症相同，"血"的死症中面色发黑的症状与张家山《脉书·阴阳脉死候》吻合，"骨"的死症中齿长之证候与《阴阳脉死候》相同；不仅如此，《灵枢·经脉》根据其构架经络脏腑体系的需要，将"五死"进行适当的调整，重新纳入到十二经脉系统中，予以合理的解释，并将气、血、骨、肉、筋分别与肺、心、肾、脾、肝联系起来，又与皮毛爪、面、齿、唇和人中、舌及卵联系起来，形成了五组模式。第一组：肺——气——皮、毛、爪，第二组：心——血——面，第三组，脾——肉——唇、人中，第四组：肾——骨——齿、发，第五组：肝——筋——舌、卵。这五组模式，正是中医最重要的理论脏象学说的核心部分。由此可见，《灵枢·经脉》在承继帛书和简本《阴阳脉死候》的基础上有所发展，一一理清了死候与经脉的关系，又分别被配以五脏，并被五行化、天干化。因此，《阴阳脉死候》虽然没有提五脏及具体的经脉名称，但却以肉、骨、气、血、筋五体的死候代表人体五种危重证候，被认为是中医脏象学说的本源。

2. 最早提出"三阴三阳"，体现阴阳哲学思想

三阳，即太阳、少阳、阳明；三阴，即太阴、少阴、厥阴。三阴、三阳之说，首见于马王堆医书《阴阳脉死候》中，而三阳、三阴是从阴阳的概念分化而来的。老子说："一阴一阳之谓道"，这是古人对事物分类的一种方法。凡是向上的、向外的、性热的、旺盛的都属于阳；凡是向下的、

向内的、性寒的、衰弱的都属于阴。据《国语·周语》记载，周幽王二年（公元前780年）伯阳父论地震时就提到，地震的原因是阳伏而不能出，阴迫而不能烝。表明在当时已有阴阳作为天地之气的概念。而这种阴阳作为天地之气的最早概念，在帛书中阴阳的运用上还可看出其痕迹，即"凡三阳，天气也……凡三阴，地气也"，将三阳脉（气）比喻为天气，将三阴脉（气）比喻为地气。所谓天气，是一种取类比象的方法，因为三阳脉都在外、向上、至头部，类似于天。《足臂十一脉灸经》与《阴阳十一脉灸经》中的足三阳脉，都分布于身体的外侧，不进入体内，直接上达于头部。病症表现多为局部或肢体的痛、肿、热、衄血，一般较轻，不危及生命，故仅有"一死"；而以地气取类比象足三阴脉，是因为两种脉灸经中的足三阴脉，都分布于身体内侧，并进入体内，有的还与心、胃、肾等内脏相连。所主的病症有心烦、心痛、肝痛、胸痛、脘痛、腹痛、腹胀、不嗜食等严重的内脏疾病，相比足三阳脉的病症更为严重，才有后文的"五死"之说。总而言之，《阴阳脉死候》中有关三阴三阳的论述恰恰体现了中国传统的阴阳哲学思想，对后世中医经络理论的完善和发展有着重要启迪作用。

3. 体现阴脉主杀、重视阴脉的理念

《阴阳脉死候》中论及三阳病的死候唯有一种，三阳脉不进入体内，病症也不涉及内脏，所以只有出现严重的开放性骨折"折骨裂肤"，才可能导致死亡。而三阴病的死候有五种，"三阴腐脏烂肠而主杀。三阴之病乱，不过十日而死"一句对足三阴脉主病的严重性作了原则性的概括和提示，正是体现出了阴脉主杀、重视阴脉的理念。而这种三阳病轻、三阴病重的思想也影响着后世如《伤寒杂病论》《黄帝内经》《难经》等经典中医书籍。《灵枢·经脉》论及"五阴气绝"所涉内容仍为十一脉灸经色彩浓厚的五阴脉，《难经》中也有与此类似的内容，由此可见帛书《阴阳脉死候》的经典化程度及其影响之深远。

4. 六经分证的萌芽

在成书远比《黄帝内经》更早的马王堆三号汉墓帛书中，我们已能看到六经学说的萌芽——有关三阴三阳的记载。在原始古朴的早期经脉专著《足臂十一脉灸经》《阴阳十一脉灸经》及《阴阳脉死候》等篇中，已经有了以三阴三阳命名早期经脉，统类疾病及分析病情预后等情形，特别在《阴阳脉死候》中，已称三阳（脉）属天气，三阴（脉）属地气。三阳脉病多在肌表，故死候较少。"其病唯折骨列（裂）肤一死"。三阴脉病则不然，文献共列出五种死候，称为"五死"，并将这些死候与肉、骨、气、血、筋等五种组织或精气的"败绝"联系起来，成为脏象学说的早期形式。而且，有些"败绝"证候与《素问·热论》十分接近。如"筋先死"的"卵卷"与《素问·热论》厥阴受病的"囊缩"实际上是同一症状，只是后者更确切罢了。因为"厥阴脉循阴器而络于肝"，肝主筋，所以两者的思想体系是一脉相承的。而且，无论帛书、《素问·热论》还是《伤寒杂病论》，死候多出现在三阴脉病，从这点看，三阴三阳六经分证的萌芽早已见于帛书。

5. 保存最早的灸方，治疗病症广泛

《五十二病方》的灸方是迄今为止能看到的最早记载。关于《五十二病方》的灸方数量，有学者统计，书中至少保存了 8 条灸方。《五十二病方》中灸方虽不是最多的，但由于其成书年代较早，更具学术价值。所载灸方治疗的疾病有阴囊及睾丸肿痛、小便不通、毒蛇咬伤、肛门瘙痒、外痔、疣病、疽病等，开后世广泛应用灸法之先河。

6. 使用灸材丰富，灸疗方法多样

灸材的使用，经历了从有不良反应且致病的"八木取火"，到主要以可燃性好、具有温经活络的艾叶取火为灸的过程，其间经过了漫长的临床选择过程，而《五十二病方》则明显地体现了这个过程。书中使用的灸材有艾叶、柳蕈，还使用了蒲绳治疗疣病；使用芥子泥发泡治疗毒蛇咬伤。可见《五十二病方》的灸材具有多样性，不独艾叶一种，而艾叶最后能取代其他材料，是经历了漫长时间及众多医家临床经验而脱颖而出的结果。《五十二病方》使用的灸法有直接灸、发泡灸、蒲条灸、裹物灸、熏灸、砭灸并用等法，仅从其成书时间看，该书记载了这么多的灸法就非常宝贵，其中仍有部分灸法在现今临床上尤为常用。

马王堆出土的帛书中，说起与经络相关的古代文献，研究最多的当属《足臂十一脉灸经》及《阴阳十一脉灸经》，大部分人只知这两书，却对一张帛书上的后三部古籍《脉法》《阴阳脉死候》及《五十二病方》知之甚少，然其学术价值并不输前两者，在中医学发展长河中同样占据着重要的地位，其所含的天人合一、阴阳平衡及经脉脏腑相关思想对后世影响甚重，对现代临床具有重要的指导意义。因此，深入挖掘古代医籍中的宝贵经验，对其认真考究、正确认识、去伪存真，将有助于进一步丰富经络理论及针灸砭法相关应用，同时对当前开展各项经络及治法的临床和实验研究亦能提供新的思路。

第二章 马王堆经络、针砭医书原文与注释

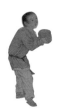

第一节 《足臂十一脉灸经》原文与注释

一、足

（一）足太阳脉

1. 经脉循行

足[1] 太[2] 陽脈[3,4]：出外踝婁中[5]，上貫腨[6]，出於郄[7]；

支之[8] 下胂[9]；

其直者，貫臀[10]，挾脊[11]，出項[12]，上於頭[13]；

支顏下[14]，之耳；

其直者，貫目內眥[15]，之鼻。

【注释】

〔1〕足："足（脉）"篇总标题。全书共分为足、臂两篇。古医书中"足"字多统指下肢部。在《黄帝内经》等医书中"足脉"均泛指下肢部的经脉。《说文·足部》："足，人之足也，在下。"

〔2〕太：原作"泰"。泰、太、大三字互通（此三字上古音均月部韵。又，大为定母，太与泰为透母，均属舌音纽）。《经典释文·周易音

义·泰》引马注："泰，大也。"《尚书·秦誓》孔颖达疏引顾氏："泰者，大之极也。"《广雅·释诂一》："太，大也。"《太平御览》卷二十七引《风俗通》："大者，太也。"均可旁证。

〔3〕脈：原作"温"，以"目"，通"眽"。"眽"又与"脈"（脉）字互通（上古音均明母，锡部韵）。在马王堆古医书中"脉"字有多种写法，现统一释作"脉"。

〔4〕足太陽脈：《阴阳十一脉灸经》作"足巨阳脉"，《灵枢·经脉》作"膀胱足太阳之脉"。

〔5〕婁中：指凹陷部。娄（lóu），原作"窭"。"娄"与"窭"上古音均侯部韵，娄为来母，窭为群母纽，故窭假为娄。《说文·女部》："娄，空也。""娄中"，即空中，凹陷部。本条"外踝娄中"据《灵枢·经脉》足太阳脉循行，当指外踝后方之凹陷部。

〔6〕贯腨：指穿过小腿肚。腨（chuāi），原作"膞"。《广雅·释言》："贯，穿也。"古医书中引申作穿通贯穿解。"膞"与"腨"上古音均禅母，元部韵。同音通假。下同。《医宗金鉴》卷八十："腨者下腿肚也……俗名，小腿肚。"《说文·肉部》："腨，腓肠也。"

〔7〕郄：指膝腘窝部。郄（xì），原作"肒"。即脚字之省。郄（或作卻、郤）与脚上古音均铎部韵。郄（或卻、郤）为溪母，脚为见母，叠韵通假。故脚假为郄。下同。《集韵·入》："郤，或作郄。"今传世古医书均通用"郄"字，故今从之。古《中诰》以腘中为太阳之郄。又："郄中，则委中穴……在膝后屈处，腘中央约文中动脉。"

〔8〕支之：支，指支脉。原作"枝"。"支"与"枝"上古音均章母，支部韵，同音通假。下同。《说文·木部》："枝，木别生条也。"引申为分支，支脉。之，走向。《尔雅·释诂》："之，往也。"郑笺："之，至也。"

〔9〕下胂：指背部下方，椎骨棘突两侧的肌肉群。胂（shèn），原作"脾"，字书无考。应是胸字形讹。"胸"与"胂"上古音均真部韵。胸为日母，胂为书母，均舌音纽，故胸假为胂。据《说文·肉部》"胂，夹脊肉也"，即胂系在脊部中行，椎骨棘突两侧的肌肉群。

〔10〕贯臀：指穿通臀部。"臀"字，原残损。缺文拟补"脾"字。

贯腒即贯臀，《阴阳十一脉灸经》作"穿踝"，《灵枢·经脉》作"贯臀"。据《阴阳十一脉灸经》足太阳脉"出郄中"一句后的"上穿臀"文补入。

〔11〕挟脊：指在脊部正中的左右两侧。挟，原作"夹"。"挟"与"夹"上古音均叶部韵。挟为匣母，夹为见母，故夹假为挟。下同。挟即挟持，在两侧。《释名·释姿容》："挟，夹也，在旁也。"脊，《灵枢·经脉》马莳注："椎骨为脊。"

〔12〕出项：指经过后颈部。此处原残缺二字。补作"出项"，据《阴阳十一脉灸经》足太阳脉在"挟脊"二字后有"出于项"文补。

〔13〕头：指头部。原作"豆"。将"豆"读为"头"。《阴阳十一脉灸经》乙本作"【□】头角"（甲本此处残缺），《灵枢·经脉》《针灸甲乙经》卷二作"上额交巅"，《灵枢·经筋》作"上头"。"豆"读为"头"，应是"頭"字省文。

〔14〕颜下：指额部的中央部分下方。原作"顔"。颜与（顔）上古音均元部韵。互通。《说文·页部》："颜，眉目之间也。"一作两眉之间，即脸部、面部。《西京赋》"名"作"詺"，薛注云："'眉睫之间'是不谓之颜也。若云两眉间，则两目间已是鼻茎，谓之"頞"，又非颜也。面下曰颜前也。色下曰颜气也。是可证颜为眉间，医经之所谓阙，道书所谓上丹田，相书所谓中正印堂也。"

〔15〕目内眦：指内眼角。眦（zì），原作"渍"。"眦"与"渍"上古音均从母纽。眦为支部，渍为锡部。故渍假为眦。义为眼角，即上、下眼睑的连结处。现称"眦"。《灵枢·癫狂》："眦决于面者为锐眦，在内近于鼻者为目眦。"《灵枢·经脉》马莳注："目内角为内眦也。"

【译文】

足太阳脉的循行径路是：从足外踝后的凹陷处起始，向上方穿过小腿肚，再向上到达膝腘窝部。

在膝腘窝部分出一条支脉，上行到脊背部下方两侧的肌肉处。

在膝腘窝部的主脉，则继续向上直行，穿通臀部，再沿着脊背部的左右两侧循行，经过项（后颈）部，上行到达头部。

在头部又分出一条支脉，分布到两眉之间颜部的下方，再进入耳部。

在头部的主脉，仍继续从头项部向前直行，通过内眼角（内眦）处，到达鼻部。

2. 经脉病候

其病：病足小趾廢[1]，腨痛[2]，郄攣[3]，脽痛[4]，產
痔[5]，腰[6] 痛，挾脊[7] 痛，【□】痛[8]，項痛，首[9] 痛，
顔寒[10]，產聾[11]，目痛，肒衄[12]，數癲疾[13]。諸病此
物[14]，皆灸[15] 太陽脈。

【注释】

〔1〕足小趾廢：指足小趾麻痹。趾，原作"指"。趾与指上古音均章
母纽。趾为之部韵，指为脂部韵，故指假为趾。在以下原文中凡属足脉的
"指"字均书作"趾"字。"废"，在古医书中凡属于运动性障碍的症状均
称为不用，凡属感觉性障碍的症状均称为不仁。在本书中废字的含义则兼
具以上两类功能障碍而言。《楚辞·惜命》："废周邵于遐夷。"王注："不
用曰废。"《素问·痹论》："痹或痛，或不痛，或不仁。"张介宾注："不
仁者不知痛痒，肌肤顽之谓。"马注："皮顽不动而为不仁也。"《后汉
书·班超传》"两手不仁"。李注："不仁，手足痹貌。"《素问·痿论》：
"带脉不引，故足痿不用也。"王冰注："足痿弱而不可用也。"

〔2〕腨痛：指小腿肚痛。原作"膞痛"。"腨"，同本节【经脉循行原
文】注。

〔3〕郄攣：指腓肠肌痉挛。挛，原作"戀"。按，王冰注谓郄为膝后
两旁大筋，即今称腓肠肌者，据此可知郄挛即腓肠肌痉挛。

〔4〕脽痛：指臀部疼痛。脽（shuí），原作"膞"。脽，《广雅》："臀
谓之脽。""膞"即"臀"的异体字，又作"屍"。《阴阳十一脉灸经》
《灵枢·经脉》均作"尻（kāo）痛"，此尻字疑皆"屍"字之伪。《说
文·肉部》小许本"尻也"，《广雅·释亲》"臀谓之脽"，《素问·脉解》：
"太阳所谓肿腰脽痛者。"王注："脽，谓臀肉也。"（《素问·至真要大论》
"腰脽重强"王注同）。本条的"脽痛"即臀部疼痛，相当于今之坐骨神
经痛之类。

〔5〕產痔：指生痔病。产痔，原作"產寺"。产，义为发生，产生。
马王堆帛书中义为产生、生育、生死、生熟的"生"字，一般均以"产"

字代替。"产"与"生"上古音均为山纽。产为耕部韵,生为元部韵,系双声通假。而其义相同。"痔"与"寺"上古音均之部韵。痔为定母,寺为邪母纽,故寺假为痔。《说文·疒部》:"痔,后病也。"《释名·释疾病》:"痔,食也,虫食之也。"产痔即生痔病。

〔6〕腰:指腰部。原作"要"。"腰"与"要"上古音均影母,宵部韵。同音通假。下同。在传世古籍中也多见"腰""要"互通之例。《说文·臼部》:"要,身中也。"《释名·释形体》:"要,约也。在体之中约结而小也。"《素问·痿论》王注:"腰者,身之大关节,所以司屈伸。"《素问·脉要精微论》:"腰者,肾之府,转摇不能,肾将惫矣。"

〔7〕挟脊:挟,原作"夹"。同本节【经脉循行原文】注。

〔8〕【□】痛:此处"□"字残缺,不详。

〔9〕首:指头部。原作"手"。首与手上古音均书母,幽部韵,同音通假。首痛即头痛。《说文·页部》:"头,首也。"按,足太阳脉循行径路与手无关,故此处并非手字。而此条在"手痛"二字之后有"项痛"症状,这与《阴阳十一脉灸经》的足太阳脉病候作"头痛……项痛"以及《灵枢·经脉》的足太阳病候作"头、额、项痛"之说也完全吻合,可作为旁证。

〔10〕颜寒:指颜面部发凉。

〔11〕产聋:指发生耳聋的症状。《释名·释疾病》:"聋,笼也,如在朦胧之内,听不察也。"《急就篇》:"痂、疕、疥、疕、痴、聋、盲。"颜注:"耳不闻声曰聋。"《广雅·释训》:"聋,聩疾也。"

〔12〕鼽衄:指鼻流清涕和鼻中出血。鼽衄(qiú nǜ),原作"扂沑"。《素问·金匮真言论》:"春不病鼽衄。"王冰注:"鼽,谓鼻中水出;衄,谓鼻中血出。"鼽:鼻流清涕。衄:鼻内流血。"扂"字从手,九声,与"鼽"上古音均幽部韵。"沑"字从水,肉声,与"衄"均觉部韵。故"扂沑"假为鼽衄。《说文·鼻部》:"鼽,病鼻塞,鼻窒也。"《说文·血部》:"衄,鼻出血也。"《素问·金匮真言论》:"春不鼽衄。"《素问·气厥论》:"脾移于肝,则为惊衄。"

〔13〕癫疾:指癫痫等病症。原作"瘨"疾。癫疾,指精神抑郁、错乱一类疾病。《素问·脉要精微论》《灵枢·经脉》均作巅疾,《素问·奇

病论》作颠疾，即癫痫。"瘨"字原有三义：①癫病。《广雅·释诂四》："癫，狂也。"《灵枢·九针论》："邪入于阳，转则为癫疾。"《素问·腹中论》："石药发癫，芳草发狂。"王冰注："多喜曰癫，多怒曰狂。"②瘨病。《素问·阴阳应象大论》："浊气在上则生瞋胀。"张介宾注："瞋胀，胸膈满也。"《说文·疒部》："瘨，病也。……一曰腹胀。"③瘨眩病。即眩晕。《说文系传·疒部》："杨雄曰：'臣常有瘨眩之疾。'"该书的瘨字指第一义。

〔14〕諸病此物：指此类病症。《玉篇》："物，类也。"诸病此物，意即凡属此类病症。《说文·牛部》："物，万物也。"《左传·昭公九年》："事有其物。"杜注："物，类也。"《说文通训定声》："物，转注为形质，为事类也。"

〔15〕灸：指用灸法。原作"久"。上古音均见母，之部韵。同音通假。下同。据《说文·久部》："久，以后灸之。"段注："久，灸叠韵，灸有迫箸之义，故以灸训久。"《说文·火部》："灸，灼也。"《广雅·释诂二》："灸，蓺也。"《素问·异法方宜论》："其治宜艾焫。"王注："火艾烧灼谓之艾焫。"又，在古籍中也不乏假久为灸之例。如《仪礼·士丧礼》："久之。"郑注："久，读为灸。"《周礼·考工记·庐人》："灸诸墙。"《说文·久部》引"灸"作"久"。

【译文】

足太阳脉的主病是：足小趾麻痹，小腿肚痛，膝后下方大筋抽搐，臀部疼痛，痔疮，腰痛，脊柱两侧痛，（此处缺1字，系部位名，不详）痛，项颈痛，头痛，脸上发凉，耳聋，眼睛痛，流鼻涕和鼻出血，癫痫频繁地发作。凡出现以上各类病症时，都可以灸足太阳脉来治疗。

（二）足少阳脉

1. 经脉循行

足少陽脈[1]：出[2]於踝前[3]，支於骨間[4]，上貫膝外廉[5]，出於股外廉[6]，出脅[7]；

支之肩髆[8]；

其直者，貫腋[9]，出於項、耳，出枕[10]，齗目外眥[11]。

【注释】

〔1〕足少陽脈：《阴阳十一脉灸经》作少阳脉。《灵枢·经脉》作胆足少阳之脉。

〔2〕出：指产生，生成。《吕氏春秋·大乐》："太一生两仪。"高注："出，生也。"《庄子·庚桑楚》："出无本。"《经典释文》卷二十八："出，生也。"《史记·赵世家》："而功有所出。"集解："出，犹成也。"

〔3〕踝前：指外踝之前。据上文足太阳脉及《阴阳十一脉灸经》足少阳脉，"踝"上原脱"外"字。

〔4〕骨間：指外踝骨里面。间字义为中间，里面。《管子·内业》："充摄之间，此谓和成。"成注："间，犹中也。"《庄子·人间世》："攘臂于其间。"《经典释文》卷二十六引司马注："间，里也。""骨间"是指踝骨（即胫骨下端的外踝）的内部而言。

〔5〕膝外廉：指膝部外侧边。膝，原作"厀"，《说文·卩部》："厀，胫头卩也。"徐铉注："今俗作膝，非是。"《广韵·入·质》："《说文》曰：胫节也。"《黄帝内经太素》卷八"胃"条杨注："膝，胫头也。"《素问·脉要精微论》："膝者，筋之府。"廉，原作"兼"，"廉"与"兼"上古音均谈部韵。廉为来母纽，兼为见母纽，故兼假为廉。《仪礼·乡饮酒礼》："设礼于堂廉东上。"郑注："侧边曰廉。"《说文·广部》："廉，仄也。"《说文系传》："廉，棱也。"徐笺："仄，谓侧边也。"段注："今之算法谓边曰廉。"《十四经发挥》滑注："廉，隅也，边也。"

〔6〕股外廉：指大腿外侧。股，《灵枢·经脉》马莳注："髀内为股。"张介宾注："股，大腿也。"《太素》卷八"胃"条杨注："股，髀内阴股也。"《说文·肉部》："股，髀也。"又："髀，股外也。"《周易·咸》："咸其股。"崔注："股胫而次于腓上。"《太元经·元数》："九体三为股肱。"范注："膝上为股。"即大腿。

〔7〕脅：指侧胸部。胁，原作"脅"。《经典释文》卷十六"胁"条引《通俗（文）》："腋下谓之胁。"《释名·释形体》："胁，挟也，在两旁臂所挟也。"《素问·至真要大论》："两胁里急。"王注："两乳之下及膝外。"《医宗金鉴》卷八十："胁者，腋下至胁骨尽处之统名也。肋者，胁之单条骨之谓也。统胁，肋之总，又名曰胠。"

〔8〕肩髆：指肩胛部。髆（bó），原作"薄"。"髆"与"薄"上古音均铎部韵。髆为帮母，薄为定母，均唇音，故薄假为髆。《说文·骨部》："髆，肩甲也。"即肩胛骨部，髆又通膊。《洗冤录详义》许梿注："近肩者为肩膊。"

〔9〕腋：指腋窝部。《增韵》："左右胁之间曰腋。"《文选·答魏子悌诗》李注引《埤苍》："腋在肘后。"《广雅·释亲》："胳谓之腋。"《释名·释形体》："腋，绎也。言可张翕寻绎也。"《灵枢·经脉》马莳注："胸旁胁下谓之腋。"张介宾注："膊之下，肋之上曰腋。"《十四经发挥》滑注："肩下胁上曰腋。"又，"胁上际为腋"。

〔10〕枕：指枕骨部，即后头部。原作"腒"。《玉篇·肉部》"腒"为"腩"之异写，云："腩，煮肉也。"其义与此文不合。故应是甚字之讹。"枕"与"甚"上古音均侵部韵。枕为章母，甚为禅母，均舌音纽，故腒假为枕。下同。《素问·骨空论》"头横骨为枕"，即枕骨部。

〔11〕目外眦：指外眼角。眦原作"渍"，通假。《灵枢·经脉》马莳注："目外角为锐眦。"《医宗金鉴》卷八十，"目外眦者，乃近鬓前之眼角也，以其小而尖，故称目锐眦也"。

【译文】

足少阳脉的循行径路是：在足外踝前方开始生成。首先在外踝部分出一条支脉，并分布在踝骨的里面。同时，其主脉则由外踝部向上循行，穿过膝部外侧及大腿外侧，到达侧胸部。

在侧胸部又分出一条支脉，向后上方循行分布于肩胛部。

在侧胸部的主干脉则继续向上方直行，穿过腋窝，再向上抵达项（后颈）部，又经过耳部、后头部，而终止于外眼角。

2. 经脉病候

其病：病足小趾次趾废[1]，胻[2]外廉痛，胻寒[3]，膝外廉痛，股外廉痛，髀[4]外廉痛，胁痛，头颈痛[5]，产马[6]，缺盆痛[7]，瘘[8]，聋，枕痛，耳前痛，目外眦痛，胁外肿[9]。诸病[10]此物者，皆灸少阳脉。

【注释】

〔1〕足小趾次趾廢：指足部的第四趾麻痹。趾，原作"指"，后一趾字原缺。今据《灵枢·经脉》作"小指次指不用"，同此。帛书《阴阳十一脉灸经》甲本作"【□□□】踝〈一痹〉"，乙本作"足中指渜（痹）"，丙本作"足中指踝〈一痹〉"，与此不同。按《灵枢·经脉·心主手厥阴心包络脉》所记"小指次指"系指紧邻小指侧的无名指而言，所记"大指次指"则系指食指而言，正如《十四经发挥》中，"手厥阴心包经"滑伯仁注："小指次指，无名指也。自小指逆数之则为次指云。"又，《类经》卷七，张介宾注："小指次指，谓小指之次指，即无名指也。"《类经图翼》卷三："小指次指，谓小指之次指，即无名指也。足同。"据此，这里所记的"足小趾次趾"应指足部的第四趾。

〔2〕胻：指小腿部。胻（xíng），古书有三种解释，一说相当于今之胫骨。如《说文·肉部》："胫，胻也。"《玉篇·肉部》："胫，腓肠前骨也。"《论语·宪问》："以杖叩其胫。"皇疏："脚胫也，膝上曰股，膝下曰胫。"《类经图翼》卷三："胻……足胫骨也。"一说相当于今之腓骨。如宋慈《洗冤集录》："膝盖下生者，胫骨；胫骨旁生者，胻骨。"许楗说："小骨附胫而生者谓之胻。字书往往以胫胻，以胻训胫，因此混同无别。今俗误以腓名之。"另一说则统指小腿的胫、腓二骨而言。如《医宗金鉴》卷八十："胻骨者，俗名臁胫骨也。其骨两根，在前者名成骨，又名骬骨，形粗，膝外突出之骨也。在后者名辅骨，形细，膝内侧之小骨也。"本书中的胻字系泛指小腿部而言，同第三说。

〔3〕胻寒：指小腿恶寒的症状。古病名，不见于《内经》以后诸书。顾其名义当指小腿恶寒之症。系寒痹的一种症状，或称"足寒"，"足胫寒"者。《素问·解精微论》："阴并于下则足寒。"又，《难经·十六难》："假令得肾脉……其病……足胫寒而逆。"《难经·四十九难》："中湿……其病……足胫寒而逆。"均与此同。

〔4〕髀：指髀枢部，即髋关节部，体表约股骨大转子。髀（bì），原作"脾"。"髀"与"脾"上古音均支部韵。髀为帮母，脾为并母。故脾假为髀。下同。《十四经发挥》滑注："股外为髀。"《说文·骨部》："髀，股也。"《类经图翼》卷三："髀……股也，一曰股骨。"《医宗金鉴》卷八

十："髀者，膝上之大骨也。上端如杵，接于髀枢，下端如链，接于胻骨也。"

〔5〕头颈痛：指头颈部疼痛。"头颈"二字原脱。据《阴阳十一脉灸经》乙本足少阳脉病候："头颈痛，胁痛"文补。

〔6〕产马：指生瘰疬，淋巴结结核之类病症。产马，即生"马"病。"马"古为病名。按《灵枢·经脉》"足少阳脉"病候所记，有"马刀侠瘿（《太素》作'婴'）"一病，马莳注："马刀侠瘿，皆颈、项、腋、胁所生之疮。"据此，则马刀一病当即瘰疬，为今之淋巴腺结核之类。

〔7〕缺盆痛：指锁骨上窝处疼痛。《针灸甲乙经》卷三，第十三："缺盆，一名天盖。在肩上横骨陷者中。"即肩部前方锁骨上窝处。按《灵枢·经脉》十二经病候中有缺盆痛症状者有二，即：手太阴肺脉有"缺盆中痛"，而足少阳胆脉有"缺盆中肿痛"之文。此因少阳脉循经缺盆，故主病痛者。

〔8〕瘘：指颈肿之病。瘘（lòu），原作"廔"，音形相近而讹。瘘字古义有三：①指慢性疮疡。《急就篇》颜注："瘘，久疮也。"《山海经·中次七经·半石之山》："（騰鱼）可以为瘘。"郭注："瘘，痈属也。中多有虫。"②颈肿之病。《说文·疒部》："瘘，颈肿也。"《淮南子·说山训》："鸡头已瘘。"高注："瘘，颈肿疾也。"③躯倦伛偻。《素问·生气通天论》："（阳气者）开阖不得，寒气从之，乃生大偻，陷脉为瘘。"王注："筋络拘软，形容偻俯。"本条的"瘘"字系②义。又，凡《阴阳十一脉灸经》及《灵枢·经脉》中的足少阳脉均无此病候。

〔9〕胁外腫：指侧胸部肿胀。肿，原作"穜"。"肿"与"穜"上古音均东部韵。肿为章母，穜为定母，均舌音纽，故穜假为肿。下同。《说文·肉部》："肿，痈也。"又："痈，肿也。"《释名·释疾病》："肿，锺也。寒热气所锺聚也。"《春秋繁露·五行逆顺》："逆天时民病流肿。"《论衡·状留》："肉暴长者曰肿。"《素问·大奇论》："肝满、肾满、肺满皆实，即为肿。"

〔10〕病：病字原缺，据本书体例补。

【译文】

足少阳脉的主病是：足第四趾麻痹，小腿外侧部疼痛，小腿怕冷，膝外侧痛，大腿外侧痛，髋部外侧痛，侧胸痛，头颈部痛，瘰疬，缺盆部痛，颈肿，耳聋，后头部痛，耳前痛，眼外角痛，侧胸部肿胀。凡出现以上各类病症时，都可以灸足少阳脉来治疗。

（三）足阳明脉

1. 经脉循行

> 足阳明脉[1]：循[2]骺中，上贯膝中，出股，挟少腹[3]，上出乳内廉[4]，出嗌[5]，挟口，以上之鼻。

【注释】

〔1〕足陽明脈：《阴阳十一脉灸经》作阳明脉。《灵枢·经脉》作胃足阳明之脉。

〔2〕循：指沿着，依次循行。《说文·彳部》："循，行顺也。"《广雅·释言》："循，随也。"《玉篇·彳部》："循，次序也。"《论语·子罕》："夫子循循然善诱人。"皇疏："循循，次序貌。"《类经》卷七："还循胃口。"张注："循，巡绕也。"《十四经发挥》滑注："循，巡也。又，依也，治也。"又按，循字在本书第十五条义为切按。

〔3〕挟少腹：指在小腹部的两侧。少腹，原作"小腹"。《释名·释形体》："自齐（脐）以下曰水腹，水汋所聚也；又曰少腹，少，小也，比于齐（脐）以上为小也。"《灵枢·经脉》马莳注："脐下为小腹。"

〔4〕乳内廉：指乳房内侧。内，《类经》卷七，"循臂内"。张注："内，内侧也。"

〔5〕嗌：指咽喉。原作"膉"。"嗌"与"膉"上古音均影母，锡部韵，同音通假。嗌即咽喉。《说文·口部》："咽也。籀文：嗌上象口，下象颈脉理也。"《广雅·释亲》："喉，嗌，咽也。"《庄子·庚桑楚篇》："终日嗥而嗌不嗄。"《经典释文》卷二十八："嗌，崔云：'喉也。'司马云：'咽也。'"《谷梁传·昭公十九年》："嗌不容粒。"范注："喉也。"《素问·至真要大论》："嗌塞而咳。"王注："谓喉之下接胸中肺两叶之间者也。"《类经图翼》卷三："嗌，喉也。"

【译文】

足阳明脉的循行径路是：在小腿外侧正中开始循行，向上通过膝外侧正中，直达大腿部，再沿着小腹部的左右两侧向上，经过乳房内侧，到达咽喉，再绕行过口的两侧，抵止于鼻部。

2. 经脉病候

其病：病足中趾廢[1]，胻痛，膝中腫，腹腫，乳内廉痛，【□】外腫[2]，頯痛[3]，鼽衄，數癲[4]，熱汗出[5]，脽[6] 瘦[7]，顏寒。諸病此物者，皆灸陽明脈。

【注释】

〔1〕足中趾廢：指足中趾麻痹。趾，原作"指"。

〔2〕【□】外腫：此处一字，缺文不详。有人拟补以"膈"字，但所据不足。

〔3〕頯痛：指面颧部疼痛。頯（kuí），颧部，即眼的下方两侧。《说文·页部》："頯，权也。"《韵会》引徐锴本作"面权也"。段注："权者，今之'颧'字。"《周易·夬》："九三，壮于頯。"王注："面权也。"翟注："面权：颊间骨也。"郑注作："頯，夹面也。"

〔4〕數癲：此处原缺"癲"字，有拟作癲，意为癫痫频作。

〔5〕熱汗出：指发热兼汗出。据《素问·热论》："阳明主肉，其脉侠鼻，络于目，故身热……"《灵枢·经脉》："气盛则身以前皆热。"

〔6〕脽：帛书整理小组谓"脽，应系脿字之误"。脿（bì），指股部上方的部位。《医心方》卷十七"治漆疮方第十二"引《诸病源候论》："胸、臂、脿、腨皆悉瘙痒。"据其卷子本在原写本的"脿"字处有日文旁注："モ"，亦即中文的"股"字（按，《医心方》成书于 10 世纪末。其时去古未远，所记旁注，应有所据）。又，梁陶弘景《养性延命录》卷下《导引按摩篇第五》："以左手握右手，于左脿前却尽势捩右脿三；又以右手握左手，于右脿上前却捩左脿，亦三次。"《圣济总录》卷一九九引《太上混元按摩法》："直脚三遍，纽脿三遍。"又引《天竺按摩法》："两手相捉，共按脿。"明代高濂《遵生八笺·却病延年笺·行气诀第五》："却历入下丹田，至三里，遍经脿、膝、胫、踝，下达涌泉。"以上各书"脿"字也均指股部而言。

〔7〕脿瘦：指大腿部皮肤瘙痒。"搔"与"瘦"上古音均心母，幽部

韵，故朘假为搔（按，或以"瘦"为"痿"之假字。但痿为影母，微部，不能互通），"朘搔"即股部瘙痒，与上面所引《诸病源候论》文相合。又按，有人据《老子》五十五章："未知牝牡之合而朘作"及《说文》"朘，赤子阴也"以为"䏶"即"朘"字之通假，而䏶瘦即是阴痿。今考"䏶"字虽在中古音系中与"朘"同属平声，戈韵（见《集韵》卷三），但"䏶"字不见《说文》，其上古音未详。而"朘"又仅指婴儿（即"赤子"）之阴，未包括成人之阴。婴儿既无阴痿之症，故其说尚难通释。

【译文】

足阳明脉的主病是：足中趾麻痹，小腿痛，膝部肿胀，腹部肿大，乳房内侧痛，（此处缺一字，系部位名）外侧肿，颧部痛，流鼻涕和鼻出血，癫痫频繁地发作，发热汗出，大腿部的皮肤瘙痒，脸上发凉。凡出现以上各类病症时，都可以灸足阳明脉治疗。

（四）足少阴脉

1. 经脉循行

足少陰脈[1]：出内踝娄中，上貫腨，入郄，出股，入腹[2]，循脊内廉[3]，出肝[4]，入胠[5]，繫舌本[6]。

【注释】

〔1〕足少陰脈：《阴阳十一脉灸经》作少阴脉，《灵枢·经脉》作肾足少阴之脉。

〔2〕入腹：指进入腹部。《灵枢·经脉》，马莳注："脐上为腹。"《素问·评热病论》："腹者，至阴之所居。"《十四经发挥》滑注："脐上下为腹。"《急就篇》颜注："腹者肚之总名，谓之腹者，取厚为义也。"

〔3〕脊内廉：指脊柱内侧。有释文作："循脊内□兼（廉）"，缺文拟补"上"字。"脊内"二字因所在帛局部皴缩而变形，原整理本图版"内"下部所叠压存有残字笔画的碎片当属误裱，宜移去。"内""兼"之间当无缺文。丙本作"上穿脊之内廉"。

〔4〕出肝：指穿过肝脏。《灵枢·经脉》足少阴脉属肾，与肝无关。唯其循行径路则经过肝脏。这和《灵枢·经脉》足少阴脉循行文中的

"从肾上贯肝膈"之说，也完全符合。

〔5〕胠：指腋下侧胸部上方的部位。胠（qū），《说文·肉部》："胠，亦下也。"段注："亦、腋，古今字。"（按，"亦"与"腋"古音均喻母，铎部韵。为通假字。）《素问·咳论》："转则两胠下满。"张介宾注："胠，腋下胁也。"《灵枢·经脉》马莳注："腋下为胠，胁又名胠。"《类经图翼》卷三："胠，腋之下，胁之上也。"《医宗金鉴》卷八十："统胁肋之总，又名曰胠。"

〔6〕繫舌本：指联系、联接舌根部。系，指联系、联接，原作"毄"。《春秋经传集解》杜预序："记事者以事系日，以日系月，以月系时，以时系年。"孔颖达疏："系者，以下缀上，以末连本之词。""本"字原缺，据《灵枢·经脉》足少阴脉循行终了时作"挟舌本"补，其说可信。丙本作"毄（系）于肾，夹（挟）舌本"。《类经》卷七："连舌本。"张注："本，根也。"《灵枢·经脉》马莳注："舌本，舌根也。"

【译文】

足少阴脉的循行径路是：从足内踝后的凹陷处开始，向上穿过小腿肚，进入膝腘窝，再从大腿部出来，进入腹部，沿着脊柱的内侧向上，到了肝脏，经过腋下部，向上连接舌根。

2. 经脉病候

其病：病足热[1]，腨内痛，股内痛，腹街[2]、脊内廉痛，肝痛[3]，心痛[4]，烦心[5]，咽【□□□□】[6]，舌坼[7]，【□】瘅[8]，上气【□□】[9]，数喝[10]，默默[11]嗜卧[12]，以欬[13]。诸[14]病此物者，皆灸足少阴脉。

【注释】

〔1〕足热：指足部发热。此"足"字，应概指下肢部而言。按《灵枢·经脉》足少阴肾脉有"足下热而痛"病候，足少阳胆脉有"足下反热"病候。在后代医书中也有论述"足热"之起因者。如明代王伦《明医杂着》"腿中热痛"一文云："两脚自膝以下时或内热，或骨中觉热，或有一点酸痛热者……此血热也。"又明代陶华《伤寒六书》"手足寒热辨"云："凡脾胃有热，手足必热。"

〔2〕腹街：指腹股沟部，沿肚脐两旁上行的部位。《灵枢·卫气》：
"腹气有街。"即腹股沟部。古医书中所指人体部位名，系四种"气街"
的一种。《灵枢·卫气》："请言气街，胸气有街，腹气有街，头气有街，
胫气有街……气在腹者，止之背腧与冲脉，于脐左右之动脉者。"但据
《灵枢·经脉》所记之"气街"则系指位于腹股沟的气冲穴部位而言。如
《十四经发挥》滑寿注："气冲，一名气街。"又，《类经》张介宾注："气
街，即气冲也，在毛际两旁，鼠鼷上一寸。"关于"气街"命名之义。
《太素》卷八，杨上善注云："街，衢道也。足阳明脉及足少阳脉气行之
道故曰气街。"

〔3〕肝痛：指腋下侧胸部的肝区部疼痛。据上文"出肝，入肤"，则
肝痛含有肤胁痛之意。《素问·脏气法时论》："肝病者，两胁下痛引少
腹。"可参。"肝痛"之称不见《黄帝内经》以后中医古籍中。此古病名
之一，与现代医学所称之"肝痛""肝区部疼痛"亦自有别。

〔4〕心痛：指胸前及背后中央的心区部疼痛。《素问·脏气法时论》：
"心病者，胸中痛，胁支满，胁下痛，膺背肩甲间痛，两臂内痛。"《灵
枢》足少阴肾脉也有心痛病候。《素问·气穴论》记有"背与心相控而
痛"的症状。《灵枢·厥病》则将心痛分为真心痛和五种厥心痛（即肾心
痛，肺心痛，胃心痛，肝心痛和脾心痛）。

〔5〕烦心：指心烦，烦躁。

〔6〕咽【□□□□】：指咽部（此后有4字缺文）。咽，原作"洇"，
洇通"咽"。咽与洇上古音均影母，真部韵，同音通假。据《阴阳十一脉
灸经》足少阴脉病候有"嗌中痛"三字。《说文·口部》："嗌，咽也。"
又，《灵枢·经脉》足少阴脉病候有"咽肿"及"嗌干及痛"。故"咽"
后脱字疑为"中痛"或"肿"字。

〔7〕舌坼：指舌面燥裂。坼，原作"辂"。"坼"与"辂"上古音均
铎部韵。坼为透母，辂为来母纽，故辂假为坼。舌坼一病即舌面燥裂，与
《阴阳十一脉灸经》足少阴脉的"舌坼"病候相符。《阴阳十一脉灸经》
甲本作"舌（柝）"，乙本残缺，丙本作"舌（柝）"。

〔8〕【□】瘅：指黄疸。瘅字原作"旦"。"瘅"与"旦"上古音均
元部韵。瘅为定母，旦为端母纽，故旦假为瘅。与《阴阳十一脉灸经》足

少阴脉的"瘅"病候相符。帛书《阴阳十一脉灸经》甲本、丙本作"瘅"，帛书《阴阳十一脉灸经》乙本作"单"。

〔9〕上氣【□□】：指气息上逆（此后有2字缺文）。上，原作"尚"，"上"与"尚"上古音均禅母，阳部韵，同音通假。"气"字原缺。帛书"气"尚存右半笔画。据《阴阳十一脉灸经》足少阴脉主治及《灵枢·经脉》足少阴脉主治均有"上气"二字补。"气"后仍有二字缺文，应为一独立症状，但已不详。

〔10〕數喝：指经常声音嘶哑。喝（hē），原作"膈"。膈字从肉，曷声，与"喝"字上古音均月部韵，故膈假为喝。喝字有三义：①指声音嘶哑。《广雅·释言》："喝，嘶也。"《玉篇·口部》："喝，嘶声也。"《庄子·庚桑楚》："儿子终日嗥，而嗌不喝。"《经典释文》卷二十八引崔注："喝，哑也。"②指大声鸣叫。《素问·生气通天论》："烦则喘喝。"王注："喝，谓大呵出声也。言病因于暑，则当汗泄。不为发表，邪热内攻，中外俱热，故烦躁、喘数、大呵而出其声也。"同上，又："喝，一为鸣。"③愤怒。《广雅·释诂二》："喝（嗽），怒也。"此处"数喝"当属①义，即频繁地出现声音嘶哑。帛书《阴阳十一脉灸经》甲本作"悒悒如喘"（乙本残缺），《灵枢·脉经》作"喝喝而喘"（《太素》卷八"而"作"如"），丙本作"悒=（悒悒）如乱"。"悒悒"读作"喝喝"。

〔11〕默默：指沉默不语，昏昏沉沉，神志懵懂。原作"牧牧"。"牧"与"默"上古音均明母，职部韵。同音通假。默即静默不语。《周易·系辞》："君子之道，或默或语。"韩注："默，不语也。"本条之"牧牧"即"默默"。《庄子·在宥》："至道之极，昏昏默默。"郭注："窈、冥、昏、默，皆了无也。"

〔12〕嗜卧：指喜好睡眠，形容精神倦怠，神气萎顿之状。嗜，原作"者"。"嗜"与"者"上古音均脂部韵。嗜为禅母，者为群母，故者假为嗜。下同。嗜义为喜好。《说文·口部》"嗜，欲喜之也。"《太素》杨注："津液不通，则筋弛好卧也。"《类经》张注："嗜卧者，多阴少阳。精神匮也。《逆调论》曰：肾者水脏，主津液，主卧与喘也。"

〔13〕以欬：以，此处用法同"而"字。杨树达《词诠》："以，承接连词，与'而'同。"《助字辨略》卷三引"《汉书·高帝纪》：'南浮江

汉以下’此以字，犹而也。" 欬，指咳嗽。《释名·释疾病》："欬，刻也，气奔至出入不平调，若刻物也。"《急就篇》颜注："欬，嗽也。"《说文·欠部》："欬，逆气也。"《周礼·天官·疾医》："冬时有嗽，上气疾。"郑注："嗽，欬也。上气，逆喘也。"《礼记·月令》："季夏行春令，国多风欬。"《尚书·周书·时训解》："立秋又五日，白露降。白露不降，民多欬病。"《易说》："立秋未当至而至，则少阳脉盛，人病欬。"《礼记·曲礼》"车上不广欬"孔疏："欬，声欬也。"《素问·阴阳应象大论》："在变动为握。"王注："欬谓咳嗽，所以利咽喉也。"

〔14〕諸："诸"字及以下的"者皆灸""脉"五字原缺，今据本书体例补。

【译文】

足少阴脉的主病是：足部发热，小腿肚内侧痛，大腿内侧痛，腹股沟和脊柱内侧痛，肝痛，心痛，烦心，咽部（此后有4字缺文），舌面燥裂。经常声音嘶哑，全身倦怠，沉默寡言，爱睡觉，咳嗽。凡出现以上各类病症时，都可以灸足少阴脉治疗。

（五）足太阴脉

1. 经脉循行

　　足太陰脈[1]：出大趾[2] 内廉骨際[3]，出内踝上廉，循腑内廉[4]，上膝内廉[5]，出股内廉。

【注释】

〔1〕足太陰脈：《阴阳十一脉灸经》作大阴脉，又作巨阴脉。《灵枢·经脉》作脾足太阴之脉。

〔2〕大趾：指足大趾。趾，原作"指"。

〔3〕際：指交界处、边缘处。原作"蔡"。"际"与"蔡"上古音均月部韵。际为精母，蔡为清母，故蔡假为际。际，义为会合，连接。《小尔雅·释诂》："际，界也。"《说文·自部》："际，壁会也。"段注："两墙相合之缝也。引申之，凡两合皆曰际，际取壁之两合，犹取门之两合也。"《仪礼·丧服传》郑注："治际会。"贾疏："际，接也。"

〔4〕循腑内廉：此处"廉"字原缺，据《灵枢·经脉》足太阴脉

"上腨内"文补。

〔5〕上膝内廉：此处"上"字原缺。据《灵枢·经脉》足太阴脉循行文"上膝股内前廉"补。

【译文】

足太阴脉的循行径路是：起于足大趾内侧的骨缝处，经过内踝上侧，再向上沿着小腿内侧，（经过）膝内侧，抵止于大腿内侧。

2. 经脉病候

其病：病足大趾廢[1]，腨内廉痛，股内痛，腹痛，腹脹[2]，復【□】[3]，不嗜食[4]，善噫[5]，心【煩】[6]，善疛[7]。諸病此物者，皆灸足太陰脈。

【注释】

〔1〕足大趾廢：指足大趾麻痹。趾，原作"指"。

〔2〕腹脹：脹，原作"张"。"脹"与"张"上古音均端母，阳部韵，同音通假。下同。《集韵·去·漾》："脹，腹大也。"《左传·成公十年》："将食，张，入厕。"杜注："张，腹满也。"《广雅·释诂》："张，大也。"《素问·调经论》："志有余则腹胀飧泄。"王注："胀，谓胀起。"

〔3〕復【□】：指症状名，不详。此处缺1字。考《阴阳十一脉灸经》是动病有"食欲呕"，《经脉》是动病有"食则呕"，缺文拟补"呕"字。復借为"腹"。疑此处为"腹满"，方与下文"善疛"对应。《素问·诊要经终论》："太阴终者，腹胀闭不得息，善噫善呕。""腹满"与"腹胀"意同，上述之说失之。

〔4〕不嗜食：指不想吃东西。嗜，原作"耆"。参《阴阳十一脉灸经》注。

〔5〕善噫：指爱叹气。噫，原作"意"。"噫"与"意"上古音均影母，职部韵，同音通假。下同。"噫"即嗳气。胃里的积气因阻郁上升而有声称为噫，俗称饱嗝。《说文·口部》："噫，饱食息也。"《玉篇·口部》："饱出息也。"《灵枢·九针十二原》："心主噫。"《素问·至真要大论》："善噫。"王注："心气为噫。"《太素》杨注："寒气客胃，厥逆从下上散，散已，复上出胃，故为噫也。"《类经》张注："噫，爱叹声。阴盛

而上走于阳明，故气滞而为噫。"

〔6〕心烦：此处"烦"字帛书原缺。据《阴阳十一脉灸经》足太阴脉病候"心烦"文补。《灵枢·经脉》足太阴脉病候作"烦心"。

〔7〕疛：指心动过速、心悸之类的病。疛（zhǒu），原作"肘"。《说文·疒部》："疛，小腹病。"段注："小，当作心，字之误也。隶书心作小，因伪为小耳。《玉篇》云：'疛，心腹疾也。'乃古本也。"《广雅·释诂一上》："疛，病也。"《吕氏春秋·尽数篇》："郁处腹则为张，为疛。"高诱注云："疛，跳动……腹疾。"据此"疛"即心动过速，心悸之类的病。《释文》："《韩诗》作疛。"《吕氏春秋·尽数》："处腹则为张（胀）为疛。"注："疛，跳动，皆腹疾。"帛书《阴阳十一脉灸经》甲、乙本的"心痛"，《灵枢·经脉》的"心下急痛"与此处"善疛"相当。

【译文】

足太阴脉的主病是：足大趾麻痹，小腿内侧痛，大腿内侧痛，腹痛，腹胀，复□（此处缺1字），不想吃东西，常常发出噫气，心烦，经常心动过速。凡出现以上各类病症时，都可以灸足太阴脉治疗。

（六）足厥阴脉

1. 经脉循行

足厥阴脉[1]：循大趾间[2]，以上出腑内廉，上八寸[3]，交太阴脉[4]，【□】股内[5]，上入脞间[6]。

【注释】

〔1〕足厥阴脉：厥（jué），原作"雟"。"厥"与"雟"上古音均见母纽。厥为月部韵，雟为元部韵，故雟假为厥。厥有三义：一为终止，尽。《素问·阴阳离合论》："厥阴根起于大敦。"王注："厥，尽也，阴气至此而尽，故名曰阴之绝阴。"二为体内之气由下向上逆行，所谓"厥逆"。《释名·释疾病》："厥逆，气从下厥起上行入心胸也。"三为逆冷。《素问·五脏生成》："凝于足者为厥。"王注："谓足逆冷。"古医书中作为脉名的"厥"字均指第一义。帛书《阴阳十一脉灸经》甲、乙本作"厥阴脉"，丙本作"厥阴之脉"，《灵枢·经脉》作"肝足厥阴之脉"。

〔2〕大趾间：指足趾外侧与次趾内侧之中间。趾，原作"指"。间，字义为中间，内侧，里面。《管子·内业》："充摄之间，此谓和成。"尹注："间，犹中也。"《庄子·人间世》："攘臂于其间。"《经典释文》卷二十六引司马注"间，裹也"。

〔3〕上八寸：指上内踝八寸处。据《灵枢·经脉》足厥阴脉"上踝八寸"。《阴阳十一脉灸经》足太阴脉作"去内踝一寸，上踝五寸"。与此说小异。

〔4〕交太陰脈：指与足太阴脉相互交叉。交，指交叉、交通。《素问·方盛衰论》："阴阳并交。"王注："交，谓通也。"《周易·大有》："厥孚交如。"孔疏："交，谓接也。"《说文·交部》段注："交……凡两者相合曰交。"《太素》卷八"经脉"，杨注："交，谓相交不相会入也。"《类经》卷七"交额中"，张注："交额，其脉左右互交也。"据《灵枢·经脉》足厥阴脉在小腿部前行的内踝上八寸处与小腿部中行的足太阴脉相互交义，故称之为"交出太阴之后"。

〔5〕【□】股内："股"字前一字原缺。有谓"缺字当为'出'，'内'下脱'廉'，当为'出股内廉。'"又据《灵枢·经脉》足厥阴脉"循股阴入毛中"补"循"字。

〔6〕胜间：指大腿内侧。原作"胜间"。间指中间，内部。"胜间"指大腿（股）的内部。

【译文】

足厥阴脉的循行径路是：在足大趾中部开始循行，向上到小腿内侧，在内踝上八寸处和足太阴脉相交叉，再沿着大腿内侧进入大腿内部。

2. 经脉病候

其病：病胜瘦[1]，多溺[2]，嗜飲[3]，足跗腫[4]，疾痹[5]。諸病此物者，【皆灸】[6]厥陰脈。

【注释】

〔1〕胜瘦：指大腿部瘙痒。同足阳明脉所注。

〔2〕溺：指小便。原作"弱"。"溺"与"弱"上古音均药部韵，溺为泥母，弱为日母，故弱假为溺。溺即尿。多溺即小便频数。

〔3〕嗜饮：指喜好饮水。嗜，原作"耆"。《玉篇·食部》："饮，咽水也。"

〔4〕足跗腫：指足背部肿胀。跗肿，原作"柎穜"。"跗"与"柎"上古音均帮母，侯部韵，同音通假。跗为足背部。《仪礼·士丧礼》："綦结于跗。"郑注："跗，足上也。"《灵枢·经脉》马莳注："足面为跗也。"张介宾注："足面曰跗。"《素问·五常政大论》有"寒热胕肿"语，王冰注："胕肿，谓肿满，按之不起。"《山海经·西山经》"竹山"条："……浴之已疥，又可以已胕"，郭璞注释"已胕"为"已胕肿"。胕肿盖即今所谓浮肿。帛书《阴阳十一脉灸经》乙本："厥阴（脉）：毄（系）于足大指蕺（丛）毛上，乘足上廉……"丙本"足"作"足柎"，均读为"足跗"。《灵枢·经脉》："肝足厥阴之脉，起于大指丛毛之际，上循足跗上廉……"

〔5〕疾痹：指痹病。疾，指所患之病。《国语·晋语》："吾不幸有疾。"注："疾，病也。"《素问·五常政大论》："其动掉眩巅疾。"王注："疾，病气也。"痹，原作"畀"。"痹"与"畀"上古音均帮母，质部韵，同音通假。《说文·疒部》："痹，湿病也。"《说文句读》："《素问》痹论、痿论各为篇。古多痿痹连言。因痹而致痿也。"《素问·痹论》："风寒湿三气杂至，合而为痹也。"《说文解字义笺》："湿病，肌肉麻木曰痹。"《汉书·艺文志》："五脏六府痹十三病方三十六卷。"颜注："痹，风湿之病。"《释名·释疾病》："疼，痹也。"《素问·宣明五气》："邪入于阴则痹。"

〔6〕皆灸：此二字帛书原缺。据本书体例补。

【译文】

足厥阴脉的主病是：大腿部瘙痒，小便频数，口渴想喝水，足部肿胀，痹病。凡出现以上各类病症时，都可以灸足厥阴脉治疗。

皆有此五病〔1〕者，又〔2〕煩心，死。

三陰〔3〕之病亂〔4〕，【不】過十日死〔5〕。

循〔6〕脈如三人參春〔7〕，不過三日死。

脈絕〔8〕如食頃〔9〕，不過三日死。

烦心，又腹胀，死。

不得卧[10]，又烦心，死。

溏瘕[11] 恒[12] 出，死。

三阴病杂以阳病[13]，可治。

阳病背[14] 如流汤[15]，死。

阳病折骨绝筋[16]，而[17] 无阴病，不死。

【注释】

〔1〕此五病：指胜瘦、多溺、嗜饮、足跗肿、疾痹等五种疾病。

〔2〕又：原作"有"。"又"与"有"上古音均匣母，之部韵，同音通假。下同。

〔3〕三阴：此处系指以上三条阴脉，即足三阴脉（足少阴、足太阴、足厥阴）。

〔4〕乱：指杂乱出现。《集韵·去·换》："乱，紊也。"

〔5〕【不】过十日死："不"字原缺。据下文"不过三日死"文例补。

〔6〕循：指切脉。《汉书·李陵传》："数数自循其刀环。"颜注："循谓摩循也。"《素问·离合真邪论》："其行于脉中，循循然。""循脉"即切脉。

〔7〕三人参春：形容脉搏好像几个人同时捣臼，有力而杂乱无章。参（cān），《增韵》："参，错也。"春（chōng），《说文·臼部》："春，捣粟也……持杵临臼上。"《素问·三部九候论》："上下左右之脉相应如参春者，病甚。"与此同义。《素问·三部九候论》文下尚有"上下左右相失不可数者，死"，王冰注："如参春者，谓大数如鼓，如参春杵之上下也。"张志聪《素问集注》："如参春者，言脉之上至下去，左至右去，有如春者之参差，彼上而此下也。言参春者，止言其来去之参差。相失不可数者，并其至数之错乱。"高士宗《素问直解》："夫参伍不调，而上下左右之脉相应于指，如参春者，则病甚。参春者，此上彼下，此下彼上，不相合也。三部九候皆相失，而上下左右相失不可数者，死。不可数者，脉体错乱，不可数其至数也。"

〔8〕脉绝：指切脉时已无脉动手现象。《玉篇·系部》："绝，灭也。"《博雅》："绝，断也。"《礼记·月令》："振乏绝。"孔疏："不续曰绝。"

"脉绝"即切脉时已无脉搏。

〔9〕食顷：指吃一顿饭的时间。《史记·孟尝君传》："至函谷关发传出，出如食顷。"《宋史·陈搏传》："母暴得心痛几死，食顷而愈。"

〔10〕不得卧：指失眠。

〔11〕溏瘕：指大便稀薄。溏，原作"唐"。"溏"与"唐"上古音均定母，阳部韵，同音通假。瘕，原作"叚"，为残文。丙本有"（病）在肠中，痛，左右不化，泄，为唐（溏）叚（瘕）。"《灵枢·经脉》脾足太阴之脉所生之病有"溏瘕泄"，李士材注："溏者，水泄也；瘕者，痢疾也。"溏泄为大便稀薄。《类经》卷十四"足太阴脾病候"："溏瘕泄。"张注："脾寒则为溏泄。"

〔12〕恒：《说文·二部》"恒，常也"。

〔13〕陽病：此处系指足三阳经病。

〔14〕背：原作"北"。"背"与"北"上古音均帮母，职部韵。同音通假。下同。按，北为背字古写。而背又取义于北字。如：《说文·北部》："北，乖也。从二人相背。"《说文解字注笺》："古者宫室皆南向北，故以所背为北。"《汉书·高帝本纪上》："沛公、项羽追北。"集注引韦昭："北，古背字也。背去而走也。"

〔15〕背如流湯：指背上热汗淋漓不止，为亡阳之兆。

〔16〕折骨絶筋：指骨折、筋断。

〔17〕而：《战国策·齐策》"而此者三"，高注："而，如也。"《经传释词》："而与如同义，故二字可以互用。"

【译文】

如果上述足厥阴脉的五种病症在一个患者身上同时并见，加上又兼有心烦的症状，就是死亡的征象。

如果足部三条阴经（即足少阴、足太阴、足厥阴）的病症错综复杂同时出现，则患者过不了 10 日就要死亡。

如果患者脉搏的跳动非常急速并错乱无章，就像三个人一齐捣臼的忙乱状况，过不了 3 日就要死亡。

如果患者脉搏停止跳动长达约一顿饭的时间，过不了 3 日就要死亡。

患者心烦，而兼有腹胀的，是将死亡的征象。

患者不能入睡，而又心烦意乱的，是将死亡的征象。

患者反复大量溏泄的，是将死亡的征象。

足三阴脉的病状虽然混杂出现，但有阳病症状的，可以治好。

足三阳脉的症状兼见，并有大汗淋漓不止，背部汗珠像流水般地涌出时，是死亡的征象。

足三阳脉的症状兼见，并有骨折、筋断等症状，但都没有阴病症状时，不是死亡的征兆。

二、臂

（一）臂太阴脉

1. 经脉循行

臂[1] 太陰脈[2]：循筋上廉[3]，以走[4] 臑内[5]，出腋内廉[6]，之心[7]。

【注释】

〔1〕臂："臂（脉）"篇总标题。泛指上肢部。在《灵枢·寒热病》中"臂阳明""臂太阳"等脉名的"臂"字与此同义，但《内经》中大部分内容均以"手"字取代"臂"字。而在本书原文的最后两句，即"足脉六，手脉五"记文也同样是以"手"字代表"臂"字。《释名·释形体》："臂，裨也，在旁曰裨。"《说文·肉部》："臂，手上也。"《灵枢·经脉》马莳注："肘以下为臂。"《类经图翼》卷二："肘之上下皆名为臂。一曰自曲池以下为臂。"

〔2〕臂太陰脈：《阴阳十一脉灸经》作"臂巨阴之脉"，《灵枢·经脉》作"肺手太阴之脉"。

〔3〕上廉：《类经》卷七"上廉，骨上侧"。部分在古医书中义同"前廉"，即前臂的桡骨侧（大指侧）缘。

〔4〕走：指至、到。原作"奏"。"走"与"奏"上古音均精母，侯部韵，同音通假。按，奏为走之假字之例，于某些汉代古籍传本中也可见到。如《尚书·君奭》"有若散宜生"条，汉代《孔安国传》有"胥附奔走"一句。据唐人陆德明《经典释文》卷四《君奭第十八》释"奔走"

云："奔，又作本，走，又作奏。音同。"《诗经·大雅·县》："予曰有奔奏。"《经典释文》卷七《文王之什第二十三》："奏，本又作走。音同。"（《后汉书·何禹列传》李注也引上文，奏作走字）。《国语·晋语九》："吾何走乎？"宋代宋庠《国语补音》："走，通作奏。"走字字义为走向，走至，趋向。《庄子·达生》："高门县簿无不去也。"《经典释文》卷二十七引李注："走，犹往也。"《吕氏春秋·期贤》："若蝉之走明火也。"高注："走，趋也。"《广雅·释诂二》："走，去也。"以下臂少阴、少阳、阳明诸脉"走"字同此。《史记·萧相国世家》"诸将皆争走金帛财物之府分之"，《索隐》："走，音奏。奏者，趋向之。"《汉书·张释之传》"此走邯郸道也"，颜注引如淳曰："走，音奏。奏，趣也。"《灵枢》的《经脉》《经筋》等篇中，屡见与上引帛书"奏"用法相同的"走"字。帛书《阴阳十一脉灸经》"上当走心"之"走"，亦用此义（见甲本第54—55行、乙本第10行）。所以上引帛书"奏"字没有必要读为"凑"。这种"奏"字下文屡见，不再重复指出。同样用法的"奏"，见于下文臂少阴脉"奏胁"（第27行）、臂少阳脉"奏耳"（第31行）、臂阳明脉"奏（枕）"（第33行）等。

〔5〕臑内：指肱部内侧。《灵枢·经脉》马莳注："臑内肱处，谓之臑。肩肘之间也。"《十四经发挥》滑注："膊之内侧，上至腋，下至肘。嫩白肉曰臑。"《类经图翼》卷三："肩膊下内侧对腋处。高起耎白肉也。"《仪礼·少宰馈食礼》："肩臂臑。"郑注："肱骨。"《医宗金鉴》卷八十："肘上之骨曰臑骨。"

〔6〕腋内廉：指腋窝内侧。腋，原作"夜"。"腋"与"夜"上古音均余母，铎部韵，同音通假，下同。经脉描述的体位，上肢以手掌侧、屈侧为"内"（阴、里），手背侧、伸侧为"外"（阳、表）。内廉，指上肢内侧前缘。

〔7〕之心：之，至也；心，心中，指心胸部，不一定是指心脏。《阴阳十一脉灸经》臂太阴脉病候作"入心中"，其说同此。但《灵枢·经脉》手少阴脉循行属心，而手太阴脉与心无关。本书与《灵枢》异说。

【译文】

臂太阴脉的循行径路是：在臂部屈侧肌肉的拇指侧缘开始循行，抵达肱部内侧，再向上经腋窝内侧，进入心脏部位为止。

2. 经脉病候

其病：心痛[1]，心烦而噫[2]。诸病此物者，皆灸臂太
阴脉。

【注释】

〔1〕心痛：指胸部正中心区疼痛。可参见足少阴脉"心痛"注。心
痛一病在《阴阳十一脉灸经》臂巨阴脉病候中也可见到，而在《灵枢·
经脉》手太阴肺脉病候中则没有。至于在《灵枢·厥病》的五种厥心痛
中虽有肺心痛一病，但并未记其与手太阴脉的关系。可见此脉的心痛病
候，本书与《内经》并不尽同。

〔2〕噫：原作"意"。通假。可参见足太阴脉"善噫"注。

【译文】

臂太阴脉的主病是：心痛，心烦和噫气。凡出现以上各类病症时，都
可以灸臂太阴脉治疗。

（二）臂少阴脉

1. 经脉循行

臂少阴【脉】[1]：循筋下廉[2]，出臑内[3] 下廉，出腋，
走[4] 胁。

【注释】

〔1〕臂少阴脉：《阴阳十一脉灸经》脉名相同，《灵枢·经脉》作心
少阴之脉。脉字原缺，今据本书体例补。

〔2〕下廉：《类经》卷七"下廉，骨下侧也"。在本条及下文〔（九）
臂太阳脉〕"下廉"，即后廉，相当于尺骨一侧（小指侧缘）。

〔3〕臑内：指肱部内侧（屈侧）。可参见臂太阴脉注。

〔4〕走：原作"奏"。通假。可参见臂太阴脉注。

【译文】

臂少阴脉的循行径路是：在臂部屈侧肌肉的小指侧缘开始循行。到达
肱部内侧的小指侧缘，再向上到腋下，然后抵止于侧胸部。

2. 经脉病候

其病：脅痛[1]。諸病【此】[2] 物者，皆【灸】臂少陰【脈】。

【注释】

〔1〕脅痛：指侧胸部疼痛。可参见足少阳"胁"注。

〔2〕諸病【此】物者："此"字及下句的"灸""脉"均原缺，今依本书体例补。

【译文】

臂少阴脉的主病是：侧胸痛。凡出现这类病症时，都可以灸臂少阴脉治疗。

（三）臂太阳脉

1. 经脉循行

臂太陽脈[1]：出小指，循骨下廉[2]，出臑下廉[3]，出肩外廉，出項，【□□□】目外眦[4]。

【注释】

〔1〕臂太陽脈：帛书《阴阳十一脉灸经》甲、乙本及丙本作"肩脉"，《灵枢·经脉》作"小肠手太阳之脉"。

〔2〕循骨下廉：指循第五掌骨之外侧。

〔3〕臑下廉：指肱部小指侧缘。据《灵枢·经脉》，当为臑外后缘。

〔4〕出項，【□□□】目外眦：项后缺3字，不详。目字原缺，今补。据《灵枢·经脉》手（臂）太阳脉作："出项，上颊，至目外眦。"同此。

【译文】

臂太阳脉的循行径路是：起于手小指，在臂部伸侧沿着小指侧缘，走行于肱部的小指侧缘，上达肩部外侧，至项部（此处缺3字，不详），止于外眼角。

2. 经脉病候

【其病】[1]：臂外廉痛。諸病此物者，皆灸臂太陽脈。

【注释】

〔1〕【其病】：二字原缺，今据本书体例补。

【译文】

臂太阳脉的主病是：臂部外侧疼痛。凡出现这类病症时，都可以灸臂太阳脉治疗。

（四）臂少阳脉

1. 经脉循行

臂少陽脈[1]：出中指，循臂上骨[2]下廉，走耳[3]。

【注释】

〔1〕臂少陽脈：帛书《阴阳十一脉灸经》甲、乙本及丙本作"耳脉"，《灵枢·经脉》作"三焦手少阳之脉"。

〔2〕上骨：古医书中凡在臂部的上字，义同前，均指桡侧，故"上骨"指桡骨，而下骨即指尺骨。

〔3〕走耳：指到达（抵达）耳部。走，原作"奏"，通假。可参见臂太阴脉"走"注。按，本脉之所以称为"耳脉"的理由即缘于此。

【译文】

臂少阳脉的循行径路是：起于手中指，沿着臂部伸侧走行在桡骨的小指侧缘，向上经过肱部，直达耳部而止。

2. 经脉病候

其病：産聾[1]，【頰】痛[2]。諸病【此物者，皆】[3]灸臂少陽之脈。

【注释】

〔1〕産聾：指患耳聋（产生耳聋病）。

〔2〕【頰】痛：指面颊痛。"頰"字原缺，据《阴阳十一脉灸经》耳脉（手少阳脉）病候"颊痛"、《灵枢·经脉》手少阳脉病候"颊痛"文补。

〔3〕諸病【此物者，皆】："此物者皆"四字原缺，据本书体例补。

【译文】

臂少阳脉的主病是：耳聋，面颊痛。凡出现这类病症时，都可以灸臂少阳脉治疗。

（五）臂阳明脉

1. 经脉循行

臂陽明脈[1]：出中指間，循骨上廉[2]，出臑【□□】[3]，上走枕，之口。

【注释】

〔1〕臂陽明脈：帛书《阴阳十一脉灸经》甲、乙本及丙本作“齿脉”，《灵枢·经脉》作“大肠手阳明之脉”。

〔2〕骨上廉：指前臂的拇指侧。

〔3〕出臑【□□】：此处“臑”字后原缺2字。据《灵枢·经脉》手阳明脉“上臑外前廉”，疑补作“外廉”二字。

【译文】

臂阳明脉的循行径路是：起于手中指中部，沿着臂部伸侧走行在桡骨的拇指侧缘，经过肱部的外方，向上抵达后头部，再向前绕过头顶，止于口部。

2. 经脉病候

【其】病[1]：齒【痛】，【□□□□】[2]。【諸】[3]病此物者，皆灸臂陽明脈。

【注释】

〔1〕【其】病：“其”字原缺。据本书体例补。

〔2〕齒【痛】，【□□□□】：帛书《阴阳十一脉灸经》甲、乙本及丙本齿脉是动病有“齿痛，颔肿”两种，所产病为“齿痛，颔肿，目黄，口干，臑痛”五病。据《阴阳十一脉灸经》齿脉“齿痛”，《灵枢·经脉》手阳明脉“齿痛”文补。“痛”后有四字缺文，不详。据《阴阳十一脉灸经》齿脉（臂阳明脉）病候除有齿痛一病外，尚有胅肿、目黄、口干、臑痛四病。此处脱文应属其中二病。

〔3〕【諸】：此处“诸”字原缺。据本书体例补。

【译文】

臂阳明脉的主病是：牙痛（此处缺4字，症状名称）。凡出现以上各类病症时，都可以灸臂阳明脉治疗。

第二节 《阴阳十一脉灸经》（甲本）原文与注释

一、阳[1]

（一）足巨阳脉

1. 经脉循行

【足】巨[2] 陽脈[3]：繫於[4] 踵[5] 外踝[6] 婁中[7]，出卻中[8]，上穿[9] 臀[10]，出厭中[11]，挾[12] 脊，出於項[13]，上[14] 頭角[15]，下顏[16]，挾頞[17]，繫[18] 目内廉[19]。

【注释】

〔1〕陽：此"阳"字与以下"阴"字篇目原无。据《足臂十一脉灸经》之例以补。

〔2〕巨：甲本自"巨阳之脉"以下至"膕如结"均残缺。乙本缺"巨阳之脉"四字。"巨"，丙本作"钜"。"巨"与"钜"均上古音群母。鱼部韵，同音通假。如《庄子·天下》："以巨子为圣人。"《经典释文》卷二十八："巨，崔本作钜。"《史记·封禅书》："封巨。"《汉书·古今人表》作"封钜"均是。"钜"又与"大"字同义，如《礼记·三年问》："创钜者其日久。"《经典释文》卷十四："钜，大也。"而"巨"也和"大"字同义，如《广雅·释诂一》："巨，大也。"《汉书·王褒列传》："沛乎如大鱼纵大壑。"颜注："巨，亦大也。"故"巨阳"（钜阳）即"太阳"。

〔3〕【足】巨陽脈：《足臂十一脉灸经》作"足泰阳脉"。《灵枢·经脉》作"膀胱足太阳之脉"。甲、乙、丙各本均缺"足"字，今据补。《礼记·三年问》注："大也。"巨阳脉，即足太阳脉，下少阳脉、阳明脉同。帛书在本篇开首处缺损，据帛书《导引图》前《阴阳十一脉灸经》乙本补。两本都缺的字，尽可能据《灵枢·经脉》补足。本篇以下缺文同例。图版原缺第35、第36行，释文依字数推算。今按：丙本诸简即相当于本篇，帛书残缺之文多可据以补足。"脉"字在甲本均作"脈"，乙本

均作"𧖴"。唯在此处足巨阳脉条之起首数字（包括"脉"字）甲、乙两本均缺。"眽"与"脉"上古音均明母，锡部韵，故"眽"假为"脉"。而"脉"与"𧖴"又均脉字别体，今通作"脉"，下同。

〔4〕繫於：丙本作"馘于"，乙本无。其他各脉开始处都有"系于""起于"或"在于"等字，此前疑有文字脱漏。《汉书·景帝本纪》："无所农馘畜。"颜注："馘，古系字。"又同系。"系"字义为连接，联系。《广雅·释诂四》："系，连也。"《释名·释衣服》："系，相联系也。"按，此系字位于足巨阳脉循行记文之首，似可引申为脉之始发或起始。今暂据之作解。

〔5〕踵：指脚后跟。乙本作"潼"。"踵"与"潼"上古音均东部韵。踵为章母，潼为定母，均舌音，故潼假为踵。《礼记·曲礼下》："车轮曳踵。"孔疏："踵，脚后也。"《释名·释形体》："足后曰跟，又谓之踵。"

〔6〕踝：乙本作腂。按，腂字从肉，果声。"腂"与"踝"上古音均歌部韵，故腂假为踝。

〔7〕娄中：丙本无"娄"字。据乙本补。娄中即空隙中。"踵外踝娄中"即足后跟和外踝之间的凹陷中，相当于后世的昆仑穴部位。

〔8〕刲中：指膝腘窝部的委中穴部位。刲，乙本作"郄"，丙本作"胎"，古音互通。中，乙本作"中"，丙本作"衷"。"中"与"衷"上古音均端母，东部韵，同音通假。可参见《足臂十一脉灸经》足太阳脉"郄"注。

〔9〕穿：指穿通，贯通。《说文·穴部》："穿，通也。"《汉书·司马迁列传》："贯穿经传。"

〔10〕臀：指臀部。原作"振（跰）"。乙本作"跰"，丙本作"臀"。"跰"与"臀"上古音均文部韵。臀为定母，跰为章母，故跰假为臀，臀即尻部。《国语·周语》："其臀以墨。"韦注："臀，尻也。"《灵枢·经脉》张介宾注："尻旁大肉曰臀。"《太素》卷八杨注："臀，音屯，尻之厚肉也。"《十四经发挥》滑注："臀，尻也。挟腰臗骨两旁为机，机后为臀。"按，跰字古或作"辰""脤"，均同音通假。在马王堆出土帛书中也有以"脤"假为"臀"字之例。如《周易·困·初

六》："臀困于株木。"同上书《夬·九四》："臀无肤。"帛书本"臀"均作"脤"。

〔11〕厭中：指髀厌，系相当于股骨之大转子部。乙本作"猒"，为"髀"字省文，丙本作"厗"。"厌"与"猒"上古音均影母，谈部韵，同音通假。在传世及出土古籍中以"猒"假为"厌"字之例颇多。如《左传·成公十八年》："大国无厌。"《经典释文》卷十七作"无猒"。《老子·七十二章》："无厌其所生。"马王堆帛书甲本及乙本《老子》"厌"均作"猒"。又，厌字古异写为"厴"，省作厗。《灵枢·经脉》："横入髀厌中。"又："下合髀厌中。"《类经图翼》卷三："周身骨部名目。""捷骨之下为髀厌，即髀枢中也。"又："捷骨之下，髀之上曰髀枢，当环跳穴。"又："髀，股也。一曰股骨。"《素问·气穴论》："两髀厌分中二穴。"王冰注："谓环跳穴也，在髀枢后，足少阳、太阳二脉之会。"据此，"厌中"即髀厌，系相当于股骨之大转子部。

〔12〕挾：乙本及丙本"挟"均作"夹"，下同。可参见《足臂十一脉灸经》足太阳脉注。

〔13〕項：指颈后部。

〔14〕上：此处缺文。丙本作"上头角"，帛书《足臂十一脉灸经》作"上于豆（头）"。

〔15〕頭角：指额角。额部前发际边向左右侧下方曲折的部位。

〔16〕顏：指额部。《素问·刺热》："心热病者，颜先赤。"王注："颜，额也。"

〔17〕頞：指山根。帛书乙本作"斶"，丙本作"頞（è）"。"斶"为"齃"之假字。"齃"与"斶"上古音均影母，月部韵，同音通假。"齃"为"頞"字异体，义为鼻梁。《说文》："頞，鼻茎也。"段注："鼻谓之准，鼻直茎谓之頞。"《类经图翼》卷三："頞，鼻梁，亦名下极，即山根也。"《素问·气厥论》："胆移热于脑则辛頞鼻渊。"王注："頞，谓鼻頞也。"张志聪注："侠鼻两旁曰頞。"《太素》卷八杨上善注："頞，鼻茎也。"《灵枢·经脉》马莳注："山根为頞。"

〔18〕繫：原作"毄"。同上注。

〔19〕目内廉：指目内侧，即内眦部。

【译文】

足巨阳脉的循行径路是：起于足外踝后与足后跟之间的凹陷中，行至膝腘窝经股部后方向上穿过臀部，再由髀厌处（即大转子处）出来，走行在脊柱正中的两侧，直达后颈部。再向上行至前发际两侧的额角，然后向下到眉、目之间的颜部，走行于鼻柱的左右两侧，又向内上方联系到内眼角而终止。

2. 经脉病候

是動則病[1]：冲頭[2]，目似脫[3]，項似拔[4]，【□】痛[5]，腰[6]似折，髀[7]不可以運[8]，膕如結[9]，腨如【裂[10]，此】爲踝厥[11]，是巨陽之脈【主治[12]】。

其所産病[13]：【頭痛，耳聾，項痛】[14]，【□】强[15]，瘧[16]，背痛[17]，腰痛，尻痛[18]，痔[19]，郄痛[20]，腨痛[21]，足小指痹[22]，爲十二病。

【注释】

〔1〕是動則病：动，乙本作"僮"，丙本作"勤"。"勤"与"僮"上古音均定母，东部韵，同音通假。"是动则病"和下面的"其所产病"是两类疾病。在《内经》和《难经》均称为"是动病"和"所生病"。原注：即《内经》及《难经》中的是动病和所生病。历代对这两类病的区别有多种解释：①《难经·二十二难》以"是动"为气病，"所生"为血病。②张志聪《黄帝内经灵枢集注》卷二第十以"是动"为"病因于外"，"所生"为"病因于内"。③徐大椿《难经经释·二十二难》注以"是动"为"本经之病"，"所生"为旁及他经的病。④马莳《黄帝内经素问注发微》注认为"是动"是"验该经经穴之动而知其病者"。其说云："今详本篇前后辞义分明，不以所动属气，所生属血明矣。又按《至真要大论》云：'所谓动者。知其病也。'盖言凡知太冲、冲阳、尺泽等穴气绝，为死不治、正以其动可以验病，不动则气绝。此篇'是动'之义正言各经之穴动则知其病耳。"⑤张介宾《类经》注认为"是动病"即："动言变也，变则变常而为病也。如《阴阳应象大论》曰：'在变动为握，为哕之类，即此之谓。'"除以上五说外，近人有将"是动病"列为"原发

性的病状"。而将"所生病"列为"继发性的症状"者，但与原文文义不合。

〔2〕冲頭：指冲头痛，即逆气上冲而致之头痛。冲，帛书乙本作"潼"，丙本作"冲"，作"潼（冲）头"。上古音"冲"与"潼"均东部韵，冲为昌母，潼为定母，故潼假为冲。又，乙本、丙本均缺"痛"字，据《灵枢·经脉》足太阳脉病候"冲头痛"文补。

〔3〕目似脱：形容眼球要脱离出来的感觉。此三字乙本缺。丙本"似"作"以"。"似"与"以"上古音均之部韵。似为邪母，以为喻母，故以假为似。下同，脱义为脱离。《广雅·释诂三》："脱，离也。"

〔4〕项似拔：形容项部肌肉发僵要被拔出的感觉。此三字乙本缺。丙本"拔"作"伐"。"拔"与"伐"上古音均并母，月部韵，故伐假为拔。拔义为牵引，拔除。《一切经音义》卷三引《苍颉篇》："拔，引也。"《广雅·释诂三》："拔，除也。"又有急速，猛烈之义。《史记·黥布传》："拔兴之暴。"索隐："拔，疾也。"

〔5〕【□】痛：乙本此处缺字，丙本作"胸痛"。《灵枢·经脉》足太阳脉病候作"脊痛"文。

〔6〕腰：乙本及丙本均作"要"。通假字。可参见《足臂十一脉灸经》足太阳脉病候"腰"注。

〔7〕髀：指股部上方的髋关节部。乙本及丙本均作"脾"。"髀"与"脾"上古音均并母，支部韵。同音通假。故脾假为髀。《仪礼》中髀字，古文皆作脾。《灵枢·经脉》作"髀不可以曲"，《素问·至真要大论》作"髀不可以回"。

〔8〕運：指活动。乙本及丙本均同。《太素》卷八"膀胱足太阳之脉"作"迴"。《素问·至真要大论》"岁太阴在泉"作"回"。《灵枢·经脉》"膀胱足太阳之脉"作"曲"（《针灸甲乙经》卷二第一上同）。"运"与"迴""回"上古音均匣母纽。运为文部韵，迴与回为微部韵，故迴与回均假为运。而曲字当为回字之形讹。运字义为活动，运转。《广雅·释诂》："运，转也。"《方言》："日运为躔，月运为逡。"郭注："运，犹行也。"《周易·系辞》："日月运行。"《庄子·山木》："运物之泄也。"司马注："动也。"又按，据上所述，"髀不可以运"的"运"字较之传世

《内经》诸本的"迴""回""曲"诸字更能符合髀枢生理功能的含义，故应以此字为正。

〔9〕腘如结：指膝腘部像被固定束缚的感觉。甲本自"结"字以上全缺。帛书乙本亦残缺，自"腘"字以下至"踝"，共缺九字。丙本"腘"讹作"肤"。考《灵枢·经脉》、《甲乙经》卷二第一上，《太素》卷八及《素问·至真要大论》均作"腘如结"，今据以改正。腘即膝腘窝。《素问·至真要大论》王冰注："腘，谓膝后曲脚之中。"《类经》卷七："入腘中。"张注："膝后曲处曰腘。"《十四经发挥》滑注："膝后曲处为腘。"又按，结字有收敛、结聚等义。《礼记·曲礼》："德车结旌。"郑注："结，谓收敛之也。"《说文义笺》："凡以绳屈之为椎谓之结……引申为絜束，为收敛，为联络，为积聚，为屈曲，为终已……"

〔10〕腨如裂：指小腿部要裂开的感觉。此处乙本全缺，甲本缺"裂"字。"裂"与"别""列"上古均月部韵。"裂"与"列"均来母纽，为同音通假。"别"为帮母纽，为双声通假。《素问·至真要大论》"岁太阴在泉""裂"作"别"，同上新校正注作"列"，均假字。"裂"字义为破裂、擘裂。《庄子·天下》："道术将为天下裂。"郭注："裂，分离也。"《左传·昭公元年》："裂裳帛而与之。"杜注："裂，擘破也。"腨字义为小腿肚。

〔11〕此爲踝厥：甲本缺"此"字，帛书乙本全残，原残存左半部分笔画，丙本"踝"讹"踵"字，厥作"蹶"。"厥"与"蹶"上古音均见母，月部韵，同音通假。《灵枢·经脉》、《针灸甲乙经》卷二、《脉经》卷六作"踝厥"，厥字义为逆气上冲。《释名·释疾病》："厥，逆气从下厥起上行入心脉也。"

〔12〕是巨陽之脈主治：甲本与乙本均无"之"字。甲本缺"主治"二字。

〔13〕其所产病：甲本自"其所"以下至"耳彊"均缺。丙本"产"讹"之"字。"所产病"，《灵枢·经脉》称为"所生病"。按，"产"与"生"古字音义相同，可通假。

〔14〕頭痛，耳聾，項痛：甲本全缺。

〔15〕【□】强：甲本缺。乙本作"耳彊"，丙本作"灂彊"。"彊"

可假为"强"。二字上古音均群母，阳部韵，同音通假。但"耳"与"灊"古音各异（耳为日母，之部韵；灊为邪母，侵部韵），不能互通。有认为"灊"应假为"枕"。枕的上古音为章母，侵部韵，与灊为叠韵通假。枕强，即后头颈部肌肉痉挛而引起的强直感觉，与"项强"，"项似拔"和《伤寒论》"痉湿暍"篇的"颈项强急"，"太阳病篇"的"项背强直"症状基本相同。《素问·骨空论》："头横骨为枕。"《太素卷十一·骨空》作"项横骨为枕"。杨上善注："项横骨，项上头后玉枕也。"

〔16〕瘧：乙本讹作"瘧"，疟疾。《类经》张注："（足太阳）经属表，故为疟。"

〔17〕背：甲、乙、丙各本"背"均作"北"，通假。

〔18〕腰痛，尻痛：甲、乙、丙各本"腰"均作"要"。乙本"要"后为"尻"，缺"痛"字。

〔19〕痔：甲本、乙本均作"胕"。"痔"与"胕"上古音均之部韵，故胕假为痔。即痔疮，痔漏。《类经》卷十四足太阳病候张注："脉入肛，故为痔。"《素问·生气通天论》："肠澼为痔。"

〔20〕郄痛：指腘窝部痛。"郄"，甲本、乙本均作"胎"，丙本作"胘"形近而讹。

〔21〕腨痛：指腓肠（小腿肚）部痛。

〔22〕足小指痹：甲本全缺。乙本、丙本"趾"均作"指"。通假。又，乙本缺"痹"字。《说文·疒部》："痹，湿病也。"《说文义笺》："湿病肌肉麻木曰痹。"《一切经音义》卷十八引《苍颉》："痹，手足不仁也。"《素问·五脏生成》："血凝于肤者为痹。""痹"及《足臂十一脉灸经》足太阳脉"足小趾废"的"废"字均兼有不仁（感觉迟钝和丧失）与不用（运动障碍与丧失）两种古义。是痹与废既为通假，又为同义之字（注意：此处不包括痹字另外兼有风、寒、湿所致的广义痹病）。

【译文】

足巨阳脉的"是动病"症状有：周身肿胀，逆气上冲而引起的头痛，眼球发胀好像要脱出来，项部肌肉强直像要被拔出来，脊背疼痛，腰痛好像被折断的感觉，髋关节不能随意屈伸活动，膝腘部好像被固定一样束缚着，小腿部痉挛好像要裂开，这就是踝厥病。以上各种症状均由足巨阳脉主治。

足巨阳脉的"所生病"症状有：头痛，耳聋，后颈痛，后头颈部肌肉强直，疟病，脊背痛，腰痛，臀部痛，痔病，膝腘窝疼痛，小腿肚痛，足小趾麻痹，共 12 种病。

(二) 足少阳脉

1. 经脉循行

足少陽脈[1]：繫於外踝之前廉[2]，上出魚股之【外[3]，出脅】[4] 上，【出耳前】[5]。

【注释】

〔1〕足少陽脈：甲、乙、丙各本均缺"足"字。甲本缺"少"字，乙本缺"少阳"二字，"脉"作"眿"。"少"字下所从笔画"丿"，帛书尚存，原释文作为残缺字处理。《足臂十一脉灸经》作"足少阳脉"，《灵枢·经脉》作"胆足少阳之脉"。

〔2〕於外踝之前廉："踝"乙本作"腂"，通假。"前廉"在下肢部，义即前方边缘，或以为上侧。《类经》卷七："上膝股内前廉。"张注："前廉，上侧也。"

〔3〕上出魚股之外：甲本缺"外"字，乙本缺"上"及"鱼股之"四字。鱼股即大腿前面的肌肉，状如鱼形，故称鱼股。应指股部前面的股四头肌，屈膝时状如鱼形。

〔4〕出脅：甲本缺"出胁"二字，乙本缺"胁"字，丙本同。

〔5〕【出耳前】：甲本全缺，帛书乙本、丙本均作"出耳前"。帛书《足臂十一脉灸经》足少阳脉下作"出于项、耳"，《灵枢·经脉》胆足少阳之脉下作"其支者，从耳后入耳中，出走耳前"。又，据《足臂十一脉灸经》足少阳脉止于目外眦，《灵枢·经脉》足少阳脉起于目锐（外）眦，其说不同，录以备考。

【译文】

足少阳脉的循行径路是：起于外踝的前侧，向上到达大腿前面的外侧，经过（此处缺 1 字，系在股部以上，眼部以下的部位名称)，向上直达耳的前下方。

2. 经脉病候

是動則病：【心與脅痛】[1]，不可以反側[2]，甚則無膏[3]，足外反[4]，此爲陽【厥】[5]，是少陽【脈主】治[6]。

其所産病[7]：□□□[8]，【頭頸】痛[9]，脅痛[10]，瘧，汗出[11]，節盡痛[12]，髀【外】廉【痛】[13]，魚股痛[14]，【膝外廉】痛[15]，振寒[16]，【足中趾】痹[17]，爲十二病[18]。

【注释】

〔1〕心與脅痛：甲本全缺。《太素》作"心胁痛"。杨注："脉循胸胁，喜太息及心胁皆痛也。"《素问·脉解》："少阳所谓心胁痛者，言少阳盛也。盛者，心之所表也。九月阳气尽而阴气盛，故心胁痛也。"

〔2〕不可以反側：甲本"侧"作"稷"，乙本作"则"。"侧"与"稷""则"上古音均精母，职部韵，均可同音通假。"稷"假为"侧"字，在汉以前古籍传本中也多可见到。《史记·秦本纪》索隐云秦昭襄王"名则，一名稷"，是稷读为侧的旁证。又如《尚书中候》："舜至于下稷。"宋注："稷，侧也。"《孝经纬钩命诀》："稷而日光起。"注："稷，读曰侧下之侧。"此可证。侧字义为倾斜，旁侧。《尚书·洪范》："无反无侧。"马注："倾侧也。"《说文·人部》："侧，旁也。"《素问·脉解》中有"不可以反侧"的古注。即："所谓不可反侧者，阴气藏物也。物藏则不动，故不可反侧也。"又，《诗经·何人斯》毛传："反侧，不正直也。"孔疏："反侧，翻复之义。"《诗经·周南·关雎》："悠哉悠哉，辗转反侧。"孔疏："反侧犹反复。辗转犹婉转。"

〔3〕甚則無膏："无膏"，帛书乙本同，《灵枢·经脉》作"甚则面有微尘，体无膏泽"，"体无膏泽"指全身皮肤失去润泽。《甲乙经》同《灵枢》，但无"有"字。《太素》无"微"字。杨注："甚，谓阳厥热甚也。""无膏"指皮肤粗糙干裂没有油脂。膏字义为膏泽。《广雅·释言上》："膏，泽也。"又义为肥肉。《国语·晋语》："夫膏粱之性难正也。"贾逵曰："膏，肉之肥者。"

〔4〕足外反：乙本缺"反"字。丙本亦作"足外反"。《甲乙经》《灵枢》均作"足外反热"。《太素》作"足少阳反热"。《素问·至真要

大论》亦作"足外反热"。热字应为衍文。外反，即外翻。"足外反"应即足肌疼挛而致足向外方翻转。故反字可释为反戾。《素问·至真要大论》："诸转反戾，水液浑浊，皆属于热。"王注："反戾，筋转也。水液，小便也。"或疑"反"字假为"翻"。按，此二字上古音均元部韵。反为帮母，翻为滂母，均唇音。此说也可供考。

〔5〕此爲陽厥：甲本缺"厥"字，乙本缺"此"字。《太素》卷八，杨注："阳厥，少阳厥也。"

〔6〕是少陽脈主治：甲本缺"脉主"二字。丙本缺"是"及"主治"三字。

〔7〕病：帛书已经残缺，原释文有此字。乙本缺"所产病"三字。

〔8〕【□□□】：前3字甲本、乙本全缺。丙本脱前2字，末1字似为"痛"。

〔9〕頭頸痛：甲本缺"头颈"二字，乙本作"头颈痛"，丙本作"项痛"。帛书尚存下半部分笔画，原释文作为残缺字处理。按，项为后颈部，而足少阳脉循行于侧颈部，故此处当据乙本作"颈"。又，《灵枢·经脉》足少阳脉此文作"头痛，颔痛"。

〔10〕脅痛：乙本缺"痛"字。

〔11〕瘧，汗出：乙本"疟"作"虐"。"疟"与"虐"上古音均疑母，药部韵，同音通假。《灵枢·经脉》、《太素》卷八、《甲乙经》卷二第一上此处均作"汗出，振寒，疟"。杨注："汗出振寒，疟等皆寒热痛，是骨之血气所生病也。"

〔12〕節盡痛：乙本缺"痛"字。节尽痛即全身关节疼痛。

〔13〕髀外廉痛：甲本、丙本"髀"均作"脾"。甲本缺"外""痛"二字，乙本缺"髀外"二字，丙本缺"外"字。

〔14〕魚股痛：丙本作"脾（髀）廉痛，鱼股痛"。乙本缺"鱼"字。

〔15〕膝外廉痛：甲本缺"膝外廉"三字。乙本缺"廉"字。丙本"膝"作"郄"，古写。《玉篇·内部》："膝，胫头也。亦作郄。"

〔16〕振寒：指恶寒战栗。丙本作"晨塞"。"振"与"晨"上古音均文部韵。振为章母，晨为禅母，故"晨"假为"振"。"塞"为"寒"字

之形讹。振寒为形容恶寒颤栗之状。

〔17〕足中趾瘅：丙本亦作"足中指踝（一瘅）"。帛书《足臂十一脉灸经》作"病足小指次〔指〕废"，《灵枢·经脉》作"小指次指不用"，与此不同。甲本缺"足中趾"三字，乙本、丙本"趾"均作"指"，通假，见《足臂十一脉灸经》注。"瘅"讹作"踝"。乙本"瘅"作"淠"。丙本"瘅"作"踦"。按，上古音"瘅"与"淠"均质部韵，"瘅"为帮母，"淠"为滂母，故"淠"假为"瘅"。"淠"与"踦"字形相近，因而辗转致误。

〔18〕爲十二病：甲、乙、丙各本现均存有以上十种病名。其余尚有二病均存"痛"字，但其部位待考。丙本"为十二病"下有"及温"二字。

【译文】

足少阳脉的"是动病"症状有：心痛，侧胸痛，躺着的时候身体不能转动，病重时身体皮肤粗糙失去润泽，足肌痉挛使足部向外翻转，这就是阳厥病。以上各种症状均由足少阳脉主治。

足少阳脉的"所生病"症状有：（此处缺3字，据下方共十二病来看，此处当有一病名），头颈痛，侧胸痛，疟病，出汗，全身关节疼痛，大腿外侧痛，（此处缺1字，系部位名）痛，大腿前面痛，膝外侧痛，恶寒战栗，足中趾麻瘅，共12种病。

（三）足阳明脉

1. 经脉循行

足陽明脈[1]：【繫】於骭骨外廉[2]，循[3] 骭而上，穿髕[4]，出魚股【之外廉】[5]，上穿【乳】[6]，穿頰[7]，【齘目外】廉[8]，環【顔】[9]。

【注释】

〔1〕足陽明之脈：甲、乙、丙各本均缺"足"字。甲本"脉"作"眽"，乙本作"胍"。《足臂十一脉灸经》作"足阳明脉"。《灵枢·经脉》作"胃足阳明之脉"。

〔2〕繫於骭骨外廉：甲本缺"系"字。乙本、丙本作"毄"。帛书尚

残存从"殳"旁右上部分笔画。骭（gàn），指胫骨。《说文·骨部》："骭，骹也。"又："骹，胫也。"又："胫，骭也。"段注："胫表谓之骭。"《周礼·考工记·轮人》："去一以为骹围。"郑注："人胫近足者，细于股，谓之骹。"《淮南子·俶真训》："虽以天下之大，易骭之一毛。"高注："骭，自膝以下，胫以上也。"《集韵·上·产》："骭，胫中也。"《灵枢·经脉》马莳注："胫骨为骭。"《医宗金鉴》卷八十"骭骨"条："在前者名成骨，又名骭骨，形粗，膝外突出之骨也。"

〔3〕循：乙本"循"作"揗"。"循"与"揗"上古音均文部韵。"循"为邪母，"揗"为船母，故"揗"假为"循"。

〔4〕髌：指膝盖。甲本、丙本同。乙本"膑"作"宾"。上古音"膑"与"宾"均真母韵。"膑"为并母，"宾"为帮母，故"宾"假为"膑"。按，"膑"即"髌"之异写。《说文·骨部》："髌，膝端也。"《说文义证》引《六书故》作"髌，膝端盖骨也"。《一切经音义》卷三引《苍颉篇》："髌，膝盖也。"《太素》卷八杨注："膑，膝之端骨也。"《灵枢·经脉》马莳注："挟膝筋中为髌。"《十四经发挥》滑注："挟膝解中为庭。"

〔5〕出鱼股之外廉：甲本缺"之外廉"三字，乙本缺"股之外廉"四字。丙本缺"廉"字。

〔6〕上穿乳：丙本同，甲本、乙本均缺"上"字。甲本又缺"乳"字。乙本又缺"穿"字。穿义为穿通，通过。《说文·穴部》："穿，通也。"

〔7〕穿頯：頯字据对印文补。按：帛书尚存"頯"右半"页"上端一横画。穿頯，頯为脸的两侧，从眼到下颌部。《说文·页部》："頯，面旁也。"段注："面者，颜前也。颜前者，两眉间、两目间以下至頯间也。其旁曰頯。"《释名·释形体》："頯，夹也。两旁称也，亦取挟敛食物也。"按：頯与颊车不同，段玉裁《说文》注："凡言颊车者，今俗谓牙床骨，牙所载也，与单言頯不同。"《类经图翼》卷三："耳下曲处为颊车。"

〔8〕𦚟目外廉：目外廉指眼外侧外眦部。甲本缺"出目外"三字。

〔9〕環颜：乙本、丙本均同。甲本缺"颜"字。环字义为围绕，四

周。《素问·奇病论》："环脐而痛。"王注："环，谓圆绕如环。"《文选·西京赋》："譬众星之环极。"薛注："环，犹绕也。"《素问·脉要精微论》："当消环自已。"王注："环，谓环周。"即额部正中。

【译文】

足阳明脉的循行径路是：起于小腿部胫骨的外侧，沿着胫骨向上，穿过膝盖部，出于大腿部的外侧，再向上经过乳头（此处当经过颈部，但原文无），上至面颊部，抵达外眼角，而环绕于额部正中。

2. 经脉病候

是動則病[1]：灑灑病寒[2]，善伸[3]，數欠[4]，顔【黑[5]，病腫[6]】，病【至則惡人與火[7]，聞】木音則惕然驚[8]，心惕[9]，欲獨閉戶牖而處[10]，病甚則欲【乘高而歌[11]，棄】衣【而走[12]，此爲】骭厥[13]，是陽明脈主治[14]。

其所産病：顔痛[15]，鼻鼽[16]，頷【頸痛[17]，乳痛[18]】，心與肤痛[19]，腹外腫[20]腸痛[21]，膝跳[22]，跗【上痹】[23]，爲十病[24]。

【注释】

〔1〕是動則病：乙本全缺。

〔2〕灑灑病寒：形容畏寒战栗的样子。乙本缺"洒洒"二字。丙本"寒"作"塞"，形近致讹。《甲乙经》作"凄凄然"三字。《太素》《灵枢》均作"洒洒振寒"。杨注："洒洒，恶寒貌，音洗，谓如水洒洗寒也。"张介宾注："胃属土，土病而洒洒振寒者，风之胜也。"《素问·诊要经终论》："令人洒洒时寒。"王冰注："洒洒，寒貌。"《素问·脉解》："阳明所谓洒洒振寒者，阳明午也。五月盛阳之阴也。盛阳而阴加之，故洒洒振寒也。"

〔3〕善伸：指频频伸腰，疲乏时打呵欠的伸腰动作。乙本作喜信（伸）。帛书《老子》乙本"是胃曳明"，通行本作"是谓袭明"。此处疑原作喜申（伸），申字形误为曳，又假借为龙字。丙本作"喜信（伸）"，《太素》卷八作"善伸"，《灵枢·经脉》作"善呻"，"呻"乃"伸"之

音近误字。甲、乙、丙各本"善"均作"喜"。"善"与"喜"上古音各异。喜字义为欢乐。而善字义为数,好(经常,多次,易于),故"喜"与"善"字同义。据《灵枢·经脉》、《太素》卷八、《甲乙经》卷二第一"善"字改正。又,甲本"伸"讹作"龙"。乙本及丙本"伸"均作"信"。《灵枢·经脉》"伸"作"呻"。"伸"与"信"上古音均真部韵。"伸"为书母,"信"为心母,故"信"假为"伸"。按,"伸"与"信"在古籍中相通之例甚多。如《周易·系辞上》:"引而伸之。"《经典释文·周易音义》卷二:"伸,本又作信。"又,"引而伸之"四字在《周礼·冬官·鲍人》作:"引而信之,欲其直也。"郑玄注:"信,音伸。"《礼记·儒行》:"竟信其志。"郑注:"信,读如屈伸之伸,假借字也。"《汉书·萧何列传》集注:"信,读曰伸,古字通。"均是。又,"伸"与"呻"上古音均书母,真部韵,同音通假。"伸"字义为舒,展。此处指舒展身躯。"善伸"与下句的"数欠"均系外感风寒引起身体倦怠的症候。《仪礼·士相见礼》:"君子欠伸。"郑注:"志倦则欠,体倦则伸。"《广雅·释诂三上》:"伸,直也。"《素问·至真要大论》:"岁厥阴在象……善伸数欠。"王注:"伸,谓以欲伸努筋骨也。"同上书《疟论》:"疟之始发也,先起于毫毛,伸欠乃作。"而"呻"字义为呻吟,与此处上下文义及证候均不合,故属假字。

〔4〕數欠:甲本"数"作"娄"。甲、乙、丙各本"欠"均作"吹",下同。"数"与"娄"上古音均侯部韵。"数"为山母,"娄"为来母,故"娄"假为"数"。"欠"与"吹"形近致讹。《说文·欠部》:"欠,张口气悟也。"段注:"悟,觉也,引申为解散之意……今俗曰呵欠。又欠者,气不足也。"《诗经·终风》:"愿言则嚏(疌)。"郑笺:"崔云:毛训'疌'为'劫'。今俗人云,欠欠劫劫是也。"《玉篇·欠部》:"欠劫,张口也。"《埤苍》:"欠劫,张口频伸也。"《通俗文》:"张口运气谓之欠劫。"《素问·宣明五气论》:"肾为欠。"按,《通训定声》谓"劫"即"怯"也。《太素》卷八"胃"条,杨注:"凡欠及多伸或为阳上阴下,人之将卧,阴阳上下相引故数欠。""肺"条,杨注:"阴阳之气上下相引故多欠也。"《类经》张介宾注:"善呻数欠,胃之郁也。按《至真要大论》列此于'厥阴在泉'条。其为木胜可知。"

〔5〕颜黑：《灵枢·经脉》同，甲本缺"黑"字。丙本"黑"作"墨"。"黑"与"墨"字形相近，其上古音又均职部韵。"黑"为晓母，"墨"为明母，故"墨"假为"黑"。《太素》杨注："颜额，阳也。黑，阴也。阴气见额，阳病也。"《类经》张介宾注："黑，水色也。土病则水无所畏，故黑色反见于颜面。"

〔6〕病腫：甲本缺。丙本"肿"作"种（種）"。"肿"与"种"上古音均章母，东部韵。同音通假。

〔7〕病至则恶人與火：甲本全缺。乙本"恶"作"亚"。"恶"与"亚"上古音均影母纽。"恶"为铎部韵，"亚"为鱼部韵，故"亚"假为"恶"。丙本缺"病"字。病至即疾病发作。《素问·脉解》："阳明主肉，其脉血气盛，邪客之则热，热甚则恶火。"又："阳明厥则喘而惋，惋则恶人。"

〔8〕聞木音则惕然驚：指病人听到木器的声音即惊恐不安。甲本缺"闻"字，"惕"作"狄"，乙本"惕"作"易"，均形讹致误。丙本"惕"作"狄"。"惕"与"狄"上古音均锡部韵。"惕"为透母，"狄"为定母，故"狄"假为"惕"。木音原义为敲击木器的声音，《灵枢·经脉》、《太素》卷八、《甲乙经》卷二第一及帛书甲、乙及丙本均作"木音"。在《素问》一书则有两种古注。即《素问·脉解》："所谓甚则厥，恶人与火，闻木音则惕然而惊者，阳气与阴气相薄，水火相恶，故惕然而惊也。"《素问·阳明脉解》："阳明者，胃脉也。胃者土也，土恶木也。"按：从以上引文来看，《素问·阳明脉解》中对"木音"的解释是以五行学说为依据，但《素问·脉解》篇中并非根据五行学说。《灵枢》此处上下文与上引帛书大体相同，"心欲动"下尚有"独闭户塞牖而处，甚则欲上高而歌，弃衣而走"等语。帛书"心肠"与《灵枢》"心动"相当，"肠"似应读为可训为"动"的"荡"。《左传·庄公四年》记楚武王伐随国前"将齐（斋），入告夫人邓曼曰：余心荡"，杜注："荡，动散也。"帛书把"然"看作"惕"的误字是对的（此字《阴阳十一脉灸经》乙本作"易"），把"肠"也当作"惕"的误字恐怕有问题。紧接着"惕然惊"又说"心惕"，文义反复，恐无是理。今按：裴说可从。原所引《灵枢·经脉》"木音"，原本作"木声"，"声"乃"音"之误。《素问·脉

解》、《太素》卷八、《脉经》卷六、《铜人针灸腧穴图经》卷二等均作"木音",与《灵枢·经脉》"心欲动",《脉经》卷六、《铜人针灸腧穴图经》卷二均作"心动欲","欲"属下读,今本《灵枢》"动""欲"二字确实误倒。帛书"心肠"当从简本读为"心惕",亦作"心荡",与"心动"同义,亦见于殷墟甲骨文,作"心",《说文》口部从口、庚声的"唐",古文作"喝";《缁衣》引《尹诰》"惟尹躬及汤"之"汤"(郭店楚墓竹简本《缁衣》简5同),例同。

〔9〕心惕:甲本"惕"作"肠(肠)"。乙本无。惕与肠为同源字,上古音属透定旁纽,锡阳旁对转,故惕通作肠。甲本又无"然"字。《灵枢·经脉》《太素》卷八"经脉之一"、《甲乙经》卷二第一均作"心欲动"三字。《太素》卷八"经脉脉解"作"志"字。按,上句已有"惕然惊"症状,此又重出,似属更古衍文而辗转演变者。惕(tì),指恐惧。《汉书·司马迁传》"视徒隶则心惕息",颜注:"惕,惧也。"一说"惕"字假为"荡"(dàng),义为放荡。

〔10〕欲独闭户牖而处:甲、乙、丙三本全同。《太素》卷八无"欲"字。《灵枢·经脉》《甲乙经》卷一第二上"牖"上均有"塞"字。牖(yǒu),指窗。《苍颉解诂》:"窗,正牖也。所以助明者也。"《素问·脉解》:"所谓欲独闭户牖而处者,阴阳相薄也。阳尽而阴盛,故欲独闭户牖而居。"《太素》卷八"胃"条,杨注:"阴静而暗,阳动而明;今阴气加阳,故欲闭户独处也。"

〔11〕病甚则欲乘高而歌:丙本同。甲本缺"病甚"及"乘高而歌"六字,乙本缺"则欲登高"四字。《素问·脉解》"甚"作"至"。"乘",《灵枢·经脉》、《太素》卷八、《针灸甲乙经》卷二作"上",《素问·阳明脉解》、《针灸甲乙经》卷七作"登",与"乘"意同。

〔12〕弃衣而走:甲本缺"而走"二字。《太素》杨注:"阳盛故也。"《素问·脉解》:"所谓病至则欲登高而歌,弃衣而走者,阴阳复争而外并于阳,故使之弃衣而走也。"《素问·阳明脉解》:"四支者,诸阳之本也,阳盛则四支实,实则能登高也。"又:"热盛于身,故弃衣欲走也。"

〔13〕此爲骭厥:甲本缺"此为"二字。乙本及丙本"厥"均作"蹶"。通假。

〔14〕是陽明脈主治：乙本缺"阳明脉"三字。

〔15〕颜痛：乙本"痛"作"甬"，下同。上古音"痛"与"甬"均东部韵，"痛"为透母，"甬"为余母，故"甬"假为"痛"。颜即额部正中。

〔16〕鼻鼽：甲、乙、丙各本"鼽"均作"肌"，上古音"鼽"与"肌"均群母，幽部韵，故"肌"假为"鼽"。

〔17〕颔颈痛：甲、乙、丙各本"颔"均讹作"领"，形近致误。甲本脱"颈痛"二字。丙本脱"颈"，"痛"作"疢"字。上古音"痛"与"疢"均透母纽，"痛"为东部韵，"疢"为真部韵，故"疢"假为"痛"。"颔"（hàn），指颐部。原左旁磨灭，右半清晰。《方言》卷十："颔、颐，领也。南楚谓之颔，颐其通语也。"《释名·释形体》："颔，含也。口含物之车也。"又："颐，或曰颔。"《玉篇·页部》"颔"下引《方言》作"领"。《十四经发挥》滑注："颐下为颔。"《类经图翼》卷三："颔，腮下也，虎头燕颔，义即此。"《医宗金鉴》卷八十："颔者，颏下，结喉上，两侧肉之空处也。"颈即项前部。《十四经发挥》滑注："头茎为颈。"《太素》卷八杨注："颈，项前也。"《类经图翼》卷三："头茎之侧曰颈。"《十四经发挥》滑注："头茎为颈。"

〔18〕乳痛：甲本缺。

〔19〕心與胻痛：指心痛、胻痛，共二病。甲、乙、丙各本同。唯丙本在"心"字之前又有"脊痛"二字。按，脊字古义为小腿后部，即腨，或称腓肠。《说文·肉部》："脊，腓肠也。"《广雅·释亲》："腓、脊，腨也。"《山海经·海外北经》："无脊之国。"郭璞注："脊，腓肠也。"《广韵·上·荠》："脊，腓肠。"但本脉（足阳明脉）循行径路与此无关，且脊痛一病也不见《足臂十一脉灸经》及《灵枢·经脉》的足阳明脉病候。而"胻"与"脊"上古音均溪母纽。"胻"为鱼部韵，"脊"为脂部韵，系双声通假。故此处之"脊痛"二字应属抄录时将"胻痛"之重文误掺其中者，故今据甲、乙二本删。

〔20〕腹外腫：甲本、丙本"肿"均作"种"，通假。《太素》卷八杨注："阳明一道行于腹外，一道行于腹内。腹内水谷通行，故少为肿；腹外卫气数壅，故腹外多肿也。"按，"腹外肿"义同腹肿。《灵枢》及《甲

乙经》均作"大腹水肿"。《史记·扁鹊仓公列传》："病见寒气则遗溺，使人腹肿。"

〔21〕肠痛：甲本"肠"作"阳"。上古音"肠"与"阳"均"阳"部韵。"肠"为定母，"阳"为余母纽，故"阳"假为"肠"。肠痛一称不见《内经》以后医籍，应与腹痛同义。

〔22〕膝跳：甲本同。乙本作"膝足潪"。丙本"膝"作"郄"，通假。按，"跳"字义为僵厥，僵直。《说文·足部》："跳，蹶也。"又："蹶，僵也。"膝跳应指膝关节强直。又按，"跳"又可假为"痛"字。上古音"痛"与"跳"均透母纽。"痛"为定部韵，"跳"为宵部韵。《针灸甲乙经》卷九记有"阴跳"病名。如："阴跳，遗溺，小便难而痛……大敦主之。""阴跳，腰痛……蠡沟主之。""丈夫癫疝，阴跳……涌泉主之。"似均指阴痛而言。

〔23〕跗上痹：甲本作"付□□"，乙本见上文作"膝足潪"。丙本"跗"作"柎"，"痹"作"踔"。"跗"与"付""柎"上古音均帮母，候部韵。故"付""柎"二字均可假为"跗"。而"潪"假为"痹"，"踔"为"痹"之讹字。至于"跗"字，其义为脚背。《仪礼·士丧礼》："结于跗连絇。"郑注："跗，足上也。"《庄子·秋水》："蹶泥则没足，灭跗。"《经典释文》卷二十七引司马注："跗，足跗也。"《素问·刺禁论》："刺跗上，中大脉。"王注："跗，为足跗。""跗上痹"即在足背以上患痹，与乙本"膝、足为痹"之说相同。

〔24〕爲十病："病"，帛书尚残存右上部分笔画。"为十病"，与上文所举"其所产病"数正相合。丙本作"为十二病"，与帛书甲、乙本相较，所举"所产病"多出"脊痛"一种。按丙本简48系本篇末总结简，谓"七十七病"与帛书所记正合，可知丙本简26"为十二病"之"二"及"脊痛"应该是衍文。足阳明脉所生病的实际病数只有十种（包括心痛与肤痛二病在内）。

【译文】

足阳明脉的"是动病"症状有：全身战栗怕冷，常常伸懒腰和打呵欠，额部色黑暗淡，体肤浮肿，疾病发作时喜欢静寂，不愿见到人和火光，听到敲击木器所发出的声音就会突然惊恐，心跳不安，喜欢独自一人关闭门窗留在屋里。疾病加重时出现精神狂躁不安现象，想要上到高处去呼喊唱歌，或脱掉衣服乱跑，这就是骭厥病。以上各种症状均由足阳明脉主治。

足阳明脉的"所生病"症状有：额部痛，流鼻涕，颔（颐）部和颈部疼痛，乳房疼痛，心痛和侧胸部痛，腹部肿胀，肚肠痛，膝关节强直，足背部以上麻木，共10种病。

（四）肩脉

1. 经脉循行

肩脈[1]：起於耳後，下肩[2]，出臑外【廉】[3]，出【臂外】[4] 腕【上】[5]，乘手背[6]。

【注释】

[1] 肩脈：帛书《足臂十一脉灸经》作"臂太阳脉"，《灵枢·经脉》作"小肠手太阳之脉"。

[2] 起於耳後，下肩：乙本全缺。

[3] 出臑外廉：甲本缺"廉"字。乙本缺"出臑"二字。丙本"臑外"作"肘内"。按，《足臂十一脉灸经》及《灵枢·经脉》手太阳脉循行径路均在上肢外廉，故"肘内"二字显系讹误。今据甲、乙本改正。

[4] 出臂外：甲本缺"臂外"二字。

[5] 腕上：甲本、乙本全无。丙本"腕"作"馆"。上古音"腕"与"馆"均元部韵。"腕"为影母，"馆"为见母，故"馆"假为"腕"。

[6] 乘手背：指脉循行手背之上。甲本与丙本均同。乙本作"出臂外，出指上廉"。丙本作"出臂外馆（腕）上，乘手北（背）"。与帛书同出竹简《合阴阳》简1/102用作"腕"的字作"揢"，当是"馆"或"揢"字之残（从用字习惯看，原为"揢"字之残的可能性更大）。"上"，据丙本补。"臂外"二字原抄脱。"乘"字原义为上升，向上。《释名·释姿容》："乘，升也，登亦如之也。"《说文通训定声》："凡自下而升曰登，自上而加曰乘……故（乘）转注为加复，亦为登高。"此处又可借登字之义引申为进入。如《礼记·月令》："农乃登麦。"郑注："登，进也。"《玉篇·癶部》："登，进也。"故此全句指进入手背部（按，肩脉系由耳

后下行至手背部，故此处不宜解作向上）。又，甲本与丙本"背"均作"北"字。通假。

【译文】

肩脉的循行径路是：起于耳的后面，由此向下至肩部，经过肱部外侧，经过前臂部外侧，手腕部外侧，到达手背部。

2. 经脉病候

是【動則病[1]：頜腫痛】[2]，不可以顧[3]，肩似脱[4]，臑似折[5]，是肩脈主治[6]。

【其所産病】[7]：頜痛[8]，【喉痹[9]，臂痛[10]，肘外】痛[11]，爲四病。

【注释】

〔1〕是動則病：乙本全缺。甲本缺"动则病"三字。

〔2〕頜腫痛：甲本全缺。乙本缺"頜"字，"痛"作"甬"，假借。又，甲本、丙本"肿"作"种"。"肿"和"种"上古音均章母，东部韵，同音通假。据丙本"领（頜）種（肿）痛"补。

〔3〕不可以顧：顾字义为向后看。《说文·页部》："顾，还视也。"段注："还视者，返而视也。"《诗经·国风·匪风》："顾瞻周道。"郑笺："回首曰顾。"《玉篇·页部》："顾，瞻也，回首曰顾。"不可以顾指颈肌强直，使头部无法回旋。

〔4〕肩似脱：甲、乙、丙各本"似"均作"以"，通假。下同。《灵枢·经脉》、《太素》卷八、《甲乙经》卷二第一"脱"均作"拔"，"脱"与"拔"上古音均月部韵。"脱"为透母，"拔"为并母，故"拔"假为"脱"。按"脱"字原义为肉离骨，引申为脱离，去掉。《尔雅·释器》："肉曰脱之。"李注："肉去其骨白脱。"《广雅·释诂三》："脱，离也。"而"拔"字义为拉出，抽出。《说文·手部》："拔，擢也。"《增韵·入·黠》："拔，抽也。"将以上二字相较，当以"脱"字为胜。《灵枢·经脉》作"肩似拔"。

〔5〕臑似折："折"字义为折断。《诗经·郑风·将仲子》："勿折我树杞。"《周易·丰》："君子以折狱致刑。"《经典释文》卷二："折，断

也。"《太素》卷八杨注："臂臑痛若折者也。"《类经》张介宾注："手太阳脉循外后廉，绕肩胛，交肩上，故肩腰如拔，如折。"

〔6〕是肩脉主治：乙本脱"脉"字。

〔7〕其所产病：乙本、丙本同。甲本全缺。

〔8〕颔痛：甲、乙、丙各本"颔"均作"领"，形近致误。又，甲本缺"痛"字，乙本"痛"作"甬"，通假。颔痛即颐部疼痛。

〔9〕喉痹：甲本全缺。乙本"喉"作"侯"，丙本作"睺"。"喉"与"侯""睺"上古音均匣母，候部韵，同音通假。《素问·阴阳别论》："一阴一阳结，谓之喉痹。"《素问·厥论》："手阳明少阳厥逆，发喉痹，嗌肿。"《医学纲目》卷四十一："凡经云喉痹者，谓喉中呼吸不通，言语不出，而天气闭塞也……盖病喉痹者，必兼咽嗌痛。"《灵枢·经脉》小肠手太阳之脉下"是动病"及"所生病"均未及，与本篇"耳脉"相当的三焦手少阳之脉"是动病"、与"齿脉"相当的大肠手阳明之脉及与"阳明脉"相当的胃足阳明之脉"所生病"则均有"喉痹"。

〔10〕臂痛：丙本同。甲本缺。乙本作"臂痛"。

〔11〕肘外痛：甲本缺"肘外"二字，乙本缺"外"字，丙本作"肘外痛"。《灵枢·经脉》所生病有"颈颔肩臑肘臂外后廉痛"，亦有"外"字，今据补。《十四经发挥》滑注："臑尽处为肘，臂节也。"《类经图翼》卷三："肘，手臂中节也。一曰自曲池以上为肘。"

【译文】

肩脉的"是动病"症状有：咽部疼痛，颔部肿胀而疼痛，以致颈部无法自由运转回顾，肩膀剧烈疼痛如脱掉的感觉，肱部的剧痛也像要折断一样。以上各种症状均由肩脉主治。

肩脉的"所生病"症状有：颔部疼痛，喉痹，前臂痛，肘部（此处缺1字，未详）痛，共4种病。

（五）耳脉

1. 经脉循行

耳脉[1]：起於手背[2]，出臂外兩骨之間，【上骨】下廉[3]，【出肘中】[4]，入耳中。

【注释】

〔1〕耳脉：《足臂十一脉灸经》作"臂少阳脉"，《灵枢·经脉》作"三焦手少阳之脉"。

〔2〕起於手背：《灵枢·经脉》同，乙本缺"于手"二字。丙本缺"于"字。甲、乙、丙各本"背"均作"北"。

〔3〕上骨下廉：甲本缺"上骨"二字。上指桡侧。"上骨"即桡骨。下指尺侧，"下廉"即尺侧缘。

〔4〕出肘中：甲本全缺。

【译文】

耳脉的循行径路是：在手背部起始，走行在前臂部伸侧的桡骨和尺骨中间而紧贴着桡骨的小指侧缘，向上经过肘部正中（此处尚应有经过肱部、颈部等处，但原文均无），进入耳内。

2. 经脉病候

是動則病：耳聾渾渾焞焞^{〔1〕}，嗌腫^{〔2〕}，是耳脈主治。

其所產病：目外眥痛^{〔3〕}，頰痛^{〔4〕}，耳聾，爲三病。

【注释】

〔1〕耳聾渾渾焞焞：甲、乙、丙各本"浑"均作"煇"，形近致讹。乙本作"煇煇諄諄"，丙本作"煇煇焞焞"。《灵枢·经脉》作"浑浑焞焞"，《太素》卷八作"浑浑淳淳"。《太素》杨上善注："耳聋声也。"形容听觉混沌不清。"煇"（yūn，晕）字义为光亮。《说文·火部》："煇，光也。"《玉篇·火部》："煇，耀光也。"故"煇煇"在此句无所解。而"浑"（hún，魂）字义为混浊，混乱。《华严经音义》上引《切韵》："浑，浊也。"《素问·三部九候论》："其应疾中手浑浑然者病。"王注："浑浑，乱也。"《素问·脉要精微论》："浑浑革至如涌泉。"王注："浑浑，言脉气浊乱也。"《素问·疟论》："无刺浑浑之脉。"王注："浑浑，言无端绪也。"又，"焞"字，丙本及《灵枢·经脉》、《甲乙经》卷二第一均同。甲本作"脖"。乙本作"諄"。《太素》卷八作"淳"。按，"焞"与"脖""諄""淳"上古音均文部韵。"焞""脖"与"淳"均为禅母，"諄"为章母，故"脖""淳""諄"均假为"焞"。"焞"字古义为旺盛，

或无光辉。正适用于形容听力严重减退，与外界音响相隔绝的耳聋症状。《诗经·采芑》："啴啴焞焞。"《毛传》："焞焞，盛也。"《春秋左传·僖公五年》："天策焞焞。"杜注："焞焞，无光燿也。"《玉篇·火部》："焞，徒门切。焞焞，无光曜也。又，他雷切。焞焞，盛貌。""焞焞"在此句则有形容听觉混乱不清之义。如《灵枢》马莳注："浑浑然，焞焞然，甚觉不聪。"《类经》张介宾注："浑浑焞焞，不明貌。三焦之脉上项系耳后，故为是病。"

〔2〕嗌腫：指咽喉部肿。甲本、丙本同。乙本"嗌"作"益"，"嗌"与"益"上古音均影母，锡部韵，同音通假。

〔3〕目外眦痛：甲本"眦"作"渍"，乙本作"膌"、丙本作"际"。"眦"与"渍"上古音均从母纽。"眦"为支部韵，"渍"为锡部韵，故"渍"假为"眦"，"渍"又讹为"膌"。按，"膌"字从肉，责声，与"渍"字上古音均锡部韵，故"膌"与"渍"又叠韵通假。"际"字义为边际，边界。《尔雅·释诂下》："际、接、翜、捷也。"郭注："捷，谓相接续也。"邢疏："际，谓相会之捷也。"《小尔雅·广诂》："际，界也。"《广雅·释诂四》："际，会也。"目外际指眼外角的上、下眼睑边际交会处，系目外眦之古称，故本书此句仍作"眦"字。又，乙本"痛"作"甬"，通假。《说文》目部："眦，目匡也。"也作"眦"。"目外眦"与"目外际"意同，指目外眶。

〔4〕頬痛：甲本缺"痛"字。《十四经发挥》滑注："耳以下曲处为颊。"

【译文】

耳脉的"是动病"症状有：耳聋听力减退，咽喉肿胀。以上各种症状由耳脉主治。

耳脉的"所生病"症状有：外眼角痛，颊痛，耳聋，共3种病。

（六）齿脉

1. 经脉循行

齿脈[1]：起於次指與大指上，出臂上廉，入肘中，乘臑[2]，【穿】頬[3]，入齒中，挾鼻。

【注释】

〔1〕齿脉：帛书《足臂十一脉灸经》作"臂阳明脉"，《灵枢·经脉》作"大肠手阳明之脉"。

〔2〕乘臑：指上行至肱部。甲、乙、丙各本均同。"乘"字义为登，升。臑即上臂（或肱）部。

〔3〕穿頰：甲本缺"穿"字。

【译文】

齿脉的循行径路是：在手示指和拇指开始，向上到达前臂伸侧的拇指侧缘，经过肘部、肱部（此处应循经肩部、颈部等处，但原文均无），穿过頰部，进入牙齿，而终止于鼻部的左右两侧。

2. 经脉病候

是【動】则病[1]：齿痛[2]，頗腫[3]，是齿脉主治。

其所产病：齿痛，頗腫，目黄[4]，口干[5]，臑痛，爲五【病】[6]。

【注释】

〔1〕是動则病：甲本缺"动"字。

〔2〕齿痛：《太素》卷八杨注："齿痛，谓下齿痛也。"

〔3〕頗腫：甲、乙、丙各本"頗"均作"朏"，形近而讹。甲本、丙本"肿"均作"种"，通假。下同。頗（zhuō），朏，字从肉从出，即頗字，即眼眶下部。《灵枢·经脉》马莳注："目下为頗。"《太素》卷八杨注："頗谓面颧秀高骨也。"《类经》张注："目下为頗。"《广雅·释亲》："颧、顺、頰、頗也。"《集韵·入·没》："頗，面颧。"《广韵·入·薛》："頗，面秀骨。"《急就篇》颜注："頗，两頰之权也。"

〔4〕目黄：《灵枢·经脉》马莳注："为目黄，大肠内热也。"

〔5〕口干：《灵枢·经脉》马莳注："为口干，脉挟口也。"

〔6〕爲五病：甲本缺"病"字。丙本"为五病"下有"及口喝"诸字。《灵枢·经脉》胃足阳明之脉"所生病"有"口喝"。《诸病源候论·风口喝候》："风邪入于足阳明手太阳之经，遇寒则筋急引頰，故使口喝僻，言语不正，而目不能平视，诊脉浮而迟者可治。""口喝"亦作"口

呙"，《说文》疒部："瘑者，口呙也。"又口部："呙，口戾不正也。"《玉篇》口部："喎，同呙。口戾也。"

【译文】

齿脉的"是动病"症状有：牙痛，眼眶下肿。以上各种症状均由齿脉主治。

齿脉的"所生病"症状有：牙痛，眼眶下肿，目黄，口干，肱部疼痛，共5种病。

二、阴

（一）足太阴脉

1. 经脉循行

　　足太陰脈[1]：是胃脈也[2、3]。被胃[4]，下出魚股陰下廉[5]，腨上廉，出內踝之上廉[6]。

【注释】

〔1〕足太陰脈：《足臂十一脉灸经》作"足太阴脉"。《灵枢·经脉》作"脾足太阴之脉"。甲、乙、丙各本均缺"足"字，今据补。又，甲本"太"作"大"，缺"之"字。乙本缺"太阴之"三字。丙本"太"作"泰"。按，太与大均月部韵。太为透母，大为定母。互通。

〔2〕也：甲本、丙本均作"殹"，系"也"字古写。《古文苑·石鼓文》之五："马口流水汧殹。"章樵注："殹，即也字。"同上书《诅楚文》："将之以自救殹。"章注："《久湫》本作'也'殹，古'也'字。"睡虎地秦简《金布律》、马王堆汉墓帛书《经法》等出土古书中"也"均作"殹"字。

〔3〕是胃脈也：《内经》足太阴为脾脉，而此书记为胃脉，其说不同。

〔4〕被胃：乙本、丙本同。甲本"被"作"彼"，"被"与"彼"上古音均歌部韵。"被"为并母，"彼"为章母纽，故"彼"假为"被"。按，彼为被之假字在传世古籍中也可见到，如《荀子·宥坐》："复瞻被九盖皆继。"杨注："被，当为彼。"《灵台碑》："德彼四表。"表："被作彼"均是。"被"字之义为被覆，覆盖。《楚辞·招魂》："皋兰被径兮。"

王注："被，复也。"《左传·襄公三年》："被练三千。"孔疏："被是被覆衣着之名。"《广雅·释诂二》："被，加也。"《释名·释衣服》："被，被也，所以复人也。"本条的"被"字有脉的起始之义。

〔5〕下出鱼股阴下廉：甲本及乙本无前一"下"字。"下"，帛书残存下半，由于原拼接时与上字"胃"叠压，原释文漏录此字。"鱼股"，即股部。"阴"指内侧。《灵枢·经脉》作"阴股"。据杨上善以为即大腿的内上部。《太素》卷八杨注："膝内之股近膝名膝股；近阴处为阴股也。"又："髀内近阴之股曰阴股。"按，足太阴脉循行在下肢内侧，此句所说的"下廉"系指下肢后侧，"鱼股阴之下廉"即股部内侧的后缘。以下两句所说的腨及踝部的"上廉"均指下肢前侧。

〔6〕出内踝之上廉：甲本缺"内"字。乙本"踝"作"果"。"踝"与"果"上古音均歌部韵。"踝"为匣母，"果"为见母，故"果"假为"踝"。

【译文】

足太阴脉，也就是胃脉。它的循行径路是：从胃的部位开始，向下经过大腿内侧的后方，再沿着小腿肚的前缘，到达足内踝的前面。

2. 经脉病候

是動則病：上走心[1]，使腹脹[2]，善噫[3]，食【則】欲嘔[4]，得後與氣則快然衰[5]，是巨陰脈主治[6]。

其所【產病】[7]：【□】獨，心煩[8]，死；心痛與腹脹[9]，死；不能食[10]，不【□】臥[11]，強欠[12]，三者同則死；溏泄[13]，死；【水與】閉同則死[14]，爲十病[15]。

【注释】

〔1〕上走心：疑指逆气冲心。丙本同。乙本"上"后衍"当"字。按，厥气冲心之病，古亦称冲疝，或奔豚气。《素问·骨空论》："督脉生病，从少腹上冲心而痛，不得前后为冲疝。"又，《金匮要略方论·奔豚气病脉证治第八》："奔豚气上冲胸，腹痛，往来寒热。"又："……必发奔豚……气从少腹上至心。"《诸病源候论》卷十三贲豚气候："夫贲豚气者，肾之积气，起于惊恐忧思所生……动气积于肾而气下，上游走如豚之

奔，故曰贲豚。其气乘心，若心中踊踊，如事所惊，如人所恐，五脉不定，食饮辄呕，气满，胸中狂痴不定。妄言妄见，此惊恐奔豚之状。"据以上各说古代所指逆气冲心之候当与精神症状有关。本条语释暂作逆气上冲解。复考，"上走心"一病，据《素问·脉解》所记足太阴脉病候作"上走心为噫"。其古注原文即："所谓'上走心为噫'者，阴盛而上走于阳明。阳明络属心，故曰：'上走心为噫'也。"王冰注："按，《灵枢经》说足阳明流注并无至心者。太阴脉说：'其支别者，复从胃别上膈，注心中。'法应以此络为阳明络也。"林亿等注："详王氏以足阳明流注并无至心者。"按，《甲乙经》："（足）阳明之脉，上通于心，循咽，出于口。宜其《经》言：'阳明络属心，为噫。'王氏安得谓之无。"

〔2〕使腹胀：甲、乙、丙各本均同。甲本"腹"作"復"。"腹"与"復"上古音均觉部韵。"腹"为帮母，"復"为并母纽，故"復"假为"腹"。又，甲、乙、丙各本"胀"均作"张"，通假。"使"字《灵枢·经脉》、《太素》卷八，《甲乙经》卷二第一均无，疑为衍文。《素问·脉解》足太阴脉病候作"病胀"。其古注原文云："太阴所谓疲胀者，太阴子也。十一月万物皆藏于中，故曰病胀。"

〔3〕善噫：丙本缺。乙本"噫"作"意"，通假。"噫"即噫气，系人因胸膈气闷壅塞而忽然疏通所出之气。是由于横膈膜痉挛所致的一种非自主动作。《素问·脉解》："所谓上走心为噫者，阴盛而上走于阳明，阳明络心，故曰上走心为噫也。"

〔4〕食则欲呕：丙本缺。甲本无"则"字。甲本、乙本"呕"均作"欧"，"呕"与"欧"上古音均影母，侯部韵，同音通假。《素问·脉解》："所谓食则呕者，物盛满而上溢，故呕也。"《灵枢·经脉》作"食则呕"。《说文·欠部》："欧，吐也。从欠、区声。"为"呕吐"之本字，今作"呕"。

〔5〕得後與氣則怢然衰：甲本"快"作"怢"，形近致讹。乙本"快"作"逢"。《灵枢》作"得后与气则快然如衰"。《甲乙经》"如"作"而"字。《太素》作"得后出余气则快然如衰"。"后"字义为排便。"气"字义为出虚恭。"逢"字义为相遇、相迎。《左传·宣公三年》："莫能逢之。"杜注："逢，遇也。"《国语·周语》："道而得神，是谓逢福。"

韦注："逢，迎也。"《太素》杨上善注："谷气入胃已，其气上为营卫及膻中气，后有下行与糟粕俱下者，名曰余气。余气不与糟粕俱下，壅而为胀，今得之泄之，故快然腹减也。"张介宾注："脾气通也。"又《素问·脉解》："所谓得后与气则快然如衰者。十一月阴气下衰，而阳气且出，故曰得后与气则快然如衰也。"

〔6〕是巨陰脉主治：《足臂十一脉灸经》作"足泰阴脉"，《灵枢·经脉》作"脾足太阴之脉"。甲本"太"作"钜"，乙本作"巨"，又缺"脉主治"三字。丙本"太"作"泰"。"太"与"泰"互通。"钜（巨）"与"太"为同源字。群透旁纽，鱼月对转。亦互通。

〔7〕其所产病："产病"二字帛书残缺，"产"当在第21/55行末尾，而"病"在第22/56行起首，原释文将此二字均补在第21/55行末尾，不确。

〔8〕心烦：《灵枢·经脉》、《太素》卷八均作"烦心"。杨注："脾脉注心中，故脾生病烦心。"张介宾注："太阴脉支者上膈，注心中，故为烦心。"

〔9〕腹胀：甲本"腹"作"復"。甲、乙、丙各本"胀"均作"张"，假借。

〔10〕不能食：乙本缺"能"字。《灵枢·经脉》足太阴脉病候作"食不下"（《太素》卷八、《甲乙经》卷二第一同）。

〔11〕不【□】卧："不"下一字已涂去，丙本及《灵枢·经脉》《太素》《甲乙经》均作"不能卧"，乙本作"不卧"。《太素》杨注："脾胃中热，故不得卧。"

〔12〕强欠：指呃逆。甲、乙、丙各本"欠"均作"吹"，形近致讹。《灵枢·经脉》、《甲乙经》卷二第一足太阴病候均作"强立"。《太素》杨注："将欠不得欠，名曰强欠。"按：欠的本义是在人体疲倦时张口出气。《说文·欠部》："欠，张口气悟也。气从人上出之形。"段注："今俗曰呵欠。"本条所说的强欠，应指不由自主地喘气，或呃逆之症。

〔13〕溏泄：甲、乙、丙各本"溏"均作"唐"。"溏"与"唐"上古音均定母，阳部韵，同音通假。又，《足臂十一脉灸经》在"溏泄"之后有"恒出"二字。《灵枢·经脉》、《太素》卷八、《甲乙经》卷二

第一均作"溏瘕泄"。杨上善注："溏，食消利也。瘕，食不消而为积病也；泄，食不消，食泄也。"张介宾注："脾寒则为溏泄，脾则为癫瘕。"

〔14〕水與閉同則死：甲本缺"水与"二字："水"指水病，即全身性浮肿。《灵枢·水胀》："水与肤胀，鼓胀，肠覃，石瘕，石水何以别之……水始起也。目窠上微肿，如新卧起之状，其颈脉动，时咳，阴股间寒，足胫肿，腹乃大，其水已成矣。以手按其腹，随手而起，如裹水之状，此其候也。""闭"指癃闭，即小便不通。《灵枢·五癃津液别》："阴阳气道不通，四海闭塞，三焦不写，津液不化，水谷并肠胃之中，别于回肠，留于下焦，不得渗膀胱，则下焦胀，水溢，则为水胀。""水与闭"，《灵枢·经脉》、《太素》卷八、《甲乙经》卷二第一均作"水闭"。杨注："脾所生病，不营膀胱，故小便不利也。"张介宾注："脾病不能制水，则为泄，为水闭。"

〔15〕爲十病：指上记的【□】独，心烦，心痛，腹胀，不能食，不能卧，强欠，溏泄，水，闭十病。

【译文】

足太阴脉的"是动病"症状有：逆气冲心，腹内胀满，经常发出嗳气，每逢吃东西以后就会呕吐，只有在大便或出虚恭（放屁）后腹内才感觉轻快舒适。以上各种症状均由足太阴脉主治。

足太阴脉的"所生病"症状有：（此处缺2字，病名不详）并兼有心烦的，是死亡的征象。心痛并兼有腹胀的，是死亡的征象。患者吃不下东西又不能睡眠，同时兼有不由自主地喘气3种症状时，是死亡的征象。如果同时出现全身水肿并兼有小便不通两种症状时，也是死亡的征象。以上共10种病。

（二）足厥阴脉

1. 经脉循行

足厥陰脈[1]：繫於足大指叢毛之上[2]，乘足【跗上廉】[3]，去内踝一寸[4]，上踝五寸[5]而【交出太陰之後】[6]，上出魚股内廉[7]，觸少腹[8]，大肶[9]旁。

【注释】

〔1〕足厥陰脈：甲、乙、丙各本均缺“足”字。丙本“厥”作
“蹶”（“蹶”或“蹷”之讹）。厥与蹶上古音均见母，月部韵。同音通假。
《足臂十一脉灸经》作“足厥阴脉”。《灵枢·经脉》作“肝足厥阴之脉”。
本书甲本及丙本在此处脉的排列次序是：先厥阴脉，后少阴脉。乙本则是
先少阴脉，后厥阴脉。

〔2〕繫於足大指叢毛之上：甲、乙、丙各本“系”均作“毄”，“趾”
均作“指”。甲本、乙本“丛（叢）”均作“菆”。“菆”（zòu，邹）即古
“丛”字异写，其义亦同。考“丛”与“藂”通。《正字通》：“藂”同
“丛”。《集韵·平·东》：“《说文》：‘草丛生貌。’或作菆、藂。”《礼
记·檀弓上》：“涂龙輴以椁。”邢疏：“菆，丛也。”《玉篇·艸部》：“菆，
丛生也。”杨雄《太玄经·昆·次四》：“鸟托巢于菆。”《太玄集解》司马
光注：“范小宋本‘菆’作‘丛’。菆，古丛字。”此处的“丛毛”指足趾
第一节背部汗毛丛生的部位。

〔3〕乘足跗上廉：甲本缺“跗上廉”三字，乙本“跗”作“肎”，
丙本作“柎”。“跗”与“肎”、“柎”上古音均帮母，侯部韵，同音通假。
乘字义为上行。

〔4〕去内踝一寸：丙本缺“踝一寸”三字。甲本、乙本“踝”均作
“腂”，通假。

〔5〕上踝五寸：丙本全缺。甲本缺“踝”字。“五寸”，帛书《足臂
十一脉灸经》《灵枢·经脉》作“八寸”。

〔6〕交出太陰之後：甲本、丙本全缺。乙本缺“之”字。两本均无
“交”字，今据《灵枢·经脉》足厥阴脉“交出太阴之后”文补。

〔7〕上出魚股内廉：甲本、乙本同。丙本缺。

〔8〕觸少腹：帛书乙本同《太素》卷八、《脉经》卷六、《铜人针灸
腧穴图经》卷一及《经脉》篇均作“抵少腹”。“触”为抵触，抵达。《说
文·角部》：“触，抵也。”又义为接触。《庄子·养生主》：“手之所触。”
此足厥阴脉循行在腹部并未中止，故应作“抵小腹”。

〔9〕大眦：指内眼角。甲本“眦”作“渍”，通假。乙本“眦”作
“资”，为同源字，上古音属从精旁纽，支脂通转。丙本“大眦”作“夹

绗"乃形近致讹。《医宗金鉴》卷八十："目内眦，又名大眦也。"

【译文】

足厥阴脉的循行径路是：起始于足大趾背侧生长汗毛处的上方，通过足背部的上方，在距离足内踝前方一寸的地方上行，在内踝上方五寸的地方和足太阴脉交叉而走行到足太阴的后方，向上经过股部内侧，进入小腹部（此脉由此再向上的径路，包括经过胸部、颈部、面部等处本文中均未记），直达内眼角的旁边。

2. 经脉病候

是動則【病[1]：丈】夫則【癩疝[2]，婦人則少腹腫[3]，腰痛，不可以仰[4]】，甚則嗌干[5]，面疵[6]，是厥陰脈主治[7]。

【其】所產病：熱中[8]，【癃[9]，癩[10]，偏疝[11]，爲五病[12]】有而心煩[13]，死，勿治殹[14]。有陽脈與之【俱】病[15]，可治殹。

【注释】

〔1〕是動則病：甲本缺"病"字。

〔2〕丈夫則癩疝：丙本同。甲本缺"丈"，"則"及"疝"字。甲本、乙本"癩"均作"隤"（《释名·释疾病》亦名"隤"）。丙本作"穨"。上古音"穨"与"隤""癩"均定母，微部韵，同音通假。又，乙本、丙本"疝"均作"山"。上古音"疝"与"山"均山母，元部韵，亦同音通假。又，"穨"字，《素问·脉解》及《甲乙经》卷二第一的足厥阴脉病候均作"癩"。《太素》卷八及《脉经》卷六第一的足厥阴脉病候均作"颓"。《灵枢·经脉》足厥阴病候作"癀"，均与"穨"字通用。

"丈夫"，泛指成年男子，《春秋谷梁传·文公十二年》："男子二十而冠，冠而到丈夫。"又，"夫"后乙本多"則"字。"疝"指疝气病。《说文·疒部》："疝，肠痛也。"《释名·释疾病》："阴肿曰隤。气下隤也。"《素问·长刺节论》："病在少腹，腹痛不得大小便，病名曰疝，得之寒。"《素问·大奇论》："肾脉大急沉，肝脉大急沉，皆为疝。"王冰注："疝者寒气结聚之所为也。"《难经·二十九难》："任之为病，其内苦结，男子为七疝。"《急就篇》疝瘕条，颜注："疝，腹中气疾上下引也。"《切韵残卷二十六·山》："疝，疝痃，腹病。"又按：疝之另一义为心痛，与本条指阴肿者不同。《释名·释疾病》："心痛曰疝。疝，诜也。气诜诜然上而痛也。阴肿曰疝，亦言诜也。诜诜引小腹急痛也。"

〔3〕婦人則少腹腫：甲本全缺。丙本"肿"作"种"，通假。《灵枢·经脉》无"则"字。《素问·脉解》："厥阴所谓癀疝，妇人少腹肿者，厥阴辰也，三月阳中之阴，邪在中，故曰癀疝少腹肿也。"《类经》张介宾注："妇人少腹肿，即疝病也。"

〔4〕腰痛，不可以仰：甲本缺"腰痛"二字。乙本及丙本"腰"作"要"，通假。乙本"痛"作"甬"，通假。甲、乙、丙各本"仰"均作"印"。"仰"与"印"上古音均疑母，阳部韵。同音通假。《太素》卷八经脉病解，足厥阴脉病候："所谓腰脊痛不可以俛仰者，三月一振荣华，而万物一俛而不仰也。"（《素问·脉解》同此，但"华"后无"而"字）。杨上善注："振，动也。三月三阳合动而为春，万物荣华，低枝垂叶，俛而不仰，故邪因客厥阴，腰脊痛，俛不仰也。"

〔5〕甚則嗌干：甲本、乙本同。丙本缺"甚"字。"嗌"即咽部。《说文·口部》："嗌，咽也。"段注："嗌者，扼也，扼要之处也。"古书中也用作泛指咽喉。《素问·脉解》："所谓甚则嗌干热中者，阴阳相薄而热，故嗌干也。"

〔6〕面疵：甲本、乙本均作"面疵"，丙本作"面骊"。《太素》卷八作面尘，杨注解释为"面尘色"；《灵枢·经脉》则作"面尘脱色"。按，"疵"字义为毛病。《说文·疒部》："疵，病也。"《尚书·大诰》："知我国有疵。"《经典释文》卷四："疵，马（注）云：瑕也。""面尘"或"面尘脱色"均系形容面色枯滞，带有尘垢之色。《太素》卷八杨注："肝合足少阳，阳盛并阴，故面尘脱色。""骊"字义为马的深黑色。《说文·马部》："骊，马深黑色。"《尔雅·释畜》："骊马白跨驈。"郭璞注："骊，黑色。"故"面骊"系指面部呈现马的深黑色外貌。

〔7〕是厥陰脈主治：丙本"厥"作"麢"。

〔8〕熱中：即中热。《素问·风论》："风之伤人也，或为寒热，或为热中，或为寒中……"又："风气与阳明入胃，循脉而上至目内眦，其人

肥，则风气不得外泄，则为热中而目黄。"《素问·平人气象论》："（寸口脉）缓而滑曰热中。"《素问·异法方宜论》："鱼者，使人热中。"《灵枢·师传》："夫热中消立瘅则便寒。"《灵枢·五邪》："阳气有余，阴气不足则热中善饥。"

〔9〕癃：甲本缺。乙本作"降"，丙本作"瘩"。"癃"与"降"上古音均东部韵。"癃"为来母，"降"为见母，故"降"假为"癃"。《正字通》："瘩，癃字之讹。"《甲乙经》作"癃闭"。《太素》卷八作"闭癃"。杨注："癃，篆文'痳'字，此经淋病也。"又，《太素》卷三十"癃闭"。杨注："癃瘙，痳也。""癃"字古有二义：

第一义，即"罢癃"病或称"罢病"。《史记·平原君传》："躄者曰：臣不幸，有罢癃之病。"《说文系传》："谓形穷窿然也。"《说文·疒部》："癃，罢病也。"《左传·襄公八年》："民不罢病。"对于"罢癃"的症状，古书中又有四种解释：①腰部弯曲，背部隆起，如驼背之状，如《史记·平原君列传》注："罢癃，背疾。言腰曲而背隆高也。"《说文系传》："（罢癃）谓形穹窿然也。"《说文义证》："或谓龙钟即癃字反音。"②所谓"废疾"。也就是肢体运动功能不能自如，相当于瘫病一类的病。如《周礼·小司徒》："以辨其贵贱老幼废疾，谓癃病也。"《周礼·大司徒》："五曰宽疾。"郑注："宽疾若今癃，不可事，不算卒，可事者半之也。"《说文句读》："（癃），废疾也。"段玉裁《说文》注："罢者，废置之意，凡废置不能事事曰罢……然则凡废疾皆得谓之罢癃也。"《史记·平原君列传》："罢癃，废疾。"③"疲病"。也就是指体力高度衰竭的病人。如《汉书·高祖本纪下》颜注："癃，疲病也。"《急就篇》："笃癃痕废迎医匠"颜注："癃，疲病也。"《周礼·大司徒》："以圜土聚教罢民。"贾疏："罢谓力极罢顿。"④"笃病"。也指重病患者。如《淮南子·览冥训》："平公癃病。"高注："癃病，笃疾。"

第二义，即以小便不利或尿闭为主要症状的病，如《素问·宣明五气》："膀胱不利为癃。"王注："（癃），不得小便。"《素问·刺疟》："小便不利如癃状。"王注："癃谓不得小便也。"《灵枢·本输》："实则闭癃，虚则遗溺。"需要说明的是关于癃病的概念，在汉代以前系包括淋病及尿闭二类病状而言，如《五十耳病方》中的血癃、石癃、膏癃、女子癃及

《治百病方》中的石癃、血癃、膏癃、疳癃等都是一些淋病，也就是对癃和淋二称不加区别。但在后代医书中癃病或专指尿闭不通或指久病的淋病。如明代戴思恭《证治要诀》"闭癃"："古名曰癃者，罢也。不通为癃。不约为遗。小便滴沥涩痛者，谓之淋。小便急满不通者，谓之闭。"《医学纲目》卷十四："闭、癃，合而言之，一病也；分而言之有暴久之殊。盖闭者，暴病为闭溺，点滴不出，俗名小便不通是也。癃者，久病为溺癃，淋沥点滴而出，一日数十次或百次，名淋病是也。"

〔10〕癫：甲本缺。乙本作"隤"。丙本作"穨"。"隤""穨"同音通假。《太素》卷八、《脉经》卷六第一、《千金要方》卷十一第一各书足厥阴脉是动病候均作"癞疝"。《素问·脉解》及《甲乙经》卷二第一足厥阴脉是动病候则均作"癫疝"。"癞""穨"和"癫"亦均形近义通。"癫"即癫疝。《灵枢·经脉》足厥阴肝脉是动病候作"癫疝"。在《内经》中曾多次论及癫疝。如《素问·阴阳别论》："三阳为病……其传为癫疝。"《素问·脉解》："厥阴所谓癫疝，妇人少腹肿者。厥阴者，辰也。三月阳中之阴，邪在中，故曰癫疝，少腹肿也。"《素问·至真要大论》："阳明之胜……外发癫疝。"《灵枢·邪气脏腑病形》："肝脉……滑甚为癞疝。"癫疝的症状在后世医书中曾有不同的描述。如金代张子和《儒门事亲》"七疝病形"条记癫疝之形即："阴囊肿缒，如升如斗。"是指阴囊肿大一类病症。而明代戴思恭《证治要诀》"癫疝"条则记为"一核偏坠"者。但从本条原文将"癫，偏疝"二病并列来看。则此处所记的"癫"病其症状应属前者。

又在上记《灵枢》《太素》《甲乙经》各书足厥阴脉的所生病候则均记以"狐疝"之名。狐疝乃疝病的另一种。《太素》足厥阴脉所生病候杨上善注："狐，夜不得尿，至明始得，人病与狐相似，因曰狐疝，有本作癞疝，谓偏癞病也。"可见在《内经》古传本中足厥阴脉所生病候早已存在癫（穨）疝与狐疝两种记文。

〔11〕偏疝：甲本缺，乙本、丙本均作"扁山"。"偏"与"扁"上古音均真部韵。"偏"为滂母，"扁"为帮母，故"扁"假为"偏"。"疝"与"山"同音通假，偏疝也属疝病之列，为不见于《黄帝内经》的古病名之一。

〔12〕爲五病：丙本同。甲本缺。乙本缺"为五"二字，"病"后又衍"病"字。此处称"所产病"数为五病，但所列举仅四病，或有脱漏。据《素问·脉解》足厥阴病候："厥阴……所谓'癫，癃，疝，肤胀'者……"丙本作"（病）身、面、足、胕尽盈，为庐（肤）张。"则所缺之病似为"肤胀"二字，今录以待续考。

〔13〕五病有而心煩：丙本同。甲本缺"五病"二字，乙本缺"五""而"二字，"心烦"作"烦心"。

〔14〕勿治殹：甲本、丙本"殹"均作"殹"，为"也"字古写。

〔15〕有陽脈與之俱病：丙本同。甲本缺"俱"字。乙本缺"之"字。丙本缺"脉"字。

【译文】

足厥阴脉的"是动病"症状有：男子患癫疝，女子患小腹部肿胀，还有剧烈的腰痛，使人不能让腰部自由俯仰活动。病势重的呈现咽喉发干，面色憔悴灰暗没有光泽。以上各种症状均由足厥阴脉主治。

足厥阴脉的"所生病"症状有：热中病，癃闭病，癫疝病，偏疝病和□□病，以上共5种病。如果这5种病同时兼有，并且见心烦症状的，是死亡的征象，已经无法治疗。若是同时兼有阳脉症状的，还可以救治。

(三) 足少阴脉

1. 经脉循行

足少陰脈[1]：繫於內踝外廉[2]，穿腨，出郄【中】央[3]，上穿脊之【內】廉[4]，繫於腎[5]，挾舌〖本〗[6]。

【注释】

〔1〕足少陰脈：甲、乙、丙各本均缺"足"字。《足臂十一脉灸经》作"足少阴脉"。《灵枢·经脉》作"肾足少阴之脉"。

〔2〕繫於內踝外廉：甲、乙、丙各本"系"均作"毄"。甲本、乙本"踝"作"腂"。"踝"与"腂"上古音均歌部韵。"踝"为匣母纽，"腂"字从肉，果声，为见母纽。故"腂"假为"踝"。"毄"乃系字之通假。

〔3〕出郄中央：乙本全缺。甲本、丙本"郄"作"胎"。甲本又缺"中"字。

〔4〕上穿脊之内廉：乙本全缺。甲本缺"内"字。丙本"脊"作"责"，形近致讹。

〔5〕繫於腎：乙本全缺。丙本"腎"作"臀"。按，肾与臀为同源字。音形均近而致讹。

〔6〕挾舌本：乙本全缺。甲本、丙本"挾"均作"夹"。又，甲本、乙本均缺"本"字。

【译文】

足少阴的循行径路是：起于内踝的后侧，进入小腿肚，再由膝腘窝里出来，向上穿行于脊柱的内侧。然后再和肾脏相连接，由此再上行到头部，终止于舌根部的左右两侧。

2. 经脉病候

【是動則病】[1]：悒悒如亂[2]，坐而起則目䀮如毋見[3]，心如懸[4]，病饑[5]，氣【不】足，善怒[6]，心惕惕恐【人將捕之】[7]，不欲食，面黯若炲色[8]，欬則有血[9]，此爲骨厥[10]，是少陰脈主【治】[11]。

其【所產病[12]】：【口熱[13]】，舌坼[14]，嗌干，上氣，嗌[15]，嗌中痛，疸[16]，嗜臥，欬，瘖[17]，爲十病。

【少】陰之脈[18]，【灸則強食，產肉[19]，緩帶】[20]，被發[21]，大杖[22]，重履而步[23]，灸幾息則病已矣[24]。

【注释】

〔1〕是動則病：甲本、乙本均全缺。丙本"則"作"即"，形近致讹。

〔2〕悒悒如亂：丙本同。乙本全缺。甲本作"怐怐如喘"，《灵枢·经脉》足少阴脉病候作"喝喝而喘"。《太素》卷八足少阴脉病候作"喝喝如喘"。"悒悒"，古又作"邑邑"。"悒"与"邑"上古音均影母，缉部韵，同音通假。"悒悒"，有忧虑、忧郁之义。《大戴礼·曾子立事》："君，子终身守此悒悒。"注："悒悒，忧念也。"《文选·应璩与满公琰书》："不获侍坐，良增邑邑。"李注："邑邑，不乐也。""如"字义为而。《左传·隐公七年》："及郑伯盟歃如忘服。"杜注："如，而也。"悒悒如

乱即心中忧郁而闷乱。"恂"，不见字书，当为"惸"（hōng，轰）字之讹。"惸"又假为"喝"。上古音"喝"与"惸"均晓母纽。"喝"为月部韵，"惸"为耕部韵。"喝"字义为声音嘶鸣，或大声出气。《晋书·音义上》："喝，嘶声。"《后汉书·张酺列传》李注引《广苍》："喝，声之幽也。"《素问·生气通天论》："烦则喘喝。"王注："喝，谓大呵出声也。"《论衡·气寿》："儿生，号啼之声鸿朗高畅者寿，嘶喝泾下者夭。"喝喝而喘即喘息而带嘶哑之声。以上丙本的"悒悒如乱"与甲本的"喝喝而喘"（《灵枢》《太素》《甲乙经》同）症状不同，未详何者之义更古，可并存其说。

〔3〕坐而起则目䀮如毋见：丙本同。甲本"䀮"作"瞙"，"无"作"毋"。乙本"䀮如"作"芒然"。又，"坐而起"《灵枢·经脉》作"坐而欲起"。"目䀮䀮如无见"《素问·脉解》作"目䀮䀮无见"。按，䀮、瞙、䀲各字均为视力模糊之义。其中："䀮（huāng）字之义，如《玉篇·目部》："䀮，目不明。"《集韵·上·荡》"慌"条同。而《灵枢·经脉》《针灸甲乙经》卷二第一、《素问·脉解》："足少阴脉是动病候也均作'䀮'字，即'目䀮䀮如无所见'。"瞙"（mò，末）字义与"䀮"相同。《玉篇·目部》引《字统》："（瞙），目不明。""瞙"字又假为"䀲"（máng）。"䀲"字不见字书。唯见《太素》卷十足少阴脉是动病候作："目䀲䀲如无所见。"杨上善注："今少阳病，从坐而起，上引于目，目精气散，故䀲䀲无所见也。"而"芒"为"䀲"字之省，也有昏暗之义。如《集韵·上·荡》"慌"条："芒，昏也。"（《韵补》同）。以上"瞙""䀲""芒"三字上古音均明母纽，其音互通。而又皆与"䀮"字同义。今仍据丙本作"䀮"。

"目䀮如无见"的病机，据《素问·脉解》古注："所谓'色色不能久立、久坐，起则目䀮䀮无见'者，万物阴阳不定，未有主也，秋气始至，微霜始下，而方杀万物，阴阳内夺，故目䀮䀮无所见也。"此外，《类经》卷十四张介宾注则以为："目之明在瞳子，瞳子者骨之精也。肾气内夺则目䀮䀮如无见，故凡目多昏黑者，必真水亏于肾也。"

〔4〕心如懸：甲本、丙本"悬"均作"县（縣）"。"悬"与"县"上古音均匣母，元部韵，同音通假。如《荀子·非相》："知行浅薄直有

以县矣。"杨注:"县,读为悬。"《晋书·音义上》:"县本作悬。"《汉书·元帝本纪》:"县蛮夷邸门。"颜注:"县,古悬字。"按,"悬"与"县"上古音均匣母,元部韵。同音通假。又,《灵枢·经脉》《太素》卷八、《甲乙经》卷二第一足少阴脉病候亦作"心如悬"。"悬"字义为悬挂。《素问·通评虚实论》:"脉悬小者何如。"王注:"悬,谓如悬物之动也。"《太素》杨注:"足少阴病,则手少阴之气不足,故心如悬饥状也。"《类经》张介宾注:"心肾不交则精神离散,故心如悬,阴虚则内,故常若饥状。按,《至真要大论》列以上诸证于'太阴司天'之下,以土邪淫胜,故病本于肾也。"

乙本"悬"作"绝"。"绝"字当与"悬绝"同义。《素问·大奇论》:"悬去枣华而死。"王注:"悬,谓如悬物,物动而绝去也。"《素问·玉机真藏论》:"其至皆悬绝沈者命曰逆四时。"王注:"悬绝,谓如悬物之绝去也。"

据上所述,"心如悬"或"心如绝"均指胸中有提心吊胆的空虚感。

〔5〕病饑:甲、乙、丙各本同。《灵枢·经脉》及《甲乙经》均作"若饥状"。《太素》作"病饥状"。《灵枢》《甲乙经》《太素》又有:"病饥不欲食。"杨注:"少阴脉病,阴气有余,不能消食,故饥不能食也。"《类经》张介宾注:"肾虽阴脏,元阳所居,水中有火,为脾胃之母。阴动则阳衰,阳衰则脾困,故病虽饥而不欲食。"

〔6〕氣不足,善怒:甲本、乙本及丙本均作"善怒"。《素问·脉解》:"所谓少气善怒者,阳气不治。阳气不治,则阳气不得出。肝气当治而未得,故善怒。善怒者名曰煎厥。"《灵枢·经脉》、《太素》卷八作"善恐"。《太素》作"气不足则善恐"。杨注:"肾主恐惧,足少阴脉气不足,故喜恐,心怵惕。"

〔7〕心惕惕恐人将捕之:甲本"惕惕"作"肠",又脱"人将捕之"四字。乙本"惕惕"作"易","肠"与"易"均"惕"之讹字。丙本"惕惕"作"狄狄"。"狄"假为"惕"。"惕惕"义为恐惧。《国语·周语》:"夫见乱而不惕,所残必多。"韦注:"惕惕,恐惧也。"《国语·楚语》:"岂不使诸侯之心惕惕。"韦注:"惕惕,惧也。"《类经》张介宾注:"肾在志为恐,肾气怯故惕惕如人将捕之。"又云:《素问·脉解》:"所谓

恐如人将捕之者，秋气万物未有毕去，阴气少，阳气入，阴阳相薄，故恐也。"

〔8〕面黯若炲色：形容面色暗黑如烛灭后的焦炭状。甲本、乙本"黯"均作"黔"字。丙本作"黯"。甲本"如炲"作"若炲"二字。黯（yǐn），义为暗黑色。《说文·黑部》："果实黔，黯黑也。"《一切经音义》卷十九"黔、黮，深黑也。"《五音集韵》："黔、黮，果实坏貌。"《文选·四子讲德论》李善注："黯，不明也。""炲"（xiè），义为蜡烛燃成灰烬。《说文·火部》："炲，烛烬也。""若"字在此处义为如，似。《素问·生气通天论》："若春无秋，若冬无夏。"王注："若，如也。"《管子·小问》："与若之多虚而少实。"尹注："若，似也。"

〔9〕欬则有血：乙本缺"则"字。《太素》作"欬唾则有血"，杨注："唾为肾液，少阴入肺，故少阴病热，欬而唾血。"《类经》张注："真阴损及其母也。"又，《素问·脉解》："所谓欬则有血者，阳脉伤也。阳气未盛于上而脉满，满则欬，故血见于鼻也。"

〔10〕此爲骨厥：乙本缺"骨厥"二字。甲本、丙本"厥"作"𠕂"。

〔11〕是少陰脈主治：甲本缺"阴"及"治"二字。乙本缺"是少"二字。

〔12〕其所产病：甲本缺"所产病"三字。乙本缺"产病"二字。

〔13〕口熱：丙本同。甲本、乙本均缺。

〔14〕舌坼：乙本缺。甲本、丙本"坼"作"柝"。"柝"与"坼"上古音均透母，铎部韵，同音通假。"坼"（chè），义为裂开。《淮南子·本经训》："天旱地坼。"高注："坼，燥裂也。"

〔15〕噎：乙本缺。甲本、丙本"噎"均作"饐"，"噎"与"饐"上古音均影母，质部韵，同音通假。"噎"即噎膈。《说文·口部》："噎，饭窒也。"《诗经·国风·黍离》："中心如噎。"《毛传》："噎，忧不能息也。"《通俗文》："塞喉曰噎，字亦作。"噎膈在《内经》中也称为膈塞。如《灵枢·四时气》："饮食不下，膈塞不通，邪在胃脘。"

〔16〕疸：甲本、丙本"疸"均作"瘅"，乙本作"单"。上古音"疸"与"单"均端母，元部韵，同音通假。"瘅"为定母，元部韵，故

"瘅"假为"疸",《灵枢·经脉》、《甲乙经》卷二第一足少阴脉所生病候作"黄疸"。《太素》卷八足少阴脉所生病候作"黄瘅"。按，秦汉以前古籍中"疸"与"瘅"本为两字。"疸"字义为黄病，《说文·疒部》："疸，黄病也。"而"瘅"字义为劳病，《说文·疒部》："瘅，劳病也。"但由于二字同音，故多相互通假。《说文》段玉裁注："瘅与疸音同而义别。如郭注《山海经》，师古注《汉书》皆云：'瘅，黄病。'王冰注《素问》云：'疸，劳也。'则二字互相假而淆惑矣。"按，《太素》杨上善注："热成为瘅，谓肾脏内热发黄，故曰黄瘅也。"《类经》张介宾注："阴虚阳实故为黄疸。"关于瘅为劳病的记述还可见于《尔雅·释诂》："瘅，劳也。"《诗经·小雅·大东》："哀我瘅人。"《毛传》："瘅，劳也。"有鉴于传世古医书中足少阴脉病候均作黄疸，故今仍据之作"疸"字。

〔17〕瘖：甲、乙、丙各本均作"音"。"瘖"与"音"上古音均影母，侵部韵，同音通假。"瘖"即哑病。《说文·疒部》："瘖，不能言也。"《释名·释疾病》："瘖，唵也。唵然无声也。"《素问·奇病论》："少阴之脉贯肾，系舌本，故不能言。"王注："瘖，谓不得言语也。"又："少阴，肾脉也，气不能营养，故舌不能言。"

〔18〕少陰之脈：乙本缺"少"字。

〔19〕灸则强食，产肉：甲、乙、丙各本"灸"均作"久"，"生"均作"产"，通假。《太素》卷八"生肉"作"生食"。《灵枢·经脉》作"生肉"。"肉"，俗写作"宾"或"宋"，《脉经》卷六作"害"俗写作"害"，《备急千金要方》卷十九作"灾"，并"肉"之形讹。《甲乙经》卷二第一亦作"生肉"。产肉，即生肉，产生肌肉。"产肉""生肉"均指未经烹煮熟的肉食而言。杨注："自火化而降，并食熟肉。生肉令人热中，人多不欲食之，肾有虚风冷病，欲强令人生食豕肉，温肾补虚，腰脚轻健，人有患脚风气，食生猪肉得愈者众。故灸肾病，需食助之。"

〔20〕缓带：丙本同。甲本、乙本均缺。《甲乙经》卷二第一、《太素》卷八、《灵枢·经脉》亦作"缓带"，使衣着轻便，腰束弛缓之义。《晋书·羊祜传》："轻裘缓带，身不被甲。"王逸《九思》："摄衣兮缓带。"《太素》杨注："带若急则肾气不适，故须缓带，令腰肾通畅，火气

宣行。"

〔21〕被發：甲本"披"作"皮"，乙、丙本作"被"。"披"与"皮""被"上古音均歌部韵，披为滂母，皮与被为并母，叠韵通假。乙本"被发"二字在下句"大杖"之后。《太素》杨注："足太阳脉，从顶下腰至脚。今灸肾病，须开顶被发，阳气上通，火气宣流。"

〔22〕大杖：甲本、丙本"杖"均作"丈"。"杖"与"丈"上古音均定母，阳部韵，同音通假。乙本此二字在"被发"之前。《太素》杨注："足太阳脉，循于肩膊，下络于肾，今疗肾病可策大杖而行，牵引肩膊，火气通统。"

〔23〕重履而步：丙本"履"作"屦"，二字古义相同。《说文·履部》："屦，履也。"《太素》杨注："然磁石疗肾气，重履引腰脚。故为履重者可用磁石分着履中，上弛其带令重，履之而行。以为轻者，可渐加之令重，用助火气。若得病愈，宜渐去之。此为古之疗肾要法。"

〔24〕灸幾息则病已矣：指对于上述各病经过多次（或若干次）灸治后即可痊愈。甲、乙、丙各本"灸"均作"久"。几息，丙本作"几息"。乙本作"希息"。帛书乙本"几"作"希"，"希"字上古音为晓母，微部韵，故可假为"几"。甲、乙、丙各本"熄"均作"息"。"熄"与"息"上古音均心母，职部韵，同音通假。熄字义为火灭。如《说文·火部》："熄……亦曰灭火。"《吕氏春秋·本味》："则名号必废熄。"高注："熄，灭也。"熄字在这里系指施灸时每一火的次数。与《素问·骨空论》的"壮"字含义相同（原文是："以年为壮数"）。同时也是和《灵枢·背腧》的提法相一致："毋吹其火，须其自灭也""疾吹其火，须其火灭也"。

【译文】

足少阴脉的"是动病"症状有：心中忧郁而情绪烦乱，每当坐着刚站起来的时候就突然感觉眼花缭乱，像什么也看不见一样，心脏像在空中被悬挂起来，常有饥饿感觉，全身气力衰弱无力，很容易生怒气，心里有恐惧感，害怕有人要捕捉他，不想吃东西，脸上的颜色黑而暗淡如蜡烛熄灭后的炭色，咳嗽带有血液，这就是骨厥病。以上各种症状均由足少阴脉主治。

足少阴脉的"所生病"症状有：口中热，舌面燥裂，咽喉发干，喘逆上气，噎膈，咽喉疼痛，黄疸，精神倦怠喜欢睡觉，咳嗽，声哑难言，共10种病。

足少阴脉所呈现的各种疾病症状在用灸法治疗时，应当尽量吃一些生的肉食，还要松开身上的衣带，披散着头发，不要加以拘束，常常扶着大的手杖，穿着加重的鞋子去散步，按照这样的配合饮食起居的调摄方法，经过一段时间的灸疗，疾病就可以治愈。

（四）臂巨阴脉

1. 经脉循行

> 臂巨陰脈[1]：在於手掌中[2]，出內陰兩骨之間[3]，上骨下廉[4]，筋之上[5]，出臂【內陰[6]，入心中】[7]。

【注释】

〔1〕臂巨陰脈：《足臂十一脉灸经》作"臂太阴脉"，《灵枢·经脉》作"肺手太阴之脉。"甲本、丙本"巨"均作"钜"，乙本作"巨"。

〔2〕在於手掌中：甲、乙、丙各本"起"均作"在"。上古音"起"与"在"均之部韵。"起"为溪母，"在"为从母。故"在"假为"起"。"起"字义为开始。《吕氏春秋·直谏》："百邪悉起。"高注："起，兴也。"《论语·八佾》："起子者商也。"皇疏："起，发也。"乙本"掌"作"常"，上古音"掌"与"常"均阳部韵，"掌"为章母，"常"为禅母，故"常"假为"掌"。

〔3〕出内陰兩骨之間：乙本缺"之间"二字。"内阴"指上肢屈侧面，下同。"两骨"指前臂部的尺骨与桡骨。

〔4〕上骨下廉：乙本缺"上骨"二字，丙本缺"下廉"二字。"上骨"指桡骨。"下廉"指尺侧。

〔5〕筋之上：甲本、乙本同。丙本全缺。"筋"字在此处指前臂部的屈肌群。

〔6〕出臂内陰：丙本全缺。甲本缺"内阴"二字，今据乙本，"臂"统指上肢部。"臂内阴"指上肢屈侧。

〔7〕入心中：甲本、丙本全缺。

【译文】

臂巨阴脉的循行径路是：在手掌心开始，走行在前臂屈侧的尺骨和桡骨中间，其位置是在桡骨的尺侧缘和臂部屈肌群的桡侧缘之间，由此直上，经过上肢屈侧，而进入心脏。

2. 经脉病候

是動則病：心彭彭如痛[1]，缺盆痛[2]，甚【則】交兩手而戰[3]，此爲臂厥[4]，【是臂巨陰脈主】治[5]。

其所產病：胸痛[6]，肩痛[7]，〖心痛〗[8]，四末痛[9]，瘕[10]，爲五病。

【注释】

〔1〕心彭彭如痛：丙本作"彭＝（彭彭）"，《灵枢·经脉》、《太素》卷八、《甲乙经》卷二第一手太阴脉是动病候"彭彭"均作"膨膨"，但其全句原文与此迥异，即："肺胀满，膨膨而喘咳。"但"膨"字义为腹胀或胀满。如《广韵·平·庚》："膨，胀貌。"《集韵·平·庚》："膨，脝，大腹。"故"膨"字在此句中也与原义不符。甲本、乙本"彭彭"均作"滂滂"。乙本缺"如"字。"滂"字假为"彭"。"彭"与"滂"上古音均阳部韵。"彭"为帮母，"滂"为滂母纽。"如"字义为而，见本节〔（三）足少阴脉〕"悒悒如乱"注。按，"滂"字之义为水流貌。如《广雅》卷六上："滂滂，流也。"《史记·司马相如传》："滂濞沆溉。"《索隐》："水流声。"《一切经音义》卷十二引《三苍》："滂，注也，水多流貌也。"故"滂"字在此句中无法作解。至于"彭"字，其义为有声、有力。《诗经·鲁颂·駉》："以车彭彭。"《毛传》："彭彭，壮也。"《说文·壹部》："彭，鼓声也。"《汉书·卫青列传》："出车彭彭。"颜注："彭彭，众车声也。"《广雅·释训》："彭彭，盛也。"可知此句中的"心彭彭"乃形容心跳剧烈而伴有跳动之声。

〔2〕缺盆痛：丙本缺"盆痛"二字。乙本作"缺汾甬"。按，"缺"为"缺"字之误，形近而讹。上古音"盆"与"汾"均并母，文部韵，同音通假。"甬"假为"痛"，见本节〔（三）足阳明脉〕注。《灵枢·经脉》、《太素》卷八、《甲乙经》卷二第一均作"缺盆中痛"，"缺盆"即胸

部上方的大锁骨上窝部。

〔3〕甚则交两手而戰：甲本缺"则"字。丙本全缺。乙本"战"作"单"。"战"与"单"上古音均元部韵。"战"为章母，"单"为禅母。故单假为战，"战"又与"颤"字上古音义相同，均系形容由于痛苦、恐惧或寒冷而引起的全身发抖（即战栗，寒栗）症状，如《尔雅·释诂》："战、栗，惧也。"《广雅·帮言》："战，惮也。"《诗经·小雅·小旻》："战战兢兢。"《毛传》："战战，恐也。"《玉篇·心部》："栗，竦缩也。"《集韵·去·线》："战，惧栗也。"《广韵·去·线》："颤，四肢寒动。"《素问·疟论》："阳明虚则寒栗，鼓颔也。"《灵枢·口问》："寒气客于皮肤，阴气盛，阳气虚，故为振寒寒栗。"《灵枢·经脉》、《针灸甲乙经》卷二、《脉经》卷六"战"作"瞀"。《灵枢·经脉》手太阴脉是动病候作："甚则交两手而瞀。"瞀字上古音为明母，幽部韵。系指目不明或烦乱等症候而言。其音、义与"战""单"二字均不相同，兹录以备考。

〔4〕此爲臂厥：丙本全缺。甲本"厥"作"蹶"。按，本条的"臂厥"病与下条〔（五）臂少阴脉〕"臂厥"病名相同；但本条属臂巨阴脉病，后者属臂少阴脉病。因其病均与臂脉有关，故称为臂厥。

〔5〕是臂巨陰脈主治：乙本同，甲本缺"是臂巨阴脉主"几字。丙本缺"是臂巨"及"治"四字。

〔6〕胸痛：甲本"胸"作"膤"，古异写。乙本"痛"作"甬"，下同。在《史记·刺客列传》中"胸"字也书作"胷"。

〔7〕肩痛："肩"字，丙本作"臂"，"臂"字右下部分有残损，从"戉"所清晰可辨。此处"臂"即见于楚系文字中的"肩"字（参看宋华强《由新蔡简"肩背疾"说到平夜君成所患为心痛之症》，及《新蔡简"肩"字补证》），与《说文·肉部》新附"肥肠也。从肉、啟省声的"臂"属同形字。《灵枢·经脉》肺手太阴之脉"所生病"有"气盛有余则肩背痛""气虚则肩背痛寒"，可证。《孟子·滕文公上》齐景公之勇臣"成覰"，《周礼·考工记·梓人》"数目顅脰"郑玄注："故书顅或作牼。郑司农云：'牼读为鬝头无发之鬝。'"是从"闲""肩"声之字可通假之例。甲本、乙本均作"癌"。癌字从疒，怨声，与脘字上古音均元部韵。

故"瘕"假为"脘"。"脘"即上腹部正中，古称"胃脘"部者。《说文·肉部》："脘，胃府也。"《正字通》："胃之受水谷者曰脘。"脘痛即上腹部胃区痛。

〔8〕心痛：两字原脱。

〔9〕四末痛："四末"，丙本同。乙本"末痛"作"婚始痛"。"婚"字不见字书，乃"惛"字之形讹。上古音"惛"与"肢"均章母纽，"惛"为脂部韵，"肢"为支部韵，故"惛"假为"肢"，全句即"四肢痛"。而"四末"与四肢同义。《左传·昭公元年》："风淫末疾。"杜注："末，四支也。"孔疏："四支为末，故以末为四支，谓手、足也。"

〔10〕瘕：甲本、丙本"瘕"均作"叚"，乙本作"假"。"瘕"与"叚""假"上古音均见母，鱼部韵，同音通假。"瘕"为腹内的癥瘕积块。《说文》："瘕，女病也。"《玉篇》："瘕，久病也。"《急就篇》："疝、瘕、颠疾、狂、失响。"颜注："瘕，症也。"《中藏经·癥瘕论》："癥者，系于气也；瘕者，系于血也。"《素问·骨空论》："任脉为病，男子内结七疝，女子带下瘕聚。"《难经·二十九难》："女子为瘕聚。"张世贤注："瘕者，假物之形也。"《灵枢·水胀》："石瘕生于胞中，寒气客于子门，子门闭塞，气不得通，恶血当泻不泻，血不以留止，日益以大，状如怀子，月事不以时下，皆生于女子。可导而下。"《史记·仓公列传》："蛲瘕为病，腹大。"

【译文】

臂巨阴脉的"是动病"症状有，心痛突然而剧烈地发作，锁骨上窝部疼痛，病重时可使患者疼痛得双手交互紧捏而全身战栗。这就是臂厥病。以上各种症状均由巨阴脉主治。

臂巨阴脉的"所生病"症状有：胸痛，（胃脘部或肩部，待考）痛，心痛，四肢痛，腹内有积块癥瘕，共 5 种病。

（五）臂少阴脉

1. 经脉循行

臂少阴脉[1]：起于臂两骨之间[2]，之下骨上廉[3]，筋之下，出臑内阴[4]，〚入心中〛[5]。

【注释】

〔1〕臂少陰脈：《足臂十一脉灸经》作"臂少阴脉"，《灵枢·经脉》作"心手少阴之脉"。

〔2〕起於臂兩骨之間：甲本在"间"字后衍"之间之"三字，乙本"之"讹作"上"字。

〔3〕｛之｝下骨上廉：乙本、丙本均无"之"字。此"之"字亦是衍文。乙本"廉"作"痛"，形近致讹。"下骨"指尺骨，"上廉"指桡骨侧缘。

〔4〕出臑内陰：甲本缺"出"字。"臑内阴"即肱部屈侧。

〔5〕入心中：甲本原缺，据乙本及丙本补。

【译文】

臂少阴脉的循行径路是：起于前臂部屈侧的尺骨和桡骨中间，其位置在尺骨的桡侧缘和臂部屈肌群的尺侧缘，向上抵达肱部的屈侧，由此再循行到胸部的心脏中。

2. 经脉病候

【是動則病[1]：心】痛[2]，嗌〚干〛[3]，渴欲飲[4]，此爲臂厥[5]，是臂少陰脈主治。

其所産【病】[6]：脅痛[7]，爲【一病】。

【注释】

〔1〕是動則病：甲本缺。

〔2〕心痛：甲本缺"心"字。乙本"痛"作"甬"，下同。

〔3〕嗌干：甲本"嗌"作"益"，通假。甲、乙、丙本原缺"干"字。今据《灵枢·经脉》、《太素》卷八、《甲乙经》卷二第一手少阴脉是动病候补。《灵枢·经脉》心手少阴之脉"是动病"作"嗌干，心痛，渴而欲饮"。

〔4〕渴欲飲：乙本缺"渴欲"二字。《类经》张介宾注："本经支者从心系上挟咽，故为嗌干，心痛，心火炎则心液耗，故渴而欲饮。"

〔5〕此爲臂厥：甲本、丙本"厥"均作"蹶"。

〔6〕其所産病：甲本缺"病"字。

〔7〕脅痛："胁"残存上端"力"旁，原释文作为残缺字处理补"胁"。引《类经》张注："少阴之脉……出腋下，故胁痛。"胁痛，甲本缺"胁"字。

【译文】

臂少阴脉的"是动病"症状有：心痛，咽喉干，口中干渴想喝水，这也是臂厥病。以上各种症状均由臂少阴脉主治。

臂少阴脉的"所生病"症状有：侧胸部疼痛，一种病。

第三节　《阴阳十一脉灸经》（乙本）原文与注释

一、阳

（一）足巨阳脉

1. 经脉循行

【足】巨陽脈[1]：潼[2] 外踝（踝）[3] 婁中，出郄中，上穿跧[4]，出狀（厭）[5] 中，夾（俠）脊，出於項，□頭角，下顔，夾（俠）髃，毄（繋）[6] 目内廉。

【注释】

〔1〕足巨陽脈：本书开端缺损，此据后文："是巨阳脉主治"补入。巨，同"太"或"泰"，又如"臂巨阴脉"即"臂太阴脉"。甲本作"巨"，音义皆通"巨"。《礼记·三年问》："创巨者其日久，病甚者其愈迟。"又脉，甲本作"眽"，今通作"脉"。

〔2〕潼：指脚后跟。甲本作"踵"，乙本作"潼"。"踵"与"潼"上古音均东部韵。踵为章母，潼为定母，均舌音，故潼假为踵。

〔3〕腂：甲本作踝。腂字从肉，果声。"腂"与"踝"上古音均歌部韵。故腂假为踝。

〔4〕跧：甲本作"臀"。《考工记·桌氏》"其臀一寸"，故书作"屑"，可证。

〔5〕狀：甲本作"厌"。"厌中"即是指髀厌，相当于股骨之大转子部。

〔6〕毄：甲本作"系"，乙本、丙本作"毄"。

2. 经脉病候

　　是僮（動）[1] 则病：潼（腫），頭【痛】，□□□□【脊】痛，要（腰）以（似）折，脾（髀）不可以運，【胭如結，是爲踝】厥[2]，是巨陽脈主治。

　　其所産病：頭痛，耳聾，項痛，耳彊[3]，瘧（瘧），北（背）痛，要（腰）尻【痛】，時（痔），浴（郄）痛，腨痛，足小指【痹】，爲【十二病】。

【注释】

〔1〕僮：甲本作"动"，"是动则病" 和"其所产病" 是两类疾病，其解释有多种，可参考《阴阳十一脉灸经》（甲本）注。

〔2〕胭如結，是爲踝厥：《灵枢·经脉》作"胭如结，踹如裂，是为踝厥"。甲本补阙后为："胭如结，腨如裂，此为踝厥。"故疑乙本"胭如结"后当补入"腨（踹）如裂"三字。

〔3〕耳彊：甲本缺。乙本作"耳彊"，丙本作"灂彊"。"彊"可假为"强"。二字上古音均群母，阳部韵，同音通假。可参考《阴阳十一脉灸经》（甲本）注。

（二）足少阳脉

1. 经脉循行

　　少陽眽（脈）：毄（繫）於外踝（腜）[1] 之前廉，出【魚股之】外[2]，出【□】上[3]，出目前[4]。

【注释】

〔1〕踝（腜）：查帛书图版，原字从"肉"，释文宜为腜（踝），系抄写或排印之误。

〔2〕出【魚股之】外：甲本缺"外"，乙本缺"鱼股之"。鱼股即大腿前面的肌肉，状如鱼形。

〔3〕出【□】上：丙本为"出胁上"，甲本缺"出胁"，乙本缺"胁"。

〔4〕出目前：甲本全缺。丙本作"出耳前"。目前，指眼的下方。耳前指耳的前方。又据《足臂十一脉灸经》足少阳脉止于目外眦，《灵枢·经脉》足少阳脉起于目锐（外）眦，其说不同，录以备考。

2. 经脉病候

是動則病：心與脅痛，不可以反則（側）[1]，甚則無膏，足外【反[2]，是】爲陽厥，是少陽脈主治。

其【所産病】：【□□□】頭頸痛，脅【痛】[3]，虐（瘧），汗出，節盡【痛[4]，髀外】廉痛，【□痛】，股痛[5]，膝外【廉】[6] 痛，振寒，足中指渭（痺），爲十二病。

【注释】

〔1〕心與脅痛，不可以反則（側）："心与胁痛"甲本全缺。指胸胁部疼痛。"則"甲本作"稷"，均通侧。关于则的多种解读，可参考《阴阳十一脉灸经》（甲本）注。

〔2〕足外反：乙本缺"反"字。

〔3〕痛：痛字原脱，此字帛书抄脱，据甲本补入。

〔4〕節盡痛：乙本缺"痛"字。指全身关节疼痛。

〔5〕股痛：甲本作"鱼股痛"，查乙本帛书图版，疑"股"字前有缺损。

〔6〕廉：廉字原脱，此字原帛书无，帛书整理小组补入。甲本此处缺损，《灵枢·经脉》相应处作："胸脇肋髀膝外至胫绝骨外踝前及诸节皆痛。"故疑此"廉"字或无须补。

（三）足阳明脉

1. 经脉循行

陽明（明）眽（脈）：毄（繫）於骭骨外廉，揗〈循〉骭[1] 骨而上，穿賓（髕），出魚【股】□□□□，【穿】乳，穿頰，齣目外廉[2]，環顔□。

【注释】

〔1〕揗〈循〉骭：甲本作"循"，乙本"循"作"揗"。"循"与

"揗"上古音均文部韵。"循"为邪母，"揗"为船母，故"揗"假为"循"。

〔2〕䀹目外廉：甲本缺"出目外"三字，即指眼外侧外眦部。

2. 经脉病候

【是動則病：灑灑】病寒，喜信（伸）[1]，數吹（欠），顏黑，病瘇，病至則亞（惡）人與火[2]，聞木音則易（惕）然驚[3]，欲獨閉戶牖而處，病甚【則欲登高】而歌[4]，棄衣而走，此爲骭厥[5]，是【陽明脈】主治。

其所産病：顔甬（痛），鼻肍（衄），領（頷）頸甬（痛），乳甬（痛），心與胠痛，腹外瘇[6]，腸甬（痛）[7]，膝足臂（瘻）湒（痹）[8]，爲十病。

【注释】

〔1〕信（伸）：一说为伸腰的意思。一说通"呻"，谓因病呻吟。

〔2〕病至則亞（惡）人與火：甲本全缺，乙本"恶"作"亚"。病至，指疾病发作。《素问·脉解》："阳明主肉，其脉血气盛，邪客之则热，热甚则恶火。"

〔3〕驚：甲本此字后尚有"心肠（惕）"二字。

〔4〕病甚則欲登高而歌：甲本缺"病甚"及"登高而歌"六字，乙本缺"则欲登高"四字。

〔5〕厥：甲本厥均作"蹶"，通厥。

〔6〕瘇：甲本作"穜"，通肿。

〔7〕腸：甲本作"阳"，通肠。

〔8〕膝足臂（瘻）湒（痹）：甲本作："膝跳，付（跗）□□。"

(四) 肩脉

1. 经脉循行

【起於耳後，下肩，出臑】外廉，出臂外，出指上廉[1]。

【注释】

〔1〕出臂外，出指上廉：甲本作："出【□□□】，乘手北（背）。"

"乘"指上升，向上。可参考《阴阳十一脉灸经》（甲本）注。

2. 经脉病候

【是動則病：嗌痛，領】腫甬（痛）[1]，不可以顧，肩以（似）脫，臑以（似）折，是肩【脈】主治。

其所產病：領（頷）甬（痛），侯（喉）渾（痺），臂甬（痛），肘甬（痛），爲四病。

【注释】

〔1〕頷腫甬（痛）：頷字据《灵枢·经脉》补，甲本此三字全佚，按《灵枢·经脉》补为"頷穜（种）"，似应按乙本将"頷穜（种）甬（痛）"三字补全。

（五）耳脉

1. 经脉循行

起【於手】北（背），【出臂外兩骨】之間，上骨下兼（廉），出肘中，入耳中。

2. 经脉病候

是動則病：耳聾煇煇諄諄，嗌腫[1]，是耳脈主治。其所產病：目外脂（眥）甬（痛）[2]，頰甬（痛）[3]，耳聾，爲三病。

【注释】

〔1〕嗌腫：乙本"嗌"同"益"。即指咽喉部肿痛。

〔2〕日：查帛书图版，此字不清晰或有缺失，当释（或补）为"目"字，疑系抄写或排印错误。脂，甲本作"潰"，本书后文又作"资"，均以音训作眥。

〔3〕頰甬（痛）：甲本缺"痛"字。

（六）齿脉

1. 经脉循行

齒眽（脈）[1]：起【於】□指上[2]，出臂上廉，入肘中，乘臑，穿頰[3]，人齒中，夾（挾）鼻。

【注释】

〔1〕齒脈：《足臂十一脉灸经》作"臂阳明脉"，《灵枢·经脉》作"大肠手阳明之脉"。乙本缺"于次指与大"五字。经脉循行可参考《阴阳十一脉灸经》（甲本）注。

〔2〕起於□指上：甲本作"起于次指与大指上"。

〔3〕穿頰：甲本缺"穿"字。

2. 经脉病候

是動則病：齒甬（痛）[1]，朏（頰）腫，是齒脈主治。

其所産病：齒甬（痛），朏（頰）腫，目黄，口干，臑甬（痛），爲五病[2]。

【注释】

〔1〕齒甬（痛）：指下齒痛。

〔2〕爲五病：甲本缺"病"字。

二、阴

（一）足巨阴脉

1. 经脉循行

巨陰眽（脈）[1]：是胃（胃）脈也。被胃[2]，出魚股陰下廉，腨上廉，出內果（踝）之上廉[3]。

【注释】

〔1〕巨陰脈：据后文"是巨阴"等补，甲本作"太阴"。脉：原帛书阳脉此字后有"●"标识，阴脉无此标识，故加冒号"："。

〔2〕被胃：甲本"被"作"彼"，"彼"通假为"被"。

〔3〕出內果（踝）之上廉：甲本缺"內"字。乙本"踝"作"果"。

2. 经脉病候

是動則病：上當走心，使腹張（脹），善意（噫）[1]，食則欲歐（嘔）[2]，【得後】與氣則逢然衰[3]，是巨陰【脈主治】。

　　【其所産病】：□□，心煩，死；心甬（痛）與腹張（脹），死；不食，不卧[4]，强吹（欠），三者同則死；唐（溏）泄，死；水與閉同則死，爲十病[5]。

【注释】

　　〔1〕善意（噫）：乙本"噫"作"意"，通假。"噫"即噫气，系人因胸膈气闷壅塞而忽然疏通所出之气。

　　〔2〕食則欲歐（嘔）：甲本作"食欲歐（呕）"。

　　〔3〕逢然衰：甲本作"帙然衰"。《灵枢·经脉》作"快然如衰"。帙然为快然之误，逢然，应读成蓬然，义当如"快然"。

　　〔4〕不食，不卧：甲本作"不能食，不能卧"。

　　〔5〕爲十病：□□，心烦，心痛，腹胀，不能食，不能卧，强欠，溏泻，水及闭为十病。

（二）足少阴脉

1. 经脉循行

　　少陰眽（脈）：毄（繫）於内踝（踝）外廉，穿腨，出【中央[1]，上穿脊之□廉[2]，繫於腎，挾舌。】

【注释】

　　〔1〕出中央：甲本出字后有"肣（郄）"字，此处或当补入。

　　〔2〕上穿脊之□廉：乙本全缺。甲本缺"内"字。

2. 经脉病候

　　【是動則病喝喝[1] 如喘】，坐而起則目芒然無見，心如絶[2]，病饑，氣不足，善怒，心易（惕），恐人將捕之，不欲食，面黔如炲色[3]，欬【則】有血[4]，此爲【骨厥[5]，是少】陰之脈主治。

　　其所【産病】：□□□□□□【舌坼[6]，嗌干，上氣，嗌】□□□嗌中甬（痛）[7]，單（癉），者（嗜）卧，欬音（瘖），爲十病。

少陰之脈[8]，久（灸）則强食産肉；【緩帶】，大杖，被發[9]，重履而步，久（灸）希息[10]則病已矣。

【注释】

〔1〕喝喝：甲本作“恂恂”，此据《灵枢·经脉》补。

〔2〕目芒然無見，心如絶：甲本作“目瞙□如毋见，心如县（悬）”。

〔3〕炪：甲本作“𪉈”。见本书《阴阳十一脉灸经》（甲本）注。

〔4〕欬則有血：乙本缺“则”。

〔5〕骨厥：乙本缺“骨厥”，甲本、丙本均有，“厥”通“蹷”。

〔6〕舌坼：乙本缺，甲本、丙本“坼”，即指舌燥裂的意思。

〔7〕噎，□□□嗌中甬（痛）：甲本“噎”“嗌”间无阙文位置。帛书整理小组云：自“其所産病”以下，较甲本多二字，嗌上二字并非气、噎，故试补如上。

〔8〕少陰之脈：原书此句上空二字，今按甲本分段。

〔9〕大杖，被發：甲本作“被发，大杖”。

〔10〕希息：甲本作“几息”。

（三）足厥阴脉

1. 经脉循行

厥陰脈（脈）：轂（繫）於足大指菆（叢）毛上，乘足肙（跗）上廉，去内腂（踝）一寸，上腂（踝）五寸【而】出於大（太）陰【之】後，上出魚股内廉，觸少腹，大資（眦）旁。

2. 经脉病候

是動則病：丈夫則隤（癩）山（疝），婦人則少腹腫，要（腰）甬（痛）不可以卬（仰），甚則嗌干，面疵，是厥陰之脈主治[1]。

其所産病：熱中，降（癃），隤（癩），扁（偏）山（疝），□□病，病有煩心[2]，死，勿治也；有陽脈與俱病，可治也。

【注释】

〔1〕厥之脉：甲本作"厥阴（脉）"。

〔2〕病，病有煩心：甲本作"有而心烦"。

（四）臂巨阴脉

1. 经脉循行

臂巨陰眽（脈）：在於手常（掌）中，出内兩骨【之間，上骨】下廉〔1〕，筋之上，出臂内陰〔2〕，入心中。

【注释】

〔1〕之間，上骨下廉：此四字原帛书抄脱，据甲本补。乙本缺"上骨"二字，丙本缺"下廉"二字，上骨指桡骨，下廉指尺侧。

〔2〕出臂内陰：甲本缺"内阴"二字，"臂"指上肢屈侧。

2. 经脉病候

是動則病：心滂滂【如】痛，缺（缺）汾（盆）甬（痛），甚則交兩手而單（戰）〔1〕，此爲臂厥，是臂巨陰之脈主治。

其所産病：胸甬（痛）〔2〕，瘲（脘）甬（痛），心甬（痛），四胏甬（痛）〔3〕，假（瘕），爲五病。

【注释】

〔1〕甚則交兩手而單：甲本缺"则"字，乙本"战"作"单"。

〔2〕胸甬：甲本"胸"作"脑"，乙本"痛"作"甬"。

〔3〕四胏甬（痛）：甲本作"四末痛"，即四肢痛。帛书整理小组认为：胏字是否因脂、佳两韵逐渐淆混而可读为肢，尚待研究。可参考《阴阳十一脉灸经》（甲本）注。

（五）臂少阴脉

1. 经脉循行

臂少陰眽（脈）：起於臂兩骨上（之）間，下骨上痛（廉）〔1〕，筋之下，出臑内陰，入心中〔2〕。

【注释】

〔1〕下骨上痛（廉）：甲本下字前有一"之"字。

〔2〕入心中：甲本原帛书抄脱此三字，应据此补入。

2. 经脉病候

　　是動則病：心甬（痛），嗌【干欲】飲[1]，此爲臂厥，是臂少陰脈主治。

　　其所産病：脅甬（痛），爲一病。

【注释】

〔1〕心甬（痛），嗌干欲飲：《灵枢·经脉》作"嗌干心痛，渴而欲饮"。乙本"嗌干"二字仅存残笔。嗌干欲饮，甲本作"嗌渴欲饮"。甲本缺"心"字，乙本"痛"作"甬"。

第四节　《脉法》原文与注释

　　以[1] 脈[2] 法明[3] 教[4] 下[5]，脈亦[6,7] 聖[8] 人之所貴[9] 也[10]。

【注释】

〔1〕以：义同用。《左传·成公八年》："霸主将德是以。"杜注："以，用也。"《老子》："以天下为也。"王注："以者，用也。"《素问·经脉别论》："揆度以为常也。"王注："以，用也。"《广雅·释诂四下》："以，用也。"

〔2〕脈：甲本作"脈"，通假。可参见《足臂十一脉灸经》和《阴阳十一脉灸经》注。

〔3〕明：明白，明确。《礼记·中庸》："明则著。"郑注："明，著之显者也。"《礼记·郊特牲》："郊所以明天道也。"郑注："明，谓则之以示人也。"《国语·周语》："尊贵明贤。"韦注："明，显也。"

〔4〕教：教育。《一切经音义》卷二引《三苍》："教，诲也。"《释名·释言语》："教，效也。下所法效也。"《吕氏春秋·简选》："欲其教也。"高注："教，习也。"

〔5〕下：旧称在下位的人，包括臣、民、幼小、后辈而言。《礼记·坊记》：“示民有上下也。”郑注：“上下，谓尊卑也。”《国语·周语》：“以有允在下。”韦注：“下，后也。”《吕氏春秋·论威》：“君臣上下。”高注：“下，幼。”该书则指学生、生徒。

〔6〕脉亦：甲本同。乙本作“夫脉者”。

〔7〕亦：语助词。《经传释词》卷三：“亦，承上之词也。若《尚书·康诰》曰‘怨不在大，亦不在小’是也。”《经词衍释》：“亦者，不过之义，犹衹词特词也。”亦字在此句中有“也”“也即”之义。

〔8〕聖：乙本同。甲本作“听”。“圣”与“听”上古音均耕部韵。“圣”为书母，“听”为透母。故“听”假为“圣”，下同。古代指学识道德很高的人。《礼记·乐记》：“作者之谓圣。”孔疏：“圣者，通达物理。”《尚书·洪范》：“睿作圣。”孔传：“于事无不通谓之圣。”《荀子·儒效》：“明之为圣人。”杨注：“通明于事则为圣人。”《贾子·大政上》：“夫圣人也者，贤智之师也。”又按：以“听”假为“圣”字之例见于古籍中者。如《礼记·乐记》：“小人以听过。”《经典释文》卷十三：“‘以听过’，本或作‘以圣过’。”《尚书·无逸》：“此厥不听。”《汉石经》《尚书》“听”作“圣”字。

〔9〕贵：重视，尊重。《国语·晋语》：“重货而贱土。”韦注：“贵，重也。”《广雅·释言》：“贵，尊也。”

〔10〕也：甲本作“殹”，古写。参见《阴阳十一脉灸经》注，下同。

【译文】

该书是用脉法的知识来传授弟子使之学习掌握诊断和治疗的技术。因为脉在人体中的重要意义是受到学问道德渊博的智慧长者高度重视的。

氣也者[1]，利下而害上[2]，從暖而去清焉[3]。

【注释】

〔1〕氣也者：甲本、乙本“也”均作“殹”。“气”字本义指物质的气体状态。在中医古书中的气有人体内气和人体外气的区别。内气系指身体内部的功能状态（活动能力）或传导感觉而言。如“真气”“正气”“宗气”（均见《灵枢·刺节真邪》），“经气”（《素问·离合真邪论》），“大气”（《灵枢·五味》），“营气”“卫气”（均见《灵枢·卫气》），“胃

气"（《灵枢·口问》），"脉气"（《周礼·天官》"兽医"条"以动其气"郑玄注"气，谓脉气"）等。外气则指外界致病的因素而言。如"天气""地气""湿气"（均见《素问·阴阳应象大论》），"寒气"（《素问·举痛论》），"气，谓风、热、湿、燥、寒"（《素问·天元纪大论》王注），"六气，曰：阴，阳，风，雨，晦，明"（《后汉书·刘瑜传》李贤注）等。该书中所说的"气"，从全文内容来分析，均系指体内的气。特别是指脉气的传导活动说的。

〔2〕利下而害上：乙本同。甲本"利"讹作"到"，又缺"害"字。"利"字在此处有二义。其一为便利，利益。《战国策·西周策》："西周弗利。"高注："利，便也。"《荀子·王制》："尚完利。"杨注："利，谓便用。"其二为养育。《仪礼·特牲馈食礼》："利洗散献于尸。"贾疏："利，即养也。"《春秋繁露·身之养重于义》："养者，体之养也。"《玉篇·食部》："养，育也、畜也、长也。""下"字在此处统指人体下半身。《素问·厥论》："阳气衰于下则为寒厥，阴气衰于下则为热厥。"王注："下，谓足也。"《说文·足部》："足，人之足也，在下，从止、口。"又可参见《足臂十一脉灸经》"足"字注。"害"字在此处有二义。其一为妨碍即"利"字之反义词。《汉书·董仲舒传》："不害为辅佐。"颜注："害，犹妨也。"《韩非子·六反》："害，利之反也。"其二为损伤，有损。《说文·六部》："害，伤也。"《汉书·萧何传》："以文毋害为沛主吏椽。"颜注："害，伤也。""上"字在此处统指以头部为主的人体高位而言，也是和该书下文"寒头而暖足"的"头"字相对应的。"上"字古文作"⊥"。《说文·上部》："⊥，高也。此古文'上'，指事也。"

〔3〕從暖而去清焉：甲本缺"从暖而去清"。乙本无"焉"字，又"暖"作"煖"。按："煖"为"暖"字古异写，或又作"㬉""烜"。《集韵·上声》"烜"字条："或作煖，暖，㬉。""从"字义为顺从，依照，服从。《素问·四气调神大论》："惟圣人从之。"王注："从，犹顺也。"《礼记·乐记》："率神而从天。"郑注："从，顺也。"《春秋公羊传·宣公十二年》"告从"何注："从，服从。"《广雅·释诂三》："从，就也。""暖（煖）"字义为温，温暖。《礼记·王制》："七十非帛不煖。"郑注："煖，温也。"《素问·至真要大论》："彼春之暖。"王注："阳之少谓暖。"

又，该书下面一句"寒头而暖足"的"暖"字为其引申义，即加温（增加温度）之义。去：排除。《论语·乡党》："去丧无所不佩。"《集解》引孔注："去，除也。"《战国策·秦策》："处女相与语欲从之。"鲍注："从，犹遣之也。"《汉书·五行志下之上》："夏帝卜，杀之，从之，止之。"颜注："从，谓驱除也。""清"字义为寒冷，凉。《庄子·人间世》："爨无欲清之人。"《经典释文》卷二十九："清，凉也。"《素问·五常政大论》："审平之纪……其候清切。"王注："清，大凉也。"《素问·至真要大论》："则露雾清冥。"王注："清，薄寒也。"《吕氏春秋·有度》："清有余也。"高注："清，寒。"

【译文】

人体内的气，对于身体下部可以产生有益的影响，而对于身体上部可以产生有害的影响。同时，体内的气还具有趋向温暖和摒除寒凉的特性。

故聖人[1]，寒[2] 頭[3] 而暖足[4]。治病者取[5] 有餘[6] 而益[7] 不足[8] 也。

【注释】

〔1〕故聖人：甲本无"故"字。"圣"假作"听"。

〔2〕寒：本义为寒冷。《荀子·劝学》："冰，水为之，而寒于水。"《素问·至真要大论》："平以平凉。"王注："积凉为寒。"此处的"寒"字为其引申义，即使之受冻。《说文·六部》："寒，冻也。"

〔3〕頭：头面部。《说文·首部》："头，首也。"《急就篇》："头、额、颂、颇、眉、目、耳。"颜注："头者，首之总名也。"《释名·释形体》："头，独也。于体高而独也。"故此处的"头"字与上文"害上"的"上"字相互对应。

〔4〕暖足：甲本、乙本"暖"均作"煖"。其本义为温暖。此处用其引申义，即使之加温（增加温度）。"足"字泛指下肢部言（参见《足臂十一脉灸经》注），又与上文"利下"的"下"字相互对应。

〔5〕取：本义为获取。《说文·又部》："取，捕取也。"《左传·庄公十一年》杜注："故以取为文。"孔疏："取，谓尽取无遗之意也。"《汉书·贾谊传》："莫如先案取舍。"颜注："取，谓所择用也。"其引申义为

损减。又按：此"取"字或疑为"驱"（古写"敺"）之假字。其上古音均侯部韵。"驱"为溪母，"取"为清母，叠韵。《玉篇·马部》："驱，逐遣也。"《周礼·夏官》："以索室敺疫。"《礼记·月令》："驱兽，毋害五谷。"均为驱逐之义。该书此处用"取"字对"有余"疾病（即实证）采用损减或驱除的原则进行治疗，也就是《黄帝内经》等医书中所说的泻法。

〔6〕餘：乙本讹作"徐"，形误。

〔7〕益：增加、补充。《国语·周语》："而益之以三怨。"韦注："益，犹加也。"《广雅·释诂二》："益，加也。"《易经·益》："益利有攸往。"孔疏："益者，增足之名。"《经典释文》卷二："益，增长之名。"《战国策·齐策》："可以益割于楚。"鲍注："益，多也。"可见，此处的"益"字，相当于《黄帝内经》等医书中所说的补法。

〔8〕不足：此处的"足"字义为满足。《荀子·礼论》："法礼足礼谓之有方之士。"杨注："足，谓无阙失。""不足"义即有所亏损，相当于《黄帝内经》等医书中所说的虚证。

【译文】

因此，根据智慧长者总括出的养生规律，应当让头部显露在衣服之外，而使之耐寒，让足部及下肢隐匿在衣服之内，而使之保温。这是顺应人体内气的生理分布原则所提出的。同样的原则也适用于治疗疾病方面，即对于有余的实证要采用泻法，对于不足的虚证要采用补法。

故氣上而不下[1]，則視有過之脈[2]，當還而灸之[3]。病甚[4]，而[5]上於還二寸益爲一灸。

【注释】

〔1〕故氣上而不下：甲本缺"故气"二字。

〔2〕則視有過之脈：甲本缺"则视有"三字。"过"字义为过失，错误。《战国策·齐策》："君之谋过矣。"鲍注："过，失也。"《礼记·杂记下》："过而起君之讳则起。"孔疏："过，谓误也。"《孟子·公孙丑下》："然则圣人且有过与！"赵注："过，谬也。"此处"有过之脉"指患病的经脉。《素问·脉要精微论》："故乃可诊有过之脉。"王注："过，谓异于常候也。"

〔3〕当還而灸之："当"字甲本讹作"会"，其义为应当。《吕氏春秋·无义》："魏使公子印将而当之。"高注："当，应也。""还"字甲本及乙本原作"環（环）"。"还"与"环"音义相通，其上古音全同，均匣母，元部韵。"还"字义为返回或相反。《尔雅·释言》："还，返也。"《诗经·嵩高》："申伯还南。"孔疏："还者，回反之词。"《庄子·庚桑楚》："巨鱼无所还其体。"《经典释文》："还，回也。"按："还"与"环"字同义之说如《国语·晋语》："骊姬使奄楚以环。"注："环，还也。"《仪礼·士丧礼》："布巾环幅。"郑注："环，古文作还。"又，"灸"字甲本、乙本均作"久"，假字，参见《足臂十一脉灸经》注。

〔4〕甚：剧烈，沉重。《尔雅·释言》："甚，剧也。"《淮南子·修务训》："圣人之忧劳百姓甚矣。"高注："甚，重也。"

〔5〕而：语气助词，义同"则"。《经传释词》卷七："而，犹'则'也。《易经·系辞》传曰：'君子见几而作，不俟终日。'言见几则作也。僖公十五年《左传》曰：'何为而可？'言何为则可也。"

【译文】

凡出现逆气上行而不能回降的病机时，可首先诊断是哪一条脉所患的症状，并在该脉循行径路上与逆气相反的部位（相当于身体上部相反方向的四肢远端处）用灸法治疗。对于病势沉重的患者，还可以在该施灸部位的上方二寸处再增加一个部位施用灸法。

　　氣一上、一下〔1〕，當郄與肘之脈而砭之〔2〕。

【注释】

〔1〕氣一上、一下：甲本缺"一上一下"四字。按：此处两个"一"字均为副词，其义为：或……或……。如《词诠》卷七引《左传·昭公五年》："一臧一否，其谁能常之。"《左传·昭公十六年》："一共一否，为罪滋大。"《谷梁传·庄公十八年》："一有一亡，曰有。"上例均是。

〔2〕當郄與肘之脈而砭之：甲本"当"讹作"出"。当字之义为值，在。《国语·晋语一》："当之者戕焉。"韦注："当，值也。""郄"字甲本、乙本均作"胳"。胳假为邻，与郄通，即膝部。参见《足臂十一脉灸经》注。"砭之"甲本缺此二字。乙本"砭"作"矼"，古写。《玉篇·石部》"矼"条："以石刺病也。""砭"条："同上（矼字）。"在《集韵》

一书的卷四《平声下·盐》砭与砇为同条异写（悲廉切），而卷八《去声下·验》砭与砇亦为同条异写（陂廉切）。以上二处均引《说文》释为"以石刺病也"。仁和寺卷子本《太素》卷十九《知针石》凡砭字均作砇（如"制针砇石大小"）。而《疮痏新书》（此书系据《刘涓子鬼遗方》改名者，现存日本宽政丙辰刊本，中研藏有一部）卷四"发于腋下名曰米疽，治之，砇石欲细以长"。日人伊泽信重眉注云："砇，或本作砭。"兹据上述，可知砭、砇与砇三字全同。

【译文】

凡逆气或是向上行，或是向下降交替出现时，应在下肢膝腘窝或上肢肘窝部的脉上用砭石作泻血治疗。

用砭启脉者[1] 必如式[2]：癃腫有膿[3]，則稱[4] 其大小而爲之砭[5]。

【注释】

〔1〕啓脈：启，义为开启。《左传·隐公元年》："夫人将启之。"杜注："启，开也。"《论语·述而》："不愤不启。"《皇疏》："启，开也。"（《广雅·释诂三》同上）按：启与开古字互通。其上古音均为溪母。启为支部（一作脂部），开为微部韵，双声通假。在古籍中二字多通用。如《论语·泰伯》："启予足，启予手。"《论衡·四讳》引文作："开予足，开予手。"《左传·僖公六年》："微子启。"《史记·宋微子世家》作："微子开。"《诗经·小雅》："东有启明。"《大戴礼记》作"东有开明"均是。该书此处启字义为切开，割破。今俗称外科手术为"开刀"，仍称"开"字。"脉"字在此处指血管。"启脉"即刺破血管。

〔2〕必如式："如"，即遵从，遵照，依照。《列子·力命》："胥如志也。"释文："如，随也。"《左传·宣公十二年》："有律以如己也。"杜注："如，从也。"《说文·女部》："如，从随也。"《史记·高祖本纪》："项羽使人还报怀王。怀王曰：'如约。'""式"，即法则，规则。《诗经·大雅》："下土之式。"《毛传》："式，法也。"（《说文·工部》同）《礼记·文王世子》郑注："庶几陈式之。"孔疏："式，是法式。"《老子》："为天下式。"王注："式，犹则之也。"

〔3〕癃腫有膿：甲本"痈"作"壅"。"痈"与"壅"上古音均影

母，东部韵，同音通假。"肿"字甲本、乙本均作"种"。"肿"与"种"上古音均章母，东部韵，亦同音通假。甲本"脓"作"膿"，古写。《玉篇·血部》："膿，奴冬切。《说文》云：'肿血也。'亦作脓。"乙本"脓"作"农"。"脓"与"农"上古音均泥母，冬部韵，同音通假。下同。

〔4〕则称：乙本，缺"则"字。"称"字义为度量，权衡。《广雅·释诂一》："称，度也。"《楚辞·惜诵》："苦称量之不审兮。"王注："称，所以知轻重。"

〔5〕而爲之砭：甲本缺"为""砭"二字。

【译文】

凡是应用砭石刺破血脉治疗痈肿的时候，必须按照一定的规则。这是由于痈肿病要引起化脓，所以首先要考察化脓程度及其深浅等情况来确定具体施用砭法的手术。

砭有四害[1]。一曰：膿深而[2] 砭浅[3]，謂之[4] 不逮[5]。

【注释】

〔1〕砭有四害：甲本脱"砭"及"害"字。害，义为禁忌。《史记·屈原贾生列传》："上官大夫与之同列，争宠而心害其能。"《韩非子·六反》："害者，利之反也。"

〔2〕而：甲本缺。

〔3〕浅：甲本作"轃"，"浅"与"轃"上古音均元部韵。浅为清母。轃为从母，故轃假为浅。

〔4〕謂之：乙本"谓"作"胃"。"谓"与"胃"上古音均匣母，物部韵，同音通假，下同。甲本"之"讹"上"字。

〔5〕不逮：逮（dá），义为及。《方言》卷三："迨，逮，及也。东齐曰迨。关之东西曰逮。或曰及。"《说文·辵部》："逮，迨也。"《诗经·匏有苦叶》："迨冰未泮。"《毛传》："迨，及也。"《广雅·释言》："逮，赵，及也。"不逮即不及。又，"逮"后甲本有"一害"二字，乙本无。

【译文】

在用砭石刺破血脉治疗痈肿的时候有四条禁忌。第1条是：脓肿的部位很深，但砭刺的位置很浅，砭刺的结果没有达到病所，这叫作不及。

二曰：膿淺而砭深，謂之太[1] 過[2]。

【注释】

〔1〕太：甲本无，乙本作"泰"，古文互通。参见《足臂十一脉灸经》注。

〔2〕過：超过，逾越，太过。《易经·乾》王注："上则过亢。"孔疏："过，谓过甚。"《易经·大过》孔疏："过，谓过越之过。"《史记·外戚世家》："皆过栗姬。"《索隐》："过，谓逾之。"《素问·经脉别论》："一阳之过也。"王注："过，谓太过也。"《素问·天元纪大论》："各有太过、不及也。"王注："太过，有余也。"又，"过"后甲本有"二害"二字，乙本无。

【译文】

第 2 条是：脓肿的部位很浅，但砭刺的位置过深，破坏了体内深部的正常组织，这叫作太过。

三曰：膿大[1] 而砭小，謂之斂[2]，斂者，惡[3] 不畢[4]。

【注释】

〔1〕膿大："大"字以后至"毕"字，甲本全缺。

〔2〕斂：原作"淦"。其义为浸渍，沾染。但与此条病机相违。"斂"与"淦"上古音均谈部韵，叠韵通假。斂字义为收敛，约束，紧缩。正与该书下一条的"泛"字相互对应。《说文·支部》："斂，收也。"（《广雅·释诂三》同）《诗经·甫田之什》郑笺："然而不自斂以先王之法。"孔疏："斂者，收摄之名。"《仪礼·聘礼》："斂旗。"郑注："斂，藏也。"

〔3〕惡：指污秽。《左传·成公六年》："有汾、会以流其恶。"杜注："恶，垢秽。"《管子·水地》："夫水淖弱以清，而好灑人之恶。"尹注："恶，垢秽也。"

〔4〕畢：结束，完结。《尔雅·释诂》："毕，尽也。"《广雅·释诂三》："毕，竟也。"《尚书·大诰》："攸受休毕。"孔疏："毕，终也。"不毕即不尽。又，"毕"后甲本又有"三□"二字。【□】字脱文应是"害"字，乙本均无。

【译文】

第 3 条是：脓肿的面积很大，但砭刺的区域过小，这叫作收敛。收敛的结果是使病脓的秽垢不能全部排除。

四曰：膿[1] 小而砭大，謂之泛[2]。泛者，傷良肉[3] 也[4]。

【注释】

〔1〕膿：甲本缺。

〔2〕泛：泛（同氾）字义为泛滥，为水涨溢之貌。《说文·水部》："泛，滥也。"《汉书·万石君传》："河水滔陆，泛滥十余郡。"

〔3〕伤良肉：乙本同。甲本作"石食肉"。"食"乃"蚀"之假字，上古音二者均船母，职部韵，同音通假。"蚀"字义为侵蚀，吞蚀。古籍中多以"食"字代之。如《易经·丰》："月盈则食。"《经典释文》卷二："食，或作蚀。"《左传·隐公三年》："日有食之。"《经典释文》卷十五："食，本作蚀。"（《谷梁传》释文同）《释名·释天》："日月亏曰食（蚀），稍稍侵亏如虫食草木叶也。"故"蚀肉"与"伤肉"同义。

〔4〕也：甲本、乙本均作"殹"，古写。又，"也"字后甲本又有"四害"二字，乙本无。

【译文】

第 4 条是：脓肿的面积很小，但砭刺的区域很大，破坏了脓肿周围的正常组织，这叫作泛滥。泛滥的结果是损伤了健康的肌肉组织。

膿多而深者[1]，上黑而大[2]。膿少而深者[3]，上黑而小。膿多而淺者，上白而大。膿少而淺者，上白而小[4]。此不可不察也[5]。

【注释】

〔1〕膿多而深者：甲本，缺"多而深者"。

〔2〕上黑而大：甲本缺"上黑"二字。"上"字在此处系指身体表面而言。《释名·释书契》："下言于上，曰表，又曰上，示之于上也。"自"脓少而深者"至"上白而大"：甲本全缺。

〔3〕膿少而深者：甲本缺"而"与"者"字，"少"作"小"。按：

"少"与"小"上古音均宵部韵。少为书母,小为心母。故小假为少。在古籍中其义也互通。如《尔雅·释木》:"小,少也。"《史记·秦始皇本纪》:"少近官。"《索隐》:"少,小也。"

〔4〕上白而小:甲本全缺。

〔5〕此不可不察也:甲本缺"此不可不"四字。"察"字义为辨别。《礼记·礼器》:"观物弗之察矣。"郑注:"察,犹分辨也。"

【译文】

凡是脓液量多,位于身体深层的,其外观多呈现黑色,其病变的面积大。凡是脓液量少,也位于身体深层的,其外观也呈现黑色,其病变的面积则小。凡是脓液量多,而位于身体浅层的,在脓肿部位的外观多呈现白色,其病变的面积也大。凡是脓液量少,也位于身体浅层的,在脓肿部的外观上也呈现白色,其病变的面积则小。以上在诊察脓肿时应注意分辨。

有膿者,不可灸[1]也。

【注释】

〔1〕可灸:甲本缺。"灸"乙本作"久",通假。

【译文】

凡是痈肿已出现化脓时,就不可用灸法治疗。

相脈之道[1],左手上去踝五寸而按之[2],右手直踝而探之[3]。

【注释】

〔1〕相脉之道:乙本同,甲本全缺。

〔2〕左【手上去踝五寸】而按之:甲本在此句上方纵裂为两截,故"而"字以上均缺,所欠字数不详。乙本在"左"字以下缺五六字。《太素》卷十四"诊候之一"补"手上去踝五寸"六字。"按"字《太素》同。甲本、乙本均作"案"。"按"与"案"上古音均影母,元部韵,同音通假。"按"字义为抚按。在古医籍中多指用手按脉诊病或加压于身体某些部位。前者如《汉书·王嘉传》:"内侍案(按)脉。"颜注:"案,谓切诊也。"《史记·扁鹊仓公列传》:"不待切脉。"裴注:"切,按也。"

后者如《素问·气厥论》："按腹不坚。"《灵枢·论疾诊尺》："按其手足上，窅而不起者，风水肤胀也。"《灵枢·官针》："按绝其脉乃刺之。"均是。该书在此处的"按"字当指前者，即切脉之义。

〔3〕右手直踝而探之：乙本同，甲本全缺。《太素》"直"作"当"字。如《礼记·丧大记》郑注："直君背。"释文："直，当也。"《增韵》："直，当也。"《广雅·释诂三》："当，直也。""直"字在此处有不偏，不曲，直线不弯之义。《礼记·月令》："先定准值。"孔疏："直，谓绳墨得中也。"

踝，即踝骨。指在上、下肢的手、足腕关节部上方的左、右高骨而言。踝字本从足。《说文·足部》："踝，足踝也。"足之踝又分内踝及外踝。前者系胫骨下端之隆起部，后者为腓骨下端之隆起部。此处所记踝字并未具体分辨，为敦煌出土残卷（P.3287）中的《素问·三部九候论》佚文作"足内踝"三字。

"探"字原作簟，假为掸。"簟"与"掸"上古音均侵部韵。簟为定母，掸为透母。而掸又为探之古异写。其音、义均同（均透母，侵部）。古代学者也多以此二字有同源关系。如《周礼·夏官》有"掸人，去掸，序王意以语天下"一段。《经典释文》卷九"周礼音义下"在"掸人"条下释云："（掸），与探同。"又如，在《集韵》一书中也多次提出"探"为"掸"字。即在《平·覃》的"探"字条下，释云："探，或作掸。"又在《去·勘》的"掸"字条下，释云："（掸），或作探。"（又，《平·侵》："掸，探也。"）《说文》段注："（掸，探）许书则（二字）义同，而各自为字。"近人王力在《同源字典》中也说："按，探、掸实同一词。"据此，本释文定为"探"字。"探"字义为摸索，试探，深入，探求。《尔雅·释诂》："探，取也。"郭注："探者，摸取也。"

【译文】

诊察脉象的部位和方法是：医者用左手手指放在患者足内踝上方五寸处的动脉应手处切脉。同时用右手手指在患者足内踝直上方的动脉应手处压按探摸，采取对照的方式察验两处脉象的区别。

他脉盈[1]，此独虚，则主病[2]。他脉滑[3]，此独涩，则主病[4]。他脉静[5]，此独动，则主病[6]。

【注释】

〔1〕他脉盈：甲本缺。乙本"他"作"它"。"它"为"他"之假字。"他"与"它"上古音均透母，歌部韵，同音通假。在古籍中也多借用。如《诗经·小雅》："它（他）山之石，可以为错。"《正字通》："它，与佗、他通。"此处的"他脉"，系承接上文，指右手在"直踝"部诊察之脉象。"盈"字义为充实，满溢，饱满。《诗经·国风》："维鸠盈之。"《毛传》："盈，满也。"（《广雅·释诂二》同）《穆天子传》："予一人不盈于德。"郭注："盈，犹充也。"《礼记·祭义》："乐主其盈。"郑注："盈，犹溢也。"

〔2〕此独虚，则主病：甲本缺"此"字。"此"指"此脉"，乃与"他脉"对应之词，又系承接上文，指左手在"踝上五寸"部诊察之脉象。"独"字义为单独。《广韵·入》："独，单独。""虚"字与"实"字是中医论述人体抗病能力强弱的一种相对的指标。《素问·评热病论》："邪之所凑，其气必虚。"《素问·通评虚实论》："邪气盛则实，精气夺则虚。"《素问·玉机真藏论》："虚，谓真气不足也。"《素问·调经论》："虚者，聂辟气不足。""有者为实，无者为虚。"《吕氏春秋·行论》："齐国以虚也。"高注："虚，弱也。"

〔3〕他脉滑：甲本"滑"作"汩"。《集韵·入》："滑，或作抇。""汩"与"抇"形近而讹。在古籍中"滑"字也有书作"汩"之例。如《庄子·齐物论》释文："滑，向本作汩。"《淮南子·原道训》："混混滑滑。"高注："滑，与汩同。""滑"字义为滑利。《说文·水部》："滑，利也。"《素问·脉要精微论》在论述作为脉象的滑脉时说："滑者，阴气有余也。"王注："阴有余则气多，故脉滑也。"（林亿校注："详'气'多，疑误。当是'血多'也"）

〔4〕此独涩，则主病：甲本缺"涩"及"病"字。乙本"涩"作"衞"（shuài）。"涩"与"衞"上古音均山母组。涩为缉母，衞为物部韵。故"衞"假为"涩"。涩字义为滑之反义词，即滞涩。《玉篇·水部》："涩，不滑也。"《素问·脉要精微论》在论述涩脉时说："涩者，阳气有余也。"王注："阳有余则血少，故脉涩。"

〔5〕他脉静：甲本缺"静"字。静字义为安静，安宁。《诗经·国

风》："静言思之。"《毛传》："静，安也。"《素问·生气通天论》："静则多言。"王注："静，谓安静。"《礼记·乐记》："宽而静。"孔疏："静，谓安静。"《淮南子·本经训》："怒则手足不宁。"高注："静，宁也。"按："静"在《黄帝内经》脉法中又有"和"或"和缓"之义。如《灵枢·终始》："谷气来也，徐而和。"

〔6〕此独动，则主病：甲本全缺。乙本"主"讹"生"字。动字义为动摇，跳动或不宁。《尔雅·释诂》："动，作也。"（《说文·力部》同）《楚辞·抽思》："悲夫秋风之动容兮。"王注："动，摇也。"《素问·五常政大论》："其动濡积并稿。"王注："动，谓变动。"《素问·六元正纪大论》："故风胜则动。"王注："动，不宁也。"《素问·五运行大论》："其变动。"王注："动，反静也。"按：动在《黄帝内经》脉法中又有疾，或疾促之义。《灵枢·终始》："邪气来也，紧而疾。"

【译文】

如果在右手指下察出的脉象呈充实满盈之状，而在左手指下察出的脉象呈现虚弱无力，即证明被检查者患有疾病。如果在右手指下察出的脉象呈现滑动流利之状，而在左手指下察出的脉象呈现滞涩不畅，即证明被检查者患有疾病。如果在右手指下察出的脉象呈平静和缓之状，而在左手指下察出的脉象呈现搏动不宁之状，即证明被检查者患有疾病。

夫脉固有動者[1]，骱[2] 之少陰，臂之太陰、少陰。是主動[3]，疾則病[4]，此所以論有過之脈也[5]，其餘謹視當過之脈[6]。

【注释】

〔1〕夫脉固有动者：甲本全缺。"夫"字为句首助词。《孝经》邢疏："夫，发言之端。""脉"在此处系泛指全身11条脉的总称（参见《足臂十一脉灸经》等书）。"固"字义为本来，必然。《仪礼·士相见礼》："固请吾子之就家也。"郑注："固，如故也。"《礼记·哀公问》："固民是尽。"郑注："固，犹故也。"《战国策·秦策》："王固不能注地，大者固多忧乎。"高注："固，必也。""动"，指脉搏跳动。

〔2〕骱：甲本脱"骱"。骱字义同"胫"，指小腿，或小腿骨而言。《诗经·小雅》毛传："骱疡为微。"孔疏："骱，脚胫也。"《埤苍》（《史

记·鲁仲连邹阳列传》索隐引文）："骭，胫也。""胫"字之义，可见《释名·释形体》："胫，脚也。"《汉书·赵充国传》："闻苦脚胫寒泄。"颜注："胫，膝以下骨也。""骭"在该书中用代"足"字，系泛指下肢诸脉而言，与《足臂十一脉灸经》及《黄帝内经》等书用"臂"或"手"字泛指上肢诸脉之义相当。

〔3〕是主動：乙本同。甲本"是"作"氏"，又缺"动"字。"是"与"氏"上古音均禅母，支部韵，同音通假。

〔4〕疾则病：甲本缺"疾"与"病"二字。"疾"字有疾病，疼痛和急速诸义。如《国语·晋语》："吾不幸有疾。"韦注："疾，病也。"《左传·成公十三年》："疾首。"杜注："疾，痛也。"《礼记·月令》："征鸟厉疾。"孔疏："疾，捷速也。"本条此处的"疾"指脉的跳动迅速加剧。

〔5〕此所以論有過之脈也：甲本缺"所以论有过之脉也"八字。"也"字乙本作"殹"，古写。"过"字本义为过失，错误。此处引申义指病患、疾病。《礼记·乐记》："过制则乱，过作则暴。"郑注："过，犹误也。"《国语·周语》："若过其序。"韦注："过，失也。"《素问·示从容论》："子别试通五脏之过。"王注："过，谓过失。"《素问·脉要精微论》："故乃可诊有过之脉。"王注："过，谓异千常候也。"

〔6〕其餘謹視當過之脈：甲本全缺。"谨"字在此处为副词敬语。《词诠》卷四："谨，表敬副词……但为语言中表敬之形式，无实义也。""视"字义为看，观察。《国语·晋语》："叔鱼生，其母视之。"韦注："视，犹相察也。"《管子·四时》："令有时无时则必视。"尹注："视，谓观而察之。"

"当"字义为相当，相应。《礼记·檀弓下》："衰与其不当物也。"孔疏："当，犹应也。"《礼记·学记》："鼓无当于五声。"郑注："当，犹主也。"《国语·晋语》："朱也当御。"韦注："当，值也。"本条所谓"当过之脉"是指全身11条脉所主的病候，至于各脉具体病候的名称，可参见《足臂十一脉灸经》《阴阳十一脉灸经》等书。此处从略。

【译文】

人体上的脉在体表部本来即可触按到具有搏动的（动脉）有3条，即：足（肝）少阴脉，臂（手）太阴脉和臂（手）少阴脉。它们均在正常的生理状态下经常维持跳动。但如果跳动的次数增加，超过了正常限度则产生疾病。以上这3条脉都是用来确定是否有病的诊断部位，此外还要根据全身11条脉各自所主的病候，然后作出判断。

治病之法[1]：視先發[2]者而治之。數脈俱發病，則擇[3]其甚[4]者，而先治之。

【注释】

〔1〕治病之法：自"治病"2字以下至"先治之"共25字，甲本全无，今据乙本。"法"字义为法则。《老子》："人法地。"王注："法，谓则也。"《礼记·曲礼上》："畏法令也。"孔疏："法，典则也。"《史记·张释之冯唐列传》集注："法，谓常法。"

〔2〕發：发生，发作。《礼记·乐记》："发虑宪。"孔疏："发，谓起发。"《素问·气交变大论》："其眚即发也。"王注："发，谓起也。"（据守山阁本）

〔3〕擇：选择。《说文·手部》："择，柬选也。"

〔4〕甚：剧烈，沉重。《广雅·释言》："甚，剧也。"

【译文】

治疗疾病的原则是：根据最早出现的症状进行治疗。如果几条脉同时出现异常脉象，则选择其中症状最重的脉首先进行治疗。

脈之玄[1]，書而熟[2]學之。季[3]子忠謹[4]，學【□□□】見於爲人【□□□□□】言不可不察也。

【注释】

〔1〕脉之玄：自"脉之"2字以下至"不察也"共约23字，乙本全无，今据甲本。"玄"字甲本原作"县"。"玄"与"县"上古音均匣母纽。玄为真母，县为元母韵。故县假为玄。玄字义为深奥。《荀子·正论》："上周密则下疑玄矣。"杨注："玄，谓幽深难知。"

〔2〕熟：熟练，精审。《荀子·富国》："须熟精察"杨注："熟，精熟也。"《荀子·议兵》："凡虑事欲熟。"杨注："熟，谓精审。"

〔3〕季：幼小，幼子，少小。《礼记·月令》："季春之月。"郑注："季，少也。"《仪礼·特牲馈食礼》："挂于季子。"郑注："季，小也。"

《诗经·国风》："母曰嗟予季行役。"《毛传》："季，少子也。"《左传·宣公十二年》杜注："嬎季。"孔疏："季，是幼小之词。"《说文·子部》："季，少称也。"

〔4〕谨：谨慎。《说文·言部》："谨，慎也。"

【译文】

该书脉法的知识深奥，要抄录下来并且熟练地学习。凡是初学的后生都要忠诚谨慎地从事（由"谨"字以下至"言"，约16字，缺文间断残脱，读不成文，语释暂缺）。这是不可不了解的。

第五节　其他马王堆医书中经络、针砭相关原文与注释

一、《阴阳脉死候》相关条文

凡三阳[1]，天气[2]也[3]。其病唯[4]折[5]骨、裂[6]膚[7]，一死。

【注释】

〔1〕三阳：指太阳脉、少阳脉及阳明脉。

〔2〕天氣：泛指阳气。《吕氏春秋·有始》："天微以成。"高注："天，阳也。"《论衡·谈天》："天，气也。"《文选·东京赋》："规天矩地。"李注引《范子》："天，阳也，规也。"《素问·生气通天论》："阳气者，若天与日，失其所则折寿而不彰。"《素问·阴阳应象大论》："积阳为天，积阴为地。阴静阳躁，阳生阴长，阳杀阴藏。阳化气，阴成形。"

〔3〕也：原作"殹"，古写。下同。

〔4〕唯：只有，独。《词诠》卷八："唯，独也，但也。"

〔5〕折：断裂。《玉篇·手部》："折，断也。"折骨即骨折。

〔6〕裂：甲本作"列"。"裂"与"列"上古音均来母纽，月部韵，同音通假。裂字义为分离，分裂。《庄子·天下》："道术将为天下裂。"向注："裂，分离也。"《广雅·释诂一上》："裂，分也。"

〔7〕膚：乙本缺。甲本作"膚"，古异写。肤字有皮、肉及剥离诸义。释为皮者，如《玉篇·肉部》："肤，皮也。《易》曰：'噬肤灭

鼻．'"释为肉者，如《广雅·释器上》："肌、肤，肉也。"释为剥离者，如《广雅·释言上》："皮、肤，剥也。"《广雅·释诂上》："肤、朴、皮，离也。"而王念孙更就剥离之义作了进一步阐述。即："肤、朴、皮者，《释言》云：'皮、肤，剥也。'《说文》云：'剥取兽革者谓之皮。'《韩策》云：'因自皮面抉眼，自屠出肠。'郑注《内则》云：'肤，切肉也。'是皮、肤皆离之义也。朴与皮、肤一声之转。"据此可知此处的"裂肤"死候，实指全身重大创伤所致的肌肉断碎撕裂症状而言，绝非因寒冷而在四肢手足出现的皮肤皲裂。

【译文】

凡是三阳脉，在人体内象征着天阳之气。在它们的疾病中只有全身严重的骨骼折断和肌肤碎裂，才是一种死亡的证候。

凡三陰[1]，地氣[2]也。死脈[3]也，陰病而亂，則不過十日而死[4]。三陰腐臟燜腸而主殺[5]。

【注释】

〔1〕三陰：指太阴脉、少阴脉、厥阴脉。

〔2〕地氣：泛指阴气。《吕氏春秋·有始》："地塞以形。"高注："地，阴也。"《文选·东京赋》："规天矩地。"李注引《范子》："地者阴也，矩也。"《素问·阴阳应象大论》："浊阴为地。"

〔3〕死脈：古医书中一般多释为表现死亡征兆的脉搏现象。如《素问·平人气象论》："人一呼吸脉四动以上曰死，脉绝不至曰死。乍疏乍数曰死……人无胃气曰逆，逆者死。"同篇又记有"死肝脉""死肺脉""死肾脉"和"死脾脉"等死脉名称。《难经·十四难》则作"一呼六至，一吸六至，为死脉也"等，均属于死脉之类。但在该书中所说的死脉非指脉搏，而是和脉病有关的死亡病候。

〔4〕陰病而亂，則不過十日而死：甲本缺"阴"及"不"二字。乙本此十一字在下一句"腐脏烂肠而主杀"之后。

〔5〕三陰腐臟燜腸而主殺：乙本缺"三阴"二字。甲本"腐"作"胹"，古异写。"脏"字甲本、乙本均作"臧"，假为"藏"。"藏"与"臧"上古音均阳部韵。藏为从母，臧为精母，在古籍中此二字也多互通。而"藏"字在后世医书中多书作"臟"，今简化为"脏"。《素问·气穴

论》："藏俞五十八。"王注："藏，谓五脏也。""腐"，原作"胃"。腐烂，腐败。《说文·肉部》："腐，烂也。"《广雅·释诂三上》："腐，朽也。"《吕氏春秋·尽数》："流水不腐。"高注："腐，臭败也。""脏"原作"臧"。"脏"与"臧"上古音均阳部韵。脏为从母，臧为精母，故臧假为脏。下同。"腐脏"指五脏溃腐。"燗"字甲本作"炼"，乙本作"闲"。"燗"与"炼""闲"上古音均来母，元部韵，均同音通假。"燗"字义同腐，即腐燗，或燗熟。《淮南子·说山训》："燗灰生蝇。"高注："燗，腐。"《说文·火部》："燗，熟也。""肠"即大肠与小肠。《释名·释形体》："肠，畅也。通畅胃气，去滓秽也。"燗肠，指胃肠腐烂。"杀"字义为死亡。《孟子·尽心》："凶年不能杀。"赵注："死也。"《楚辞·国殇》："严杀尽兮弃原壄。"王注："杀死也。"

【译文】

凡是三阴脉，在人体内均象征着地气。其死脉的症状是：三阴脉的病症出现错综紊乱现象，则过不了 10 日就要死亡。三阴脉的病症引起五脏和胃肠溃烂的，都要死亡。

　　　凡视死征[1]，【□□】五死[2]，唇反[3]人盈[4]，则肉先死[5]。

【注释】

〔1〕凡视死征：乙本同，甲本全缺。"征"字义为征兆，迹象。《礼记·中庸》："久则征。"郑注："征，犹效验也。"《汉书·贾谊传》："既有征矣。"颜注："征，是证验之义。""死征"即死亡的证候征兆。

〔2〕【□□】五死：甲本"五死"前缺二字。乙本全缺。

〔3〕唇反：《灵枢·经脉》及《难经·二十四难》均作"唇反"。按："反"字应假为"翻"。"翻"与"反"上古音均元母韵。翻为滂母，反为帮母。此二字在古籍中也多互通。如《汉书·张世安传》："何以知其不反水浆耶？"颜注："反，读曰翻。"唇翻即口唇肌肉弛缓，向外方翻转之状。

〔4〕人盈：据《灵枢·经脉》作"人中满"。故"人"字乃"人中"之略。人中即鼻和口部之间的部位。《医宗金鉴·刺灸心法要诀》卷八十："人中者，鼻柱之下，唇之上，穴名水沟。"《类经图翼》卷三："人中，

唇之上，鼻之下也。"盈"与"满"字同义。如《国语·楚语》："四境盈垒。"韦注："盈，满也。"《广雅·释诂一上》："盈，满也。"《广雅·释诂四下》："盈，充也。"此处的"人盈"即人中盈，与《灵枢·经脉》"人中满"之义同。

〔5〕肉先死：乙本同。甲本缺"先死"二字。

【译文】

凡是诊断将要死亡的征兆，共有五类死候。其一是：口唇外翻，口周围的人中部位肿胀，这是肉先死的症状。

齗瘠[1] 齿长[2]，则骨先死[3]。

【注释】

〔1〕齗瘠：指牙龈萎缩的退行性病变。甲本全缺。乙本"瘠"作"齐"，"瘠"与"齐"上古音均从母纽。瘠为锡部，齐为脂部韵。故齐假为瘠。按：瘠字在古籍中有书作"瘠"者，如《春秋公羊传·庄公二十年》有"大瘠"二字。《经典释文》卷二十一"大瘠"条："（瘠）本或作瘠。"或瘠与齐（齊）形近而讹者。瘠字义为枯瘦，消瘦。《礼记·月令》："瞻肥瘠。"孔疏："瘠，瘦也。"《汉书·食货志上》："而国捐瘠者。"颜注："瘠，瘦病也。"瘠在此处为其引申义，萎缩。

〔2〕齿长：乙本同。甲本全缺。按：齿长之义历代医家诠释《黄帝内经》注文均未作解。考"长"字古义之一为老，或衰老。如《国语·晋语》："齐侯长矣。"韦注："长，老也。"（《广雅·释诂一上》同）故齿长应指牙齿老化衰退之现象。复据《素问·诊要经终论》及《灵枢·经脉》均在"齿长"后记有"而垢"二字。而在《难经·二十四难》则记作"齿长而枯"。垢字义为污浊。如《说文·土部》："垢，浊也。"枯字义为枯瘠。如《吕氏春秋·异用》："泽及髊骨。"高注："骨无肉曰枯。"可知"垢""枯"均指牙齿枯槁萎退之状，与牙齿衰老（"齿长"）之义相符，故今据以作释。

〔3〕则骨先死：乙本同。甲本缺"则"字。

【译文】

牙龈部组织萎缩，牙齿老化而枯槁憔悴，这是骨先死的症状。

面黑[1]，目瞏[2]，视斜[3]，则气先死[4]。

【注释】

〔1〕面黑：甲本同。乙本"黑"作"墨"。"黑"与"墨"上古音均职部韵。黑为晓母，墨为明母，故墨假为黑。《素问·诊要经终论》："少阴终者，面黑。"（《灵枢·终始》同）《素问·脉解》："少阴所谓面黑如地色者，秋气内夺。故变于血也。"

〔2〕目瞏：甲本同（甲本原释文假为"环"，非是）。乙本"瞏"作"圜"，形近致讹。瞏（qióng），古又书作"睘"。《说文·目部》："瞏，目惊视也。从目，袁声。《诗》曰：'独行睘睘。'"《素问·诊要经终论》："目瞏系绝。"王注："瞏，谓直视如惊貌。"

〔3〕视斜："斜"，甲本作"褎"，乙本作"雕"。按：褎即古"袤"字。两者均从衣，牙声。而袤又为"邪"之异写。如《经典释文·周礼音义上》："袤，亦作邪。"其"皆袤"条："袤，本又作邪。"均是。"袤"与"邪"又均假为"斜"，此三字上古音均邪母，鱼部韵。而邪字也有曲与不正之义，音义互通。而"斜""邪"与"雕"均为古之同源字，上古音属邪端邻纽，鱼幽旁转，亦可通假。

〔4〕则气先死：甲本同。乙本"气"讹作"血"，与下一条"血"讹作"气"互易。今据甲本、《灵枢·经脉》、《难经·十四难》及所属系少阴脉死候改正。

【译文】

脸上的颜色暗淡灰黑，目光发直，眼珠斜视，这是气先死的症状。

汗出如丝[1]，傅而不流[2]，则血先死[3]。

【注释】

〔1〕汗出如丝：丝，指蚕丝。《说文·系部》："丝，蚕所吐也。"

〔2〕傅而不流：乙本"傅"作"榑"。"傅"与"榑"上古音均鱼部韵。傅为帮母，榑为并母，故榑假为傅。傅字义为附，附着。《左传·僖公十四年》："皮之不存，毛将安傅。"《汉书·韩王信传》："请令强弩傅两矢外乡，徐行出围。"颜注："傅，读曰附。"《广雅·释言下》："傅，敷也。"《说文解字义笺》："傅，附着也。"傅在此处作黏着解。

〔3〕则血先死：甲本同。乙本"血"讹"气"字。

【译文】

全身出汗如蚕丝之状，连绵不断，性质黏着而排泄不畅快。这是血先死的症状。

舌陷^{〔1〕}，卵^{〔2〕}卷^{〔3〕}，则筋先死^{〔4〕}。

【注释】

〔1〕陷：甲本讹作"掐"，形近而误。乙本作"梱"。"陷"与"梱"上古音均匣母纽，陷为谈部，梱为浸部韵，故梱假为陷。陷字义为下沉，陷落。《论语·雍也》："不可陷也。"《集解》引孔注："陷，下也。"《国语·鲁语》："上而不振。"韦注："陷，坠也。"《楚辞·怀沙》："滞而不济。"王注："陷，没也。"舌陷即舌肌萎缩下陷之症，也称"舌卷"（见《素问·诊要经终论》及《灵枢·经脉》《灵枢·终始》等）。

〔2〕卵：甲本作"橐"，乙本作"橐"。橐字从卵，从橐，当为古之合文。橐（tuó），字义为囊，《广雅·释器》："橐，囊也。"在古医籍中此二字均指男子阴囊（睾丸）而言。如《素问·热病》"囊纵，少腹微下""故烦满而囊缩"均是。而卵字在古医籍也指阴囊。如《神农本草经》下品有豚卵一药，《本草纲目》卷五十释为"牡猪外肾"（睾丸）即其明证。又如《灵枢·五色》："男子色在于面王，为小腹痛，下为卵痛。"《灵枢·经脉》："舌卷，卵缩。"《素问·诊要经终论》："则舌卷，卵上缩而终矣。"王冰注："《灵枢经》曰：'肝者，筋之合也。筋者聚于阴器，而脉络于舌本。故甚则舌卷，卵上缩也。'又以厥阴之脉过阴器故尔。"《难经·十四难》："筋缩引卵与舌卷。"《太玄经·难》："卵破石瑕。"范注："卵，阴物也。"等均可作为旁证。

〔3〕卷：义为卷曲。或书作"捲"。甲本作"卷"，乙本作"拳"。"卷"与"拳"上古音均元部韵。卷为见母，拳为群母纽，故拳假为卷。卵卷义同卵缩，均指睾丸挛缩而上升缩小。

〔4〕则筋先死：甲本缺"则筋"二字。

【译文】

舌头向后方塌陷，男子的阴囊挛缩，这是筋先死的症状。

五者徧[1] 有，则不活[2] 矣。凡[3] 徵[4] 五。一徵见，先活人[5]。

【注释】

〔1〕徧：甲本、乙本均作"扁"。"徧"与"扁"上古音均帮母，真部韵，同音通假。"徧"同"遍"字。《经典释文》卷五《毛诗音义·北门》"交徧"条："徧，古遍字。"徧字义为完全，全部。《淮南子·主术训》："则天下尽为儒墨矣。"高注："徧，犹尽也。"

〔2〕活：生存，活命。《诗经·周颂》："实函斯活。"郑笺："活，生也。"

〔3〕凡：甲本自"凡"字以下至该书之末全无。今依乙本。

〔4〕徵：乙本作"征"，下同。按："征"与"徵"古义不同，前者主作征伐解，后者则有徵兆、徵验之义。但今国内简化字两者通用。为免混淆起见，本书暂仍用徵字。征字假为"证"，上古音两者均章母纽。征为耕母，证为蒸母韵。而"证"与"徵"又为叠韵之同源字，其义也可互通。如《汉书·艺文志》："候善恶之徵。"颜注："徵，证也。"《左传·襄公二十六年》："加书徵之。"杜注："徵，验也。"《大戴礼记》："慎用六证。"注："六证，六徵也。"《楚辞·惜诵》："所以证之而不远。"王注："证，验也。"

〔5〕活人：诊治好垂死的患者。《淮南子·缪称训》："天雄乌喙，药之凶毒也。良医以活人。"

【译文】

以上5种死候同时出现，则患者一定不能活命，属于死亡的证候征兆大抵有此五类。只要有1种死兆出现，就应当尽快救治。

夫流水不腐[1]，户枢[2] 不蠹[3]，以其动[4]。动则实四肢[5]，而虚五臟。五臟虚则玉體[6] 利[7] 矣。

【注释】

〔1〕流水不腐：乙本"流"作"留"。"流"与"留"上古音均来母，幽部韵，同音通假。

〔2〕户枢：枢（shū），乙本作"貙"。"枢"与"貙"上古音均候部

韵，"枢"为昌母，"貙"为透母，故"貙"假为"枢"。"枢"为门上的转轴，又称户轴。《荀子·富国》："人君者所以管分之枢要也。"杨注："枢，户枢也。"《汉书·五行志下之上》："视门枢下当有白发。"颜注："枢，门扇所由开闭者也。"

〔3〕不蠹：蠹（dù），乙本作"蠹"。"蠹"与"蠹"上古音均端母，铎部韵，同音通假。"蠹"即蛀虫。《周礼·翦氏》："掌除蠹物。"郑注："蠹物，穿食人器物者。"《说文·蟲部》："蠹，木中虫。""不蠹"即不被蛀虫所啮。

〔4〕動：动作，运动。《素问·五运行大论》："其变动。"王注："动，反静也。"《说文·力部》："动，作也。"

〔5〕肢：乙本作"支"。"支"与"肢"上古音均章母，支部韵，同音通假。

〔6〕玉體：原义为对别人的尊称。如《战国策·赵策四》："窃自恕，而恐太后玉体之有所郄也。"《汉书·王吉传》："（大王）以软脆之玉体，犯勤劳之烦毒。"此处指对善于养生者的尊称。

〔7〕利：利益，便利。《国语·鲁语》："唯子所利。"韦注："利，犹便也。"《荀子·荣辱》："以治情则利。"杨注："利，益也。"又，利字又有养、营养之义。如《春秋繁露·身之养重于义》："利者，体之养也。"《礼记·曾子问》："不告利成。"孔疏："利，犹养也。"

【译文】

凡是经常不断的流水是不会腐烂变质的。凡是经常开关的门轴也是不会受到虫蛀侵蚀的。其原因就是它们都在不间歇地运动着。人体也是同样，经常参加运动就可以使四肢得到充实，而五脏得以空虚。五脏空虚，就可以使运动者的身体得到很大好处。

夫乘车食肉者[1]，春秋必泻[2]，泻则脉烂[3]，烂而肉死。

【注释】

〔1〕乘车食肉者：泛指生活优越的贵族阶层人士。"食肉"又称"肉食"，如《左传·庄公十年》："肉食者谋之，又何间焉。""肉食者鄙，未能远谋。"又如《初学记》卷十八引《风土记》："卿虽乘车，我戴笠。"

即分指贵族和平民而言。

〔2〕㳠：此字为竹简原文，但不见传世字书，其音义均未详，暂缺待考。

〔3〕脈爛："烂"乙本作"闲"，通假字。

【译文】

不详。（本条当系告诫享受厚禄的贵族阶层在养生时应注意的事项。唯其具体内容尚有待进一步研究。）

脈盈而虚之〔1〕，虚而實之〔2〕，静則待之〔3〕。

【注释】

〔1〕脈盈而虚之：盈字义为充实，满溢。可参见《脉法》注。"脉盈"犹指实脉。虚，义为使之空虚，相当于治则中的泻法。故此全句即"实者泻之"之义，如《素问·三部九候论》："实则泻之。"《灵枢·大惑论》："盛者泻之。"（《灵枢·通天》同）《灵枢·根结》："有余者泻之。"

〔2〕虚而實之：虚，在此处系指脉象呈虚脉者，属于正气不足或精气亏损之象。如《素问·玉机真藏论》："此谓五虚。"王注："虚，谓真气不足也。"《素问·调经论》："阴之生虚奈何？"王注："虚，谓精气夺也。"故此全句即"虚者补之"之义。如《素问·三部九候论》："虚则补之。"《灵枢·大惑论》："虚者补之。"（《灵枢·通天》同）《灵枢·根结》："不足者补之。"

〔3〕静則待之：乙本"静"作"净"。"静"与"净"上古音均耕部韵。"静"为从母，"净"为精母。故净假为静。静字义为安静。《素问·生气通天论》："静则多言。"王注："静，谓安静。"此处的"则"字义为"以"。《经词衍释》卷八："则，犹'以'也。《左传·文公四年》：'则天子当阳，诸侯用命也。'谓……以天子当阳布令也。""待"字乙本作"侍"。上古音"待"与"侍"均之部韵。待为定母，侍为禅母。故侍假为待。睡虎地出土秦简《封诊式·封守》："与里人更守之，侍（即"待"之假字）令。"《荀子·正论》："五祀执荐者百人侍西房。"杨注："侍，或为待。"待字义为等待。《说文·彳部》："待，竢也。"在本句中可释为耐心考察。

【译文】

属于实脉的病症应当用泻法，属于虚脉的病症应当用补法。诊脉要在安静的条件下细心察辨脉象。

二、《五十二病方》相关条文

嬰兒瘈[1] 者，目係[2] 邪[3] 然，脅痛，息[4] 瘻瘻（嚶嚶）然，屎不化而青。取屋榮蔡薪[5]，燔[6] 之而□匕[7] 焉。爲潸汲[8] 三渾[9]，盛以梧（杯）。……因以匕周擖[10] 嬰兒瘛所，而灑之梧（杯）水中，候之，有血如蠅羽者，而棄之於垣[11]。更取水，復唾匕灸（漿）以抿，如前。毋徵[12]，數復之，征盡[13] 而止。令。

【注释】

〔1〕瘈：瘛（zhì），原作"瘛"。"瘛"与"瘛"上古音均昌母，月部韵，同音通假。《说文·疒部》："瘛，小儿瘛疭病也。"《素问·玉机真藏论》："病筋脉相引而急，病名曰瘛。"王注："阴气内弱，阳气外燔，筋脉受热而自跳掣故名瘛。"《诸病源候论》卷四十五"病候"："病瘛者，小儿之病也……其发之状，或口眼相引，而目睛上摇；或手足掣纵；或背脊强直；或颈项反折。"又"发痫瘥后六七岁不能语候"："（风痫）其初发之状，屈指如数，然后发瘛疭者也。"按：《汉书·艺文志》"方技略"有《金创疭愈方》一书，颜注："（瘛疭）小儿病也。"根据上述症状可知"嬰兒瘛"病也是后世小儿惊风病的一种。

〔2〕係：原作"繲"（xiè）。"繲"字从系，解声，"系"与"繲""解"上古音均锡部韵。故繲假为系，目系一称，亦见《黄帝内经》一书。如《灵枢·经脉》："肝足厥阴之脉……连目系。"《类经》卷七张介宾注："目内深处为目系。"

〔3〕邪：原作"目""邪"2字合文。"斜"与"邪"上古音均邪母，鱼部韵，同音通假。此二字在古医籍中也多互通。如《灵枢·经脉》："肾足少阴之脉……邪走足心。"《素问·阴阳离合论》王注引《灵枢》此文均作"斜"。《针灸甲乙经》《太素》《脉经》等书亦作"斜"字可证。

《广韵》："邪，不正也。""目系斜然"，是指目睛上翻而斜视的一种症状。

〔4〕息：统指呼吸而言，每呼气一次和吸气一次称为一"息"。《素问·平人气象论》："呼吸定息。"马蒔注："鼻中出气曰呼，入气曰吸，呼吸定息，总为一息。"又义为喘。《说文·心部》："息，喘也。"段注："口部曰：'喘，息疾也。'喘为息之疾者。析言之，此云息者，喘也。浑言之，人之气息曰喘，舒曰息。引申为休息之称。又引申为生长之称。引申之义行，而鼻息之义废矣。"

〔5〕屋荣蔡薪：指屋檐上的杂草。"荣"，《礼记·丧大记》郑注："荣，屋翼也。"《说文·木部》："屋相之两头起者为荣。"段注："相，楣也。楣，齐谓之檐。""蔡"，《说文·艸部》："草也。"《玉篇·艸部》："草芥也，草际也。""薪"，《说文·艸部》："荛也，又，柴也。"《周礼·地官》郑注："大木曰薪。"又："草亦曰薪。"

〔6〕燔：指焚燃。

〔7〕匕：匕（bǐ）。《说文·匕部》："匕，亦所以用比取饭。"段注："匕即今之饭匙也。"《玉篇·匕部》："匕，匙也。"

〔8〕湮汲："湮"（yān）。湮汲之名，该书屡出。疑即《别录》之"地浆"。陶弘景注："此掘黄土地作坎，深三尺，以新汲水注入搅浊，少顷，取清用之，故曰地浆，亦曰土浆。"《别录》："地浆，寒。主解中毒，烦闷。"又按：湮汲水和新汲水不同，新汲水据《嘉祐本草》云："凡饮水疗疾，皆取新汲清泉，不用停污浊暖，非直无效，亦且损人。"虞搏《医学正传》则用"新汲井华水"之名。而湮汲水系用新汲水加入黄土，澄清后取用者。

〔9〕三浑："浑"，《华严经音义》卷上引《切韵》："浑，浊也。"老子《道德经》："浑兮其若浊。"《素问·脉要精微论》："浑浑革至如涌泉。"王注："浊乱也。"本条的"三浑"，指连泥带水搅浑后，反复澄清3次。

〔10〕周揗：即抚摹周遍之义。"揗"（mín）。揗字或作"揩"，义为摩、抚。《说文·手部》："揗，抚也。从手，昏声。一曰摹也。"

〔11〕垣：矮墙。《说文·土部》："垣，墙也。"《释名·释宫室》：

"垣，援也。人所依阻以为援卫也。"

〔12〕毋徵：即无效。"徵"字，义为效验。《尚书·洪范》："念用庶徵。"郑注："徵，验也。"《礼记·中庸》："久则徵。"郑注："徵，犹效验也。"

〔13〕徵尽：指呈现良好效果。尽字义为达到极限。《集韵·上》："尽，极也。"

【译文】

婴儿瘈病：患有手足瘈疭抽搐的婴儿患者，眼球向外上方翻转斜视，侧胸部疼痛，呼吸不畅快，并嘤嘤地出声，好像惊怕的样子，大便完谷不化（杂有未消化的食物），而呈现青黑色。治法是取屋檐上的杂草燃点成灰。将灰盛满一饭匙。同时，再将一个盛有新汲水的杯子里放入黄土，连土带水反复搅拌，并反复澄清3次。……念完，再拿饭匙在患儿抽搐的部位充分地抚摩。同时向盛着滠汲水的杯子里淋水，然后，静候一段时间，待杯中有类似血色，并呈现如苍蝇翅状的东西（这实际系指在滠汲水中悬浮的土壤颗粒及其中漂浮物的一种比喻词），就可以将杯中的液体泼到墙上。然后再取水（即制成的滠汲水），仍吐唾液于饭匙内。并仍用匙来抚摩患儿抽搐部位，步骤如前法。如果没有治疗效果时，可以多次反复操作，直到效果满意，即可停止。灵验。

疣[1]：取敝蒲席[2] 若藉[3] 之弱[4]，繩[5] 之，即燔其末，以灸[6] 疣末，热，即拔疣去之。

【注释】

〔1〕疣：原作"尤"。"疣"与"尤"上古音均匣母，之部韵，同音通假。《字通》："按，疣与瘤异，与肉偕生者为疣病，而渐生者为瘤。"《释名·释疾病》："肬，丘也。出皮上聚高如地之有丘也。"慧琳《音义》四"疣赘"下云："《仓颉篇》云：'疣，赘，病也。或从肉作肬，古作疣。'"疣是突出于皮肤表面的一种乳头状良性肿瘤，由于表皮层的病理增殖所形成，多见于颜面部及手部等处，肿物表面粗糙，基底部或广或呈蒂状，脆而易断。

〔2〕敝蒲席：一种旧的卧席，以蒲草编成。《名医别录》收入本草，称为"败蒲席"。《新修本草》："青、齐间人，谓蒲荐为蒲席，亦曰蒲盖。

谓藁作者为荐耳。山南江左机上织者为席，席下重厚为荐。"（《证类本草》卷十一，其药效是：《名医别录》"败蒲席，平。主筋溢，恶疮"）

〔3〕藉：指卧席的一种。藉（jiè），《说文通训定声》："藉之为言席。《仪礼·士虞礼》：'藉用苇席。'郑注：'犹荐也'……《天台山赋》：'藉萋萋之纤草。'注：'以草荐地而坐曰藉。'又，'藉'亦作'蓐'。"《释名·释牀帐》："荐，所以自荐藉也。"苏舆曰："荐，盖草席之名，即'释器'所云'蓐，谓之兹也'。"可知荐、蓐、兹三字同义，均藉席之名。

〔4〕蒻（ruò）：原作"弱"。"蒻"与"弱"上古音均日母，药部韵，同音通假。《说文·草部》："蒻，蒲子，可以为平席。"徐曰："按蒻，蒲下入泥白处，今俗呼蒲白……即根上初生萌叶时壳也。"段注："蒲子者，蒲之少（小）者也……此用蒲之小者为主，较蒲席为细。"

〔5〕繩：指搓绳。《急就篇》颜注："绳，谓紨两股以上总而合之者也。"

〔6〕灸：原作"久"，通假。

【译文】

患有疣病的人，可取旧蒲席或草席上的蒲草搓成绳状，点燃其末端，用以灸烧疣瘤的末端，疣瘤被烧热后，即可用器物将长出的疣瘤拔掉。

（蚖）

一方：以芥〔1〕印〔2〕其中颠〔3〕。

【注释】

〔1〕芥：原作"蒴"，即"蓟"字。"芥"与"蓟"上古音均见母，月部韵，故蓟假为芥。按：蓟与芥、介在古籍中也多通用。如《史记·屈原贾生列传》："细故慸蒴兮。"《索隐》："蒴，音介。"《汉书》作"介"。按：今传世本《汉书·贾谊传》"介"作"芥"。

〔2〕印：《释名·释书契》："印，信也。所以封物为信验也。亦言因也，封物相因付也。"本条义为涂敷。

〔3〕中颠：指头顶正中部。《说文·页部》："颠，顶也。"《灵枢·经脉》马莳注："头顶上为巅。"《类经图翼》卷三："顶，巅也。"《十四经发挥》滑注："脑上为巅。颠，顶也。"相当于"百会穴"的位置。

【译文】

（被蜥蜴或蝮蛇咬伤）

一方：用生芥子捣烂成泥状外涂在被咬伤者的头顶正中部。

癃[1] 病

一方：□干葱[2] □鹽脽[3] 灸尻[4]。

一方：灸左足中趾[5]。

【注释】

〔1〕癃（lóng）：在较早的古医书中"癃"字多与"淋"字同义，均指小便困难的症状。"癃"与"淋"上古音均来母纽。"癃"为东部，"淋"为侵部韵，故淋假为癃。《素问·刺疟》："小便不利如癃状。"又《素问·宣明五气》："膀胱不利为癃。"武威汉代医简《治百病方》中所记"五癃"之名称有：石癃、血癃、膏癃、泔癃四称，与后世医书中所称石淋、血淋、膏淋等称相符。《释名·释疾病》："痳（同淋），懔也，小便难，懔懔然也。"

〔2〕葱：见《本经》葱实条。按《大观本草》卷二十八引"经验方"："治小便淋涩或有血，以赤根楼葱近根截一寸许，安脐中，以艾灸七壮。"也是用葱作为外治法治疗癃淋症状的。

〔3〕脽（shuí）：原作"隋"，为同源字。禅邪鄰纽，微歌旁转。脽即臀部。可参见《足臂十一脉灸经》注。《说文·肉部》："脽，尻也。"（据小徐本）《汉书·东方朔传》颜注："脽，臀也。"《正韵》："髖也。"《博雅》："臀谓之脽。"也有人将"隋"释为"脐"，或"垂"字者。但前者古音不能相通。后者虽与隋同为歌韵，但垂字并非人体部位之名，而说者将"垂"解作阴囊又无所据。

〔4〕尻：指臀部。尻（kāo），与脽字同义。《说文·肉部》："脽，尻也。"（据小徐《说文系传》本）《一切经音义》卷十四引《三苍》："尻，髖也。"《一切经音义》卷五引《声类》："尻，臀也。"（《广雅·释亲》同）

〔5〕趾：原作"指"，通假。

【译文】

癃病

一方：用加热后的干葱和盐在癃病患者臀部进行热熨。

一方：在癃病患者的左足中趾上灸治。

　　一方：取枲[1] 垢[2]，以艾裹，以灸癩[3] 者中颠[4]，令烂[5] 而已。

【注释】

〔1〕枲（xǐ）：指粗麻。《说文·木部》："麻也。"《广韵》："无子曰苴，有子曰枲。"

〔2〕垢（gòu）：《玉篇·土部》："垢，尘也。"《韵会》："垢，尘滓也。"本条之"枲垢"，当系粗麻纤维的屑末之类。

〔3〕癩："癩"字原作"穨"。"癩"与"穨""隤"上古音均定母，微部韵，同音通假。可参见《阴阳十一脉灸经》足厥阴之脉注。穨（tuí），原义为秃发。《说文·秃部》："穨，秃貌。"而隤字原义为下坠。《说文·𨸏部》："隤，下坠也。"《释名·释疾病》："阴肿曰隤，气下隤也。又曰疝，亦言诜也。诜诜引小腹急痛也。"《黄帝内经》中则称为癩疝。《灵枢·经脉》："肝足厥阴之脉……丈夫癩疝。"《正字通》："癩疝……丈夫阴器连少腹急痛也。"本条的"癩"即癩疝。《备急千金要方》卷二十四"阴癩第八"："论云：癩有四种，有肠癩、卵胀、气癩、水癩。肠癩、卵胀难差；气癩、水癩，针灸易治。"《医学入门》以肠癩为小肠气。

〔4〕中颠：指头顶正中部。《说文·页部》："颠，顶也。"《灵枢·经脉》马莳注："头顶上为巅。"《类经图翼》卷三："顶，巅也。"《十四经发挥》滑注："脑上为巅。颠，顶也。"相当于"百会穴"的位置。

〔5〕烂：原作"阑"。"烂"与"阑"上古音均来母，元部韵，同音通假。《急就篇》："烂，蒸煮生物使之烂熟也。"引申为腐烂。

【译文】

一方：取粗麻的碎末裹在干燥的艾叶里，在癩疝患者的头顶正中部灸治，要把局部皮肤烧溃烂为止。

　　一方：癩，先上卵[1]，引[2] 下其皮，以（砭）[3] 穿其【隋（脽）】旁，□□汁及膏□，浇[4] 以醇□。有（又）

久（灸）其痈[5]，勿令风及，易瘳；而久（灸）其泰（太）阴、泰（太）阳[6] □□。令。

【注释】

〔1〕卵：男性阴囊（包括睾丸在内）的统称。

〔2〕引：即牵引，引出。《素问·四时刺逆从论》："皮肤引急。"王注："引，谓牵引。"《素问·离合真邪论》："候呼引针。"王注："引，谓引出。"

〔3〕砭：原作"砭"。古写。参见《脉法》注。

〔4〕浇：原作"挠"。"浇"与"挠"上古音均宵部韵。浇为见母，挠为泥母，故挠假为浇。浇字义为浸润。《广雅·释诂二》："浇，渍也。"

〔5〕痈：指伤口。

〔6〕太阴、太阳：两"太"字原均作"泰"。太阴与太阳均人体脉名。从本条主疝病来看，似与循行于下肢部的足脉（即足太阴脉、足太阳脉）有关。但《足臂十一脉灸经》《阴阳十一脉灸经》及《灵枢·经脉》等书所记均缺疝病的主治。

【译文】

癞疝病的治疗，可先将患者的睾丸用手向上推，把阴囊的外皮向下拉，同时用砭石将阴囊后部（即臀侧）的外皮刺破（此处为"□□汁及膏□"，当指刺破外皮后应用某种药液及油剂之类外敷伤口者），用醇酒浸润，还可在伤口部用灸法治疗。但不要受风，容易治好。此处又可灸患者的太阴脉和太阳脉（此处缺2字，义不详）。本方灵验。

一方：癞□，灸左胻[1]。

【注释】

〔1〕胻：原义指胫骨，泛指小腿部。《说文·肉部》："胻，胫耑也。"段注："耑，犹头也，胫近膝者曰胻……言胫则统胻，言胻不统胫。"徐笺："胻者行也，似不得但指近膝处而言。"

【译文】

一方：癞疝病，灸患者的左侧小腿部（以下有缺文不详）。

牡痔[1]：有赢[2]肉出，或如鼠乳[3]状，末大本小，有孔[4] 其中，□之，疾灸热，把其本小者而戾绝[5] 之，取内[6] 户[7] 旁祠孔[8] 中黍𦠉[9]、燔死人头[10] 皆冶，以脂膏[11] 濡[12]，而入之其孔中。

【注释】

〔1〕牡痔：指痔病之一。牡，指雄性、公性。《说文·牛部》："牡，畜父也。"与下文雌性、母性的"牝"字相对。牡痔，即公痔或雄痔。雄痔之称在六朝时，洛阳龙门石刻药方中仍保留此称，即"一曰：肿生息肉状如枣核，孔有脓血，名曰雄痔"（《医心方》卷七第十五引《龙门方》文）。牡痔的息肉，在《古今录验方》中称之为"痤"，即"肛边生痤，横肛中，此牡痔"（《外台秘要》卷二十六）。

〔2〕𦠆：形容外痔之形状，有如带有硬壳的水生螺蛳（田螺或海螺）或陆生蜗牛的肉质部分。𦠆（luǒ），《说文·虫部》："𦠆，蜾𦠆也。"《说文通训定声》："俗字作'螺'。《吴语》'其民必移就蒲𦠆于东海之浜'。注：'蚌蛤之属'……后人别水生可食者为螺，陆生不可食者为蜗牛。"本条"𦠆肉"即螺肉。

〔3〕鼠乳：古医书中多用老鼠乳头之状形容在皮肤、肌肉或黏膜上隆起状新生病理组织。如《诸病源候论》卷十一"鼠乳候"云："身面忽生肉，如鼠乳之状，谓之鼠乳也。此亦是风邪搏于肌肉而变生也。"但在该书中所记的"鼠乳"则是形容在肛门周围黏膜上隆起如老鼠乳房状的痔核。如《诸病源候论》卷三十四"痔病诸候"："肛边生鼠乳，出在外者，时时出脓血者是也。"《外台秘要》卷二十六"杂疗痔方"引《删繁方》鳖甲丸记有"虚寒下痢不止，肛门转生肉如鼠乳在大孔旁，时时脓出名牡痔"的症状。又如《备急千金要方》卷二十三记牡痔症状："生肉如鼠乳，在孔中，颇出见外，妨于更衣。"《圣济总录》卷一百四十一"其状肛边生鼠乳，或痒或痛，脓血时下，谓之牡痔"，也与本条所述相似。

〔4〕孔：原作"空"，通假。"孔"在此处指痔瘘管的开口。

〔5〕戾绝：指扭断。戾，原作"𩿧"，《史记·司马相如列传》："𩿧夫为之垂涕。"《索隐》引张楫："𩿧，古戾字。"戾字义为扭曲，扭转。《说文·犬部》："戾，曲也。"绝，义为切割。《释名·释言语》："截也。

如割截。"

〔6〕内：寝室。《礼记·檀弓上》："不昼夜居于内。"郑注："内，正寝之中。"

〔7〕户：古指单扇的门为户。《一切经音义》卷十四引《字书》："一扇曰户，两扇曰门。"

〔8〕祠孔：祠即祭祀。《尔雅·释诂》："祠，祭也。"孔即空。"祠孔"当指旧时民间供奉祖先神位的小阁子，即神龛。

〔9〕腏（zhuì）：古与"餟""酹"互通。此三字上古音均端母，月部韵。"腏"为古人祭祀用的食品。《集韵·去》："腏，祭酹也。""黍腏"系用黏米制成的祭饭。

〔10〕死人頭：指死人头骨。后世医药书中称为"天灵盖"。如唐代的《本草拾遗》《外台秘要》，宋代的《日华子本草》《开宝本草》等均收载其治效（《证类本草》卷十五）。

〔11〕脂膏："脂"原作"臔"，通假。为动物性油脂。

〔12〕濡：义为润泽。

【译文】

牡痔，其外形像螺肉，由肛门里突出来，或像老鼠乳头的形状，上部大而根部小，它的上面有孔。治疗时可迅速地用灸法将局部烧热后，即紧挟住小的根部而扭断它，再取寝室门户旁边为祭祀用的神龛里存放的黏米制祭饭，和焙烧过的死人头骨，均研成末，用动物油脂掺和后，把这种药涂到痔孔里去。

胊[1]癀[2]：痔，痔者其脜[3]旁有小孔[4]，孔兑兑然[5]出，时從其孔出有白蟲[6]，其脜痛焊然類辛狀[7]。治之以柳蕈[8]一秉[9]，艾二，凡二物。爲穿地，令魔深大如盉[10]。燔所穿地，令之干，而置艾其中，置柳蕈艾上，而燔其艾、蕈；而取盉，穿其鹽[11]。令其大環[12]寸，以覆[13]之。以土壅[14]盉。會毋□[15]，煙能泄[16]，即被盉以衣，而勿蓋其盉孔。即令痔者踞[17]盉。令脜值盉[18]孔，令煙燻脜。熏脜熟，則舉之，寒則下之，倦[19]而休。

【注释】

〔1〕朐："朐"假为"漏"。"朐"与"漏"上古音均侯部韵。"朐"为群母，"漏"为来母。"漏"字义为滴漏，渗溢。《说文·水部》："漏，以铜受水，刻节昼夜百刻。"《文选·魏都赋》："阴壑激漏而沮洳。"李注："漏，犹渗也。"漏痒，指肛痔形成的漏管，渗漏而作痒。

〔2〕痒：原作"养（癢）"。"痒"与"养"上古音均余母，阳部韵，同音通假。在古籍中此二字也多互通。如《礼记·内则》："疾痛苛痒。"《经典释文》卷十二作"苛养"，云："本又作痒。"《孝经》邢疏引上文"痒"作"养"。《荀子·荣辱》："骨体肤理辨寒暑疾养。"杨注："养与痒同。"

〔3〕腫：原作"直"。"腫"与"直"上古音均定母，职部韵，同音通假。腫即直肠。《广韵·入》："腫，肥肠。"《诸病源候论》称为"胴肠"，如卷九"九虫候"云："蛲虫居胴肠，多则为痔。"《玉篇·肉部》："胴，大肠也。"《集韵·上》："胴，直貌也。一曰食肠。"这里所说的肥肠和胴肠均相当于现代解剖学上的直肠。

〔4〕孔：原作"空"。"孔"与"空"上古音均溪母，东部韵，同音通假。孔义为通道。《说文·乙部》："孔，通也。"此处引申义指肛道漏管。

〔5〕兑兑然：上小下大状。《释名·释首饰》："（帻）或曰兑，上小下大，兑兑然也。"《释名疏证》卷四注："苏舆曰：上小下大，其形尖锐，故象其形而呼为兑也。兑，古通作锐。"兑兑然又义为柔滑之状。如《释名·释饮食》："生渝葱薤曰兑。言其柔滑兑兑然也。"

〔6〕白蟲：人体寄生虫之一。在《诸病源候论》卷十八与蛲虫均列入"九虫"中，白虫又名寸白虫，即："九虫者……三曰：白虫。长一寸。"又："寸白者，九虫内之一虫也，长一寸，而色白，形小扁，因腑脏虚弱而能发动。或云：饮白酒以桑枝贯牛肉炙食，并生栗所成。"虫下原有"时从其孔（空）出"5字衍文（与其上名5字重），今删。

〔7〕燖然類辛状：指肛门部疼痛灼热，伴有辛酸的感觉。燖（xún），原作"寻"。"燖"与"寻"上古音均邪母，侵部韵，同音通假。"燖"字义为温热。《左传·襄公十二年》："若可寻也，亦可寒也。"郑疏："寻，

温也。”按：焆字据《集韵·平》同“燂”《广雅·释诂三上》：“燂，煗也。”《广雅疏证》：“煖与煗同。”辛，指酸痛感，辛辣感。《素问·气厥论》：“胆移热于脑，则辛頞鼻渊。”王冰注：“辛，谓酸痛。”马莳注：“辛頞者，鼻頞辛酸也。”

〔8〕柳蕈：指生于柳树上的一种菌类植物。蕈，音（xùn）。《尔雅·释草》：“中馗，菌。”郭注：“地蕈也，似盖。今江东名为土菌。”《经典释文》卷三十《尔雅音义下》：“按，今人呼菌为蕈。”《本草纲目》卷二十八“香蕈条”释名：“蕈从覃，覃，延也。蕈味隽永，有覃延之意。”又引吴瑞《日用本草》云：“蕈生桐、柳、枳、椇木上。紫色者名香蕈，白色者名肉蕈，皆因湿气熏蒸而成。生深山僻处者，有毒杀人。”

〔9〕稜：原作“捼”。捼字有两种释法。其一，此字作“捼”时，原句读应作：“柳蕈一，捼艾二。”在这里“捼”字义为“摩”，捼艾即用手切摩揉烂后的艾。如《说文·手部》：“捼，推也……一曰两手相切摩也。”《集韵·平》：“捼，两手相切摩。或作捼挼。”其二，捼为“稜”字之误（形近而讹）。原句读应作：“柳蕈一稜，艾二。”在这里，“稜”字义为一种估量单位，即一把。如《集韵·平》：“长沙谓禾四把曰稯，或作稜。”《集韵·去》：“稜，禾四把也。”但以上第一说从本方全文来看，不论柳蕈或艾都要将其点火燃烧以取其烟。而在烧艾以前还要用手摩揉加工的步骤是没有必要的。故仍应第二说释为“稜”字更为合理。

〔10〕盉：指陶制小盆。盉（huī），《说文·皿部》：“盉，小瓯也。”段注：“瓯，小盆也。”《广韵·去》：“盉，抒水器也。”

〔11〕㡭：为断（斷）字省文，义为底。

〔12〕环（環）：原作“圜”。“环”与“圜”上古音均匣母，元母韵，同音通假。在传世古籍中“环”与“圜”互通之例，如《史记·齐悼惠王世家》：“环悼惠王冢园邑。”《汉书·高五王传》引上文“环”作“圜”。《庄子·壤王》：“环堵之室。”《太平御览》卷一百七十四引上文“环”作“圜”。环字义为圆，或圆绕。《经典释文》卷二十八《庄子音义下》：“环，《广雅》云‘圆也’。”（今本《广雅》脱）《素问·奇病论》：“环脐而痛。”王注：“环，谓圆绕如环。”

〔13〕覆：原作“復”。“覆”与“復”上古音均觉母韵。“覆”为滂

母，"復"为并母，故復假为覆。《史记·鲁仲连邹阳列传》："故功业復就于天下。"《汉书·邹阳传》引上文"復"作"覆"。"覆"字义为掩蔽、遮盖。《荀子·富国》："故为之出死断亡以复救之。"杨注："覆，荫也。"《汉书·京房传》："此上大夫覆阳。"颜注："覆，掩蔽也。"

〔14〕壅：原作"雍"。"雍"与"壅"上古音均影母，东部韵，同音通假。在古籍中"雍"与"壅"也多互通。如《左传·成公十二年》："道路无壅。"《唐石经》本"壅"作"雍"。《汉书·洪洫志》："雍防百川。"颜注："雍，读曰壅。"《楚辞·七谏》："不忍见君之蔽壅。"《楚辞考异》："壅，一作雍。"壅字义为堵塞。《淮南子·主术》："业贯万世而不塞。"高注："壅，塞也。"《左传·昭公元年》："勿使有所壅闭湫底。"杜注："壅，谓障不使行。"本条指用土填塞。

〔15〕會毋□："会"字义为聚、合。《尔雅·释诂》："会，合也。"《广雅·释诂三》："会，犹聚也。"《尚书·洪范》："会其有极。"孔疏："会，谓会集。""毋□"二字当指不得泄漏。故全句有密闭之义。

〔16〕泄：原作"炪"，形近致讹。《广雅·释言》："泄，漏也。"

〔17〕踞：原作"居"。"踞"与"居"上古音均见母，鱼部韵，同音通假。《说文·足部》："踞，蹲也。"《左传·襄公二十四年》："皆踞转而鼓琴。"孔疏："踞，谓坐其上也。"

〔18〕令膱值盅：原作"令直直盅"。"膱"与"值""直"上古音均定母，职部韵，同音通假。膱即直肠。值字义为对着，相当。《仪礼·丧服记》郑注："欲其文相值。"贾疏："值者，当也。"《说文·人部》："值，措矣。"段注："《诗经》传曰：'值，持也。'引申为当也。凡彼此相遇、相当曰值。"

〔19〕倦：原作"圈"。"倦"与"圈"上古音均群母，元部韵，同音通假。倦字义为疲倦。《汉书·司马相如列传上》集注引文颖："倦，疲也。"《国语·晋语》："则偏而不倦。"韦注："倦，懈也。"

【译文】

肛门部瘙痒病同时并发痔病。痔病在直肠旁边有小的漏管开口，上大下小，从开口处可见到有白虫出入，患者直肠部疼痛灼热，并伴有辛酸的感觉。治疗的方法是用柳蕈一把，艾二把共两药。然后在地上挖坑，其宽度、深度的大小以容纳一个陶制小盆（盉）为度，这时先将坑内点火，让坑内充分干燥。把艾放在坑内，并把柳蕈放到艾的上面，再把艾和柳蕈点燃。同时还要把盉的底部穿通一个孔，孔的大小约为圆形直径一寸，将其倒放在坑的上面，周围用土将盉包围，使内腔闭而烟气只能从盉底的孔穴中出来。再把旧衣服盖在盉的周围，但不要把盉孔盖上。这时就可以让患者蹲在盉的上面，让其肛门正好对着盉底部的孔，使盉内所冒的烟气熏烤直肠。当肛门被熏烤而感觉太热时就将臀部抬起来些，如果感觉太凉就再继续向下蹲。用这种治疗方法直到患者感到疲乏为止。

第
二
篇

学术传承

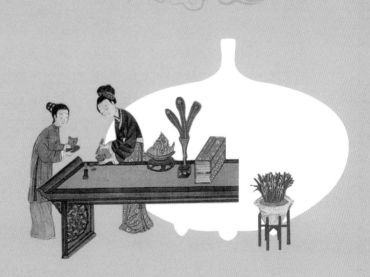

第三章　马王堆经络学术传承

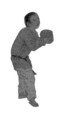

第一节　马王堆经络学术传承历程

一、经络理论传承

经络学说是在砭石、针、灸等疗法的丰富经验和身体各部"气穴"与内脏相联系的概念上，结合了当时解剖学的成就而创立的，对构成针灸疗法的理论基础具有巨大的指导意义。

"经络"是"经脉"和"络脉"的总称。早在帛书《足臂十一脉灸经》和《阴阳十一脉灸经》中，只有"脉"字，尚无"经脉"之名。帛书《脉法》中对"脉"的认识已具有相当于神经的传导功能和相当于血管性质的两种早期概念。在此基础上，人们开始归纳总结了人体"脉"的循行系统，而这种循行系统的认识演变过程经历了三个阶段。

1. 经络理论起源阶段

第一阶段即足臂十一脉系统阶段。此时将人体的脉分为臂（上肢部）和足（下肢部）两大类，每类又各根据其不同的阴阳属性在全身单侧共区分为 11 条脉（左右双侧共 22 脉），即"臂脉"有：泰（即太，或作钜，即巨）阳脉、少阳脉、阳明脉、泰阴脉及少阴脉，计 5 脉；"足脉"有：泰阳脉、少阳脉、阳明脉、泰阴脉、少阴脉及厥阴脉，计 6 脉。人体即由以上 11 脉组成了足臂十一脉系统。每条经脉均记述了循行方向、分布部位和所生疾病，并均用灸法治疗，尚未有穴位的记载。

第二阶段即阴阳十一脉系统阶段，乃是由前一阶段直接演化的结果。这个系统的特点是将全身的脉分为阳和阴两大类，全身单侧仍为 11 脉（左右双侧共 22 脉），其脉名与足臂十一脉系统大同（仅在《阴阳十一脉灸经》一书中仍保留有肩、齿、耳 3 个原始脉名遗迹）。其循行径路也和足臂十一脉相似，基本都是向心性方向，即由手（腕）或足（踝）部沿四肢走向胸腹或头部。唯各脉循行的具体径路与足臂十一脉系统不尽全同。此外，在各脉进行灸治时其所主治的病名与数目也互有出入。但总的来说，阴阳十一脉在循行或主病方面不论在内容与数量上都较足臂十一脉有了很大扩充与增加。

受象思维模式的影响，这一时期的脉的认识，一方面是比之于水系而命名的有形之脉，即为血液运行提供通路的组织结构，一方面是用来记录、表达人体纵向不同部位之间存在的关系。对于脉的循行描述并不详细，甚至相当不清楚，人体大部分尤其是躯干、头面都是空白的，十一经络理论阶段，只有《足臂十一脉灸经》的足太阳、足少阳各有两条分支，而且循行的终点不是分支而是主干。《阴阳十一脉灸经》则没有对经络分支的描述。通过灸×××，与病位的关系来看，治疗部位多位于四肢末端，病位则主要在躯干、头部，体现了树形的上下联系。受先秦时期阴阳学说的影响，十一脉学说已把全身十一条脉按照阴、阳两大类来分别命名，但此时尚没有和五行学说联系起来。在脉的循行与脏腑的联系方面，只有个别的两三条脉分布到脏腑上。此时的（经）脉学说基本独立，尚未与其他中医理论产生联系。

2. 经络理论形成阶段

"经脉"一词的出现及十二经脉系统（人体全身经脉的循行系统）发展到第三阶段，即十二经脉系统阶段。成书于战国至秦汉时期的《黄帝内经》，是目前存世医学文献中最重要的一部中医著作，同时也是针灸发展史上的第一次总结。《内经》中不同历史时期的医学理论并存，对于针灸学相关内容的记载、论述占了相当大的篇幅。《灵枢》开宗明义"先立针经"，《素问·八正神明论》也指出，"法往古者，先知针经"，足见针灸学在中国早期医学中有着不同寻常的地位，其中得到延续、发展、对后世影响至深、成为经典的经络理论是十二经脉流注理论。

早期经络理论学说发展到《灵枢·经脉》篇的十二经脉理论，已基本趋于完善。这时的"脉"已被"经脉"二字所代替。经脉的数目在身体单侧新增1条手厥阴脉，共12条（左右侧共24条），统称为"十二经"。在《黄帝内经》中又称"十二经脉""十二脉""大谷十二分""六经""经隧"等。十二经脉理论沿用了十一脉学说依据阴阳对经络进行命名，将经络分为三阴三阳；运用五行学说对疾病的预后进行判断，根据五行生克规律判断疾病的发展、转归；受到脏腑理论的影响，经络与脏腑相配合，阴脉与脏相配，阳脉与腑相合，构成了十二经脉与脏腑的表里、属络关系。从形式上看，经络首尾相接成环；从功能上看，在联系人体不同部位的同时具有"行气血而营阴阳，濡筋骨，利关节"的功能。

十二经脉的分支还有十二经别，十五络脉，十二皮部等，这些新理论完善了十二经脉分布的范围，使人体内外、五脏六腑、五官五体，无不有经络分布，使人体的气血无所不至，进而灌注、润养各组织器官，为经络气血循环运行说奠定了形态学基础，同时指出了疾病传变的层次是皮部—络脉—经络—脏腑，由表达里，逐渐深入。

《黄帝内经》首创奇经说，奇经可以对十二经脉的气血进行调节，沟通了十二经脉，很好地解决了十二经循行的不足。《难经》关于奇经八脉的循行记载，比《黄帝内经》更详细。《内经》对于奇经八脉的起止点、循行不统一，《难经》概括了冲脉、任脉、督脉的循行起止，还补充了带脉、阴阳跷脉、阴阳维脉的循行起止。对于奇经八脉病候的记载，则是对《内经》内容的补充。

对气血是如何循经络循行的，奇经在气血循环中起何作用，《内经》中包含了多种假说：一是奇经调节十二经气血循行说，二是出于《灵枢·营气》的十四经循环说，三是出于《灵枢·脉度》与《灵枢·五十营》的二十八脉循行说，四是《灵枢·卫气行》和《灵枢·营卫生会》等篇中记述的卫气昼行阳经二十五周，夜行五脏二十五周说。早期经络理论的复杂性，表明经络理论的产生可能并不是十一脉学说过渡到十二经脉理论的线性发展，很有可能是各家学说并存，而后在思想文化、中医理论、医疗实践等因素的共同作用下，多种学说相融合，最终形成了以十二经脉学说为主体的经络理论。

内经中经络理论系统是在术数、阴阳学说、五行学说、脏腑理论、气血理论指导下，以取象比类的思维模式，对人体、生命、疾病从整体、功能和运动三个方面进行说明，进而构建了经络理论的主要内容，包括经络系统、经气运行规律、经络的作用、经络系统的病候四个方面。阴阳、五行学说，脏腑、气血理论，贯穿于经络理论的四个主要内容之中，是指导其具体内容的认识论、方法论，同时又与具体内容相结合，形成了相应的经络理论，因此将其称之为理论框架的核心观念。象数思维模式体现在整部《黄帝内经》的各个方面，也是经络理论体系框架的思维模式。

3. 经络理论发展与演变阶段

人体经络学说在汉代的针灸学领域中有进一步发展，特别是表现在经脉与内脏关系的调整方面，以及全身经脉及其属穴的隶属关系、经脉间的交会部位（会穴）、各经募穴、俞穴、郄穴的系统化等方面都有很大改进，并更趋于明确、完备化。经络学说多直接本之《黄帝明堂经》及《针灸甲乙经》等书，无更大发展，全身孔穴的排列主要依据十二经脉系统的分类方法。

晋代针灸学家皇甫谧所著《针灸甲乙经》确立了延续至今的针灸学理论体系框架。《针灸甲乙经》是皇甫谧在《素问》《九卷》《明堂孔穴针灸治要》的基础上对针灸方面的内容重新分类编排而成，是现存最早的针灸学专著，也是医学史上继《内经》之后对针灸学的第二次系统梳理、总结。该书全面论述了脏腑经络学说，共计载有 349 个腧穴的名称、定位、归经、主治和刺灸操作要求，并介绍了针灸方法的宜忌和常见病的治疗。该书对既有的针灸理论、知识、方法进行了系统的分类整理。《针灸甲乙经》继承了《黄帝内经》中经络理论框架的核心观念，其思维模式仍然是取象比类，并以术数、阴阳学说、五行学说、脏腑理论、气血理论为指导。但是《针灸甲乙经》梳理了散落于《黄帝内经》各篇的内容，构建了明确、完整并一直沿用至今的经络理论主要内容的组织结构，即：以十二经脉络脉体系为核心，以十二经脉及附属系统和奇经八脉构成完整的经络系统，通过十二经脉、奇经八脉实现经气的运行，完成经络的功能，明确病候。这一结构的确定，有利于经络理论的传承以及后世对十二经脉及其相关理论的理解。全书依次按照脏腑、经络、腧穴、诊法、刺法、辨证、各科病症治疗的顺序，将全书分为基础理论、临床技法和临床治疗三大部分，将理论与临床结合为一个整体，使针灸内容得以系统化，并确立了"针灸学"作为一个独立的体系，《针灸甲乙经》对针灸医学的这一分类一直延续至当今教材。

宋代王惟一《铜人腧穴针灸图经》沿袭了十二经脉循环理论，对经脉的命名变化为经脉提前，脏（腑）后移，以"经脉名"冠首，如"肺手太阴之脉"变更为"手太阴肺之经"，弱化脏腑，逐步体现出针灸医学中经脉地位的重要性。

明代杨继洲《针灸大成》中所记载的经络理论，继承了《针灸甲乙经》的十二经脉循环学说，奇经八脉、络脉、经筋是经络学说理论的补充。这一时期的经络理论主要以继承为主。

明末，一些医家受到西方传教士的影响，对西医知识有一定的接纳，经络理论中医著作中最早受西医影响的是王宏翰的《医学原始》，书中阐释经络时应用了许多西医知识，王氏主要推崇的是经络理论与血液循环两者之间的联系，其从胚胎血络、脉络的发育解释经络的发生与形成，采用动静脉血管阐释经络形质，并明确经络运行西方四液中的血液，将西医心血运动论与经络营卫运行相结合。王清任在解剖观察尸体时见动脉管中无血，误认为动脉只行气，为"气管"，并误认为人体气、血运行分成两大系统，经络是气管，又称卫总管，属于行气系统，由"丝络""阳络""经""卫总管""气管"等组成，并按表里次序相互贯通，沟通内外。尽管这一时期由于研究方向错误而导致经络理论的发展进入低谷，但为日后经络理论的诸多相关现代研究打下了一定的基础，客观上成为现代经络理论乃至针灸学研究的前奏。

新中国成立后，由中医药学各领域专家共同编写了 11 版统编《针灸学》教材，供全国中医药院校学生使用，其理论结构精细程度较高，涵盖了基础理论和应用理论两大方面；基础理论以经络理论为基本，具有相对独立的特性；经络理论体系中的核心结构即十二经脉结构体系、标本根结和气街四海的经气运行学说得以传承；基础理论尤其是其中的传统理论概念主要出自经典，教材肯定并涵盖了其内容，但编写体例及内在逻辑则受到了西方科学和医学的影响，理论及概念定义的表述采用现代知识分类体系，且不断趋于理论的"统一化"。

二、针灸铜人的发展与传承

在经络理论的发展过程中，除了书籍记载之外，还出现了与理论内容相匹配的针灸模型人，如汉代针灸木人，宋、明、清代针灸铜人，针灸锡人等。"针灸铜人"是"体表刻有经脉线和腧穴的铜铸人体模型，可用于针灸教学等用途"。史书记载的针灸铜人，主要有宋代天圣铜人，明代正统铜人、嘉靖铜人，清代光绪铜人。铜人不仅是古代的针灸教具，更体现了中医的文化智慧和古代工匠技艺水平。

最早的针灸铜人是在北宋天圣年间铸成的天圣铜人。由于经济文化科技发展水平和对健康的需要，宋仁宗赵祯下诏铸造"传心岂如会目，诸词不若案形"的针灸模型人，"命百工以修政令，敕大医以谨方技……创铸铜人为式……保我黎烝介乎寿考"。天圣五年（公元 1027 年）王惟一成功地铸造了两具与人身等高的针灸铜人，一具置于医官院，一具与天圣七年至八年间刻成的《新铸铜人腧穴图经》碑石共同放置于北宋国都东京大相国寺内的仁济殿，作为针灸学的标准与教学模型。铜人"内分藏府，旁注溪谷，井荥所会，孔穴所安，窍而达中，刻题于侧，使观者烂然而有第，疑者涣然而冰释"。因为该铜人是为明示针灸经脉线和腧穴所铸，因此取名为针灸铜人。铜人的材料、作用、用法在南宋周密的《齐东野语》中有进一步的说明，外形"以精铜为之，藏府无一不具，其外俞穴，则错金书穴名于旁，背面二器相合，则浑然全身"。铜人实物全身共有 12 块可卸断片，这些断片除躯干正中 4 片外，其余在四肢部的 8 块断片分列在身体左右两侧，其位置与形状、大小各有特点，而且是不对称的。制造者借此从各个角度与方位充分暴露出体内的组织形态。如将这些断片与躯架加以合拢复原时，则又浑然一体，相互密接，配合无间。这种别具慧心的设计充分反映了宋代工匠所具有的高难度造型技艺水平。与宋代以后的铜像铸造形象等而下之有着明显的区别。用法"盖旧都用此法以试医者，其法：外涂黄蜡，中实以汞，俾医工以分析寸，按穴试针，中穴则针入而汞出，稍差则针不可入矣"。

明正统八年（1443年），天圣铜人已诞生四百余年，由于岁月久远，铜人身上的穴位名称模糊难辨。于是，明英宗下令重铸铜人并亲为作序，称"于今四百余年，石刻漫灭而不完，铜像昏暗而难辨。朕重民之所资，念良制之当继，乃命砻石范铜，仿前重作，加精致焉，建诸医官，式广教诏"，制成的仿宋铜人就藏于京师大明门之东的太医院内。因此，这具在明正统年间铸成的仿宋针灸铜人，便被称为正统铜人。

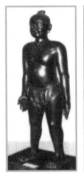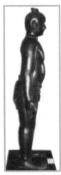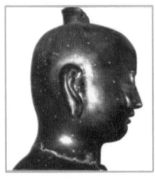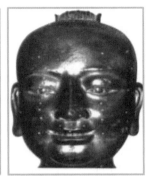

图3-1　明代正统铜人图

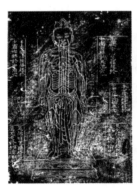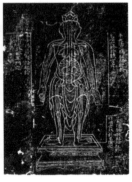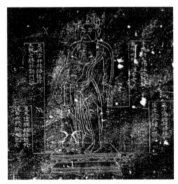

图3-2　明代正统石刻铜人图

明朝第二次铸制的针灸铜人是在明世宗嘉靖年间（1522—1566年），关于这个铜人的历史资料可见于《太医院志》："东药王殿之铜人铸于明嘉靖间，唯其质（制）略小，余与本院署中者同。"嘉靖铜人身高95.2厘米。用黄铜铸成实心整体，内无空腔，不能拆分，故质量较重，约81.3千克。铜人的外形为成年裸体男子，右上肢下垂手掌向前面，左上肢下垂，手指向外方伸展，拇指与中指扣成环形，以表现出中指中节内侧横纹头间的同身寸。两下肢平列，足尖向前直立，头部有发际轮廓及枕外粗隆之隆起，脊部可触脊骨棘突，体表则刻有十四经脉及圆圈状之穴位。

光绪三十年（1904年）由医官张庆云、苏秉钧等仿明代铜人复制正统铜人，又称光绪铜人。铜人高182.6厘米，重130斤，用紫铜分二十余段铸成，颇薄、内空。头和身体可以分开，腰下围着一条活动的铜带。全身有针孔，每孔的名称刻在针孔的两旁或上下，是旧时太医练习针灸之用。铜人立于方座上，足下有前、后二柱，穿于座的二孔以下。铜人内有牛胶多块，为黏合身、首之用。太医任锡庚在《太医院志》中记载，"太医院署药王庙香案前立有范铜之铜人，周身之穴毕具，注以楷字，分寸不少移，较之印于书绘于图者，至详且尽，为针灸之模范，医学之仪型也"。可见，铜人是针灸教学、考核等必需的范本，须臾不可离。

历经千年之后，2017年，现代中国新铸的针灸铜人作为当代针灸的形象标识，由国家主席习近平赠送给世界卫生组织。

第二节　马王堆医书对经络学说形成的影响

马王堆三号汉墓出土的《足臂十一脉灸经》和《阴阳十一脉灸经》是现存最早专门论述经络学说的文献。这些文献全面地论述了人体11条经脉的循行走向和所主治的疾病，是经络体系形成之前的一批早期经络学原始资料，为经络学说的形成提供了直接证据。学术界一般认为，《阴阳十一脉灸经》是《灵枢·经脉》的直系祖本，《足臂十一脉灸经》是《灵枢·经脉》的旁系祖本。

一、对经脉名称形成的影响

两部医书都将经脉称作"脉"，到《灵枢·经脉》中，才一概将脉改称为经或经脉。《足臂十一脉灸经》的经脉路线不涉及手足的部分，最远端为腕关节和踝关节，所以用"臂"作为上肢经脉路线的前缀，而《灵枢·经脉》则相应地改用"手"作为前缀。文献成书年代"足"指的是整个下肢，故在两者下肢经脉的名称上都采用"足"作为经脉的前缀。

《阴阳十一脉灸经》除了臂钜阴脉和臂少阴脉的命名还和《足臂十一

脉灸经》和《灵枢·经脉》保持一致外，下肢六条经脉都省略了前缀
"足"，简单地用"钜阳、阳明、少阳、大阴、少阴、厥阴"来称呼之。
上肢三条阳经就不再需要进行阴阳属性的划分了，直接采用主治病症所在
的主要器官来称呼，分别为齿脉、耳脉和肩脉。足太阳经脉，又别称为
"胃脉"。

这些称呼的差异表明，《足臂十一脉灸经》和《内经》的理性成分和
对著述工作严谨性要更高一些。而《阴阳十一脉灸经》更看重经脉理论的
临床应用，齿脉、耳脉、肩脉和胃脉的出现代表了独立思考精神。《足臂
十一脉灸经》和《内经》出于官方修订医书的可能性更高，更在意阴阳
理论的规范。《阴阳十一脉灸经》出自民间医生的概率更大，更重视临床
经验的提升。

二、对经络发展的影响

《十一脉灸经》与《黄帝内经》中的经络学说相比较，有5点显著
区别：

1. 数目的区别：两部脉灸经都只记载了十一条脉，即六条足脉和五
条手脉。与《灵枢·经脉》相比较，少一条手厥阴脉。

2. 走向的区别：两篇《十一脉灸经》对经脉论述的顺序是以阴阳理
论为指导的，均为先足脉、后臂脉，先阳脉、后阴脉的顺序。而阳脉间，
首太阳，次少阳，后阳明；阴脉中，先太阴，继少阴，末厥阴。《足臂十
一脉灸经》的全部脉都是向心性的，即由四肢走向头或胸腹；《阴阳十一
脉灸经》除两条脉是离心的外，其他九条脉都是向心的。各条脉之间互无
联系、互不衔接。《灵枢·经脉》经脉循行不再根据阴阳顺序，而是按照
古人虚拟的经脉气机流行轨迹连接，以肺手太阴之脉起于中焦开始，到
"其支者，从腕后直出次指内廉"，与大肠手阳明之脉相衔接，回到胸腹。
再由大肠手阳明之脉分支上挟鼻孔，与胃足阳明之脉相连。这样，经脉实
现了手足之间、阴阳之间的顺序相连，最后经肝足厥阴之脉的支者，"复
从肝别贯膈，上注肺，"十二经脉，有六条是向心的，六条是离心的；各
脉之间互相衔接，如环无端，即一条脉的终点就是另一条脉的起点。

3. 分支的区别：《阴阳十一脉灸经》中所有的脉均无分支，《足臂十

一脉灸经》中有两条脉出现了分支。而《灵枢·经脉》中的每一条经脉都有若干分支，通过纵向的"经"、横向的"络"，将全身网络成一个整体。

4. 与脏腑联系的区别：《足臂十一脉灸经》有两条脉分别与心、肝相联系，《阴阳十一脉灸经》有三条脉分别与心、胃、肾相联系，从总的来看，这种联系只是个别的、偶然的，不具有普遍性。《灵枢·经脉》中的每条经脉则与脏腑中的某一脏或某一腑有固定的联属关系。这种关系确立之后，一直沿用至今。

5. 与穴位关系的区别：不仅是《足臂十一脉灸经》《阴阳十一脉灸经》没有记载任何穴位，乃至全部马王堆医书，都没有提到一个明确的穴位名称。相反，在《内经》中记载了160个穴位，分别以节、会、井、荥、输、原、经、合相称，总称为穴。对十一脉疾病的治疗，两部脉灸经不是在脉上取穴施治，而是直接灸××脉。《脉法》则进一步提出对病脉施以"环灸"和"以砭启脉"的治法。在《内经》中，则既有按经脉施治，又有取穴治疗的方法。

从以上区别中，我们可以看到，经络体系，并不是一次性完成的。在由经络学说的起源到最后形成的阶段，有一个不断继承、发展、改造、完善的过程。尽管这四种帛医书仍然只是经络学说发展到一定阶段的产物，但它们为经络学说的起源和形成过程的研究提供了许多十分宝贵的线索。《黄帝内经》一方面继承了十一脉学说的成就，另一方面又对它进行了一些重大的改造，吸收了其他一些经络学派和腧穴学派的学术观点，最终才完成了构建经络学说的巨大工程。

三、对经络学说体系化的影响

在《黄帝内经》中，经络学说得到了进一步的体系化。首先归纳了十二经脉的特点与规律，即经脉与脏腑的属络关系，经脉之间的表里关系，经脉循行流注次序，经脉走向的规律等。其次，在十二经脉以外，还有督脉、任脉、冲脉、带脉、阳跷脉、阴跷脉、阳维脉及阴维脉等脉，亦即《难经》所称之"奇经八脉"。奇经均不直接与脏腑相通，也无表、里的配合关系，并且是作为十二经的补充部分。奇经在体表的循行也有一定的部位和"气穴"，并且各主一定的病候。经脉的分支即络脉，络脉的分支即孙脉。络脉在全身除十二经各有一络外，还有任脉之络、督脉之络及脾之大络，共十五络脉，和十二经脉合称"二十七气"。而孙脉则是在全身很多的一些小支。十二经脉与经别、络脉等共同构成了联结人体内外表里的经络系统。这一体系的形成，离不开马王堆医书中关于经络的基本论述和治疗原则。

四、对早期医学理论的影响

阴阳学说本身并不是中医学的最核心内容，而是中国传统哲学思想的核心。《足臂十一脉灸经》对经脉分布的描述，几乎就已经确定后世对这一问题的框架。而手足五阴六阳的思想可能出自阴阳平衡理论的需要。五为阳数，六为阴数。六再配阴，阴有太盛之虞，故把上肢应该存在的厥阴经脉选择性地忽略掉了。六配阳，则阴阳调和，阳脉不致过盛。而《阴阳十一脉灸经》则更加不在乎术数思想的束缚，阴脉仍为五，而臂阳脉该以主治病症部位来命名。上下肢不对称也不是问题，干脆把下肢经脉名称中的"足"字统统取消。

这种理论上的成书性和临床上粗浅性的巨大差异，使人的直观感觉就是，阴阳学说、术数思想（包括五行、八卦）在中医学初创阶段，就深深融入了其理论体系，影响了其几千年的发展方向。《足臂十一脉灸经》中胃经的出现，以及足少阴经脉线路描述上，出现了"于肾"一词的现象，提示此时，中医脏腑理论开始酝酿发酵；足太阴脉在《内经》中改称为脾足太阴之脉，齿脉、耳脉、肩脉名称的出现，表明对经络主治功能归纳总结的觉悟已经开始了。

五、多学科知识的融合

马王堆医书涉及的医学领域非常广泛，包括方剂、脉学、导引气功、经络、房中术等多门学科的知识。这些知识的融合为经络学说的形成提供了丰富的实践基础和理论支持。当某经脉的循行部位或其所联系的内脏功能失常时，亦产生一系列的病理症状。这些症状又可分为两大类，即属于气分的"是动病"类，及属于血分的"所生病"类。根据这些不同的经络病候进行诊断，即可应用针、灸等疗法施术于经脉部位或"气穴"上而达到治疗的目的。

六、对现代医学的启示

经络学说的未来与神经和血管科学的未来紧密相连。马王堆医书中的经络论述在很多方面对现代神经血管理论体系产生了长久的推动和启发，如针灸、推拿、气功对血液布散的影响研究等。

第三节　马王堆经络学术传承与应用

马王堆医书不仅是中医经络学说形成的重要历史文献，其内容和理论也对后世中医学的发展产生了深远的影响，历代医家在马王堆经络理论的基础上推陈出新，逐步建立起了完整的经络理论体系，成为针灸医学的理论基石。

一、马王堆经络理论的传承

作为《黄帝内经》中经络学说的核心部分，《灵枢·经脉》对十一脉学说的完善和发展，主要有三方面。

1. 将十一脉改成十二经脉

十一脉学说只有六条足脉、五条手脉，缺一条手厥阴脉。《灵枢·经脉》增加了一条手厥阴心包经，使得经脉学说成为手足脉对称、阴阳脉相配、脏腑表里相合的完整系统。之所以将脉改成经脉，是因为到《黄帝内经》时，每条脉都有了若干条分支，为了区别主干与分支的不同，将主干称为经脉、分支称为络脉。

2. 将互不相关的脉联接成循环的经脉系统

十一脉本来是互不相联、几乎都是向心性循行的。这样一种分布状态，不足以担负起网络全身、沟通联接人体上下表里以及输布全身气血营养的功能。因此，《灵枢·经脉》在增加一条经脉的基础上，将十二经脉每一条经的终点与另一条经的起点联接起来，形成一个首尾相连、彼此相贯、循行全身、如环无端的闭锁性循环系统。

3. 将经脉与脏腑相络属

十一脉所涉及的脏腑仅有心、肝、肾、胃，没有明确的络属关系。《灵枢·经脉》则将十二经脉与五脏六腑以及新增的一脏心包络联系起来，以每条阳经属一腑、络一脏，每条阴经属一脏、络一腑，并且使每对阴经和阳经及其所属所络的脏腑之间，都确定了互为表里的紧密关系。这样，不仅把体内的脏腑和经脉循行经过的器官与体表都联系起来，使人体由里到外成为一个完整的统一体，而且将经络学说、脏腑学说这两大本来相互独立的学说沟通起来，成为一个体系。在完成了这一主体工程的改造之后，《黄帝内经》更进一步吸收了其他医学流派关于腧穴、奇经八脉、十五络脉、十二经筋、十二皮部的各种学术观点，最后才构成了一个庞大的、内容丰富的经络系统。

对经络病候的总结方面，《足臂十一脉灸经》主治疾病有78种，尚未对疾病进行分类。《阴阳十一脉灸经》分甲乙两种文体，共记载了所主的147种疾病。《足臂十一脉灸经》对疾病整体认识，也相对简单，只有"其病"一说。治疗上也简单，"诸病此物者，皆久泰阳"。而《阴阳十一脉灸经》则对病症的病机认识产生了分化。分为"是动则病"和"其所产病"两类，更接近《内经》的口径。但治疗上只提到"是动则病"的方针，"此为踝蹶（厥），是钜阳眽（脉）主治"。对"其所产病"只罗列了十二病，并未阐述此十二病的经脉治疗方法。《灵枢·经脉》对经脉病中"是动则病"的描述，基本继承了《阴阳十一脉灸经》中的学术观点，但"其所产病"的说法用"是主筋所生病者"（不同经脉，所主均不相同，五脏经脉即是主本脏，其他五腑和心包经脉则手阳明主津，足阳明主血，手太阳主液，手少阳主气，足少阳主骨，手厥阴主脉）来代替。治疗原则上，有了泻实补虚的辨证论治概念，而虚实的判断，应当比较人迎和寸口脉诊。"盛者，人迎大再倍于寸口，虚者，人迎反小于寸口也"。

《针灸甲乙经》是现存最完整的针灸专著，其中卷三专述腧穴的经属、位置、特定穴、刺灸法、禁忌等内容。腧穴的铺陈目次以头身分部、四肢分经的顺序列出，在四肢依次按手太阴、手厥阴、手少阴、手阳明、手少阳、手太阳、足太阴、足厥阴、足少阴、足阳明、足少阳、足太阳目次铺陈各经腧穴。即是按手三阴、手三阳、足三阴、足三阳排列叙述。从中可以看出，经络的记载总体仍保留三阴三阳的铺陈顺序；四肢各经腧穴都是从手足末端向心性依次叙述。与《足臂十一脉灸经》方向一致。

宋代《铜人腧穴针灸图经》在厘定腧穴位置等方面具有里程碑的意义。腧穴排列是按表里经顺序：手太阴、手阳明、手少阴、手太阳、手厥阴、手少阳、足太阴、足阳明、足厥阴、足少阳、足少阴、足太阳。各经腧穴铺陈次序都是向心性排列。如手太阴肺经是从少商、鱼际一直至中府排列，与《足臂十一脉灸经》经脉向心性分布一致。

《灵枢·经脉》中的阴经都是远心性分布，经脉上的腧穴也应该远心性依次分布才为合理。《针灸甲乙经》《铜人腧穴针灸图经》腧穴铺陈目次向心性分布，可能仍是受《足臂十一脉灸经》影响。直至元代《十四经发挥》，腧穴的铺陈目次才按《灵枢·经脉》既有向心性，又有远心性排列，与经脉分布方向一致，一直沿用至今。

二、马王堆经络理论指导下针灸治疗的应用

（一）周秦时期

周秦时期针灸疗法对于各科疾病的治疗是多方面的，特别在内科病症方面，尤有较详的记述。可分为脏腑、经络病候和其他病候两类。

1. 脏腑、经络病候

脏腑、经络病候，是周秦时期医家根据脏腑及经络学说，对于疾病症状所采用的一种重要的分类方法。其中在脏腑病候方面，据《黄帝内经》一书所记有五脏（虚、实）病候、邪在五脏病候及邪在六腑病候等，都是当时应用针灸治疗的一些适应证。在经络病候方面，可分为十一脉病、十二经脉病、奇经八脉病、十五络脉病及十二经筋病等类。而十一脉病及十二经脉病又各分为"是动病"及"所生（产）病"两类。经络的各类疾病均包括了一系列的症候群。这些症候或与该经脉的循行部位有关，或与其所连属的内脏有关，由于其所包括的疾病范畴相当广泛，因此经络病候和脏腑病候同样都在针灸临床上具有很大的指导性作用。

2. 内科病候

对外感或热病类（包括各种疟疾及霍乱）的治疗，是周秦时期医家相当重视的一种方法。当时不仅在针法方面对于热病各种症状广泛采用了辨证施治，而且也应用专门的灸法进行治疗。除已列入脏腑经络病候者外，针灸治疗消化系统的适应证，尚有各种食管疾患（呃逆、饮食不下、膈塞不通），胃疾患（嗳气、呕吐），肠疾患（下利、下血、便秘、肠鸣）以及腹痛、腹满，以及"膈"病、积聚等疾病；呼吸系统的适应证，尚有各种咳嗽（五脏咳及六腑咳）、喘息、胸满、胸痛、胁痛及其他呼吸系统障碍疾患（声喑、气逆、气短、呵欠、嘘唏、太息）等疾病；循环系统的适应证，尚有各种心痛（有"心痹""心疝""厥心痛"等异名），由循环障碍所致之各种水肿（有"风""肤胀""徒㽷"、五脏六腑之"胀""水""鼓胀"等名称）等疾病，此外还根据不同的脉象进行针治；泌尿系统方面，记载有小便不利、癃闭及疝病等疾病；肌肉、骨骼及关节系统的适应证，主要有肌肉痉挛、肌肉弛缓、关节运动障碍、各种风湿性及类风湿性疾患等；神经系统的适应证，各种神经痛（"痛无常处""头痛""痛""项痛""肩背痛""臂痛""腰痛""膝痛"）、神经性麻痹（"偏枯""四肢不收"）、神经性痉挛（"瘛"病）、精神病（"癫""狂""痫"）、多梦及与情绪有关之疾病（怒、哀、忧、愁、惊等）。此外，针灸应用于内科的各种杂病方面，尚有"形"病、"气"病、"志"病、各种"厥"病、"疠风"（又作"大风"）、"暴瘅""如蛊如怛"病及"五乱"等疾病。

3. 外妇儿伤科的针灸治疗

周秦时期，针灸治疗在外科方面的适应证，主要有痈、疽、内痈（化脓性疾患）、外伤性疾患（"堕坠"）、狂犬病（"犬噬"）、皮肤病（"浮痹皮肤"）及"鼠瘘"、瘰疬（淋巴结结核）等疾病。特别是在化脓性的痈疽方面，继砭石疗法的灸疗和铍针、锋针的应用，都是这个时期外科临床上的一些主要手段。在《黄帝内经》中，对于妇科方面的针灸适应证记述甚少，仅有"肠覃""石瘕""瘕聚"（均子宫器质性疾患）、"白淫""带下"以及"不孕"病等，儿科疾病由于多与成人疾病相似，故无专门记述，但是周秦时期在儿科疾病的领域中，针灸疗法还是临床上的一种主要治疗手段。在五官科的针灸适应证方面，有各种眼病（"目痛""目赤"及"目无所见"）、各种耳病（"耳聋""耳鸣""耳痛""耳中有脓"及"耳中生风"）、鼻病（"衄衊"）、咽喉病（"喉痹""嗌干""嗌肿"）及各种口腔疾患（流涎、口干、口热如胶、口甘、口苦、啮舌、舌卷、齿痛、齿唇寒及龋齿）等。

4. 针灸禁忌与预防

《黄帝内经》中提出当患者身体过度虚弱时，或在各种死症的症候出现时，或不适宜用针（或灸）法的疾病或症状时，禁用针灸疗法。

预防医学方面，在"天人合一"和"治未病"思想指导下，内经提出根据四时变化针刺不同腧穴以预防疾病的方案，是最早记载的预防措施。

（二）两汉三国时期

两汉三国时期的针灸临床工作，一方面由于诊断技术和疾病分类法的进一步完善，使针灸适应证的范畴更为明确与扩大，同时也在孔穴数量逐渐增多的基础上累积和总结了大量的临床经验。

1. 内科疾病的针灸治疗

针灸对于热性病的治疗方法，在《黄帝明堂经》一书中较之《黄帝内经》有了更详细的记述。其中特别针对伤寒、热病、痉病、疟疾、风病及霍乱等病的个别症状提出了应取的穴位和针灸的方法。在张仲景的著作中不仅对伤寒六经疾病的方剂治疗有所阐述，而且也针对伤寒转变的不同阶段提出了单独或配合应用针灸的方法。其原则是阳经病用针，而阴经病用灸。在急性热病类的虚脱性证候方面（所谓"尸厥""卒中风""卒中恶"及"卒死"等称）提出了应用针灸的一些急救方法。

本阶段针灸对内脏疾患的治疗成就，主要表现在治疗病种的范围有所扩大，处方数量的增多以及技术方法的改进等方面，在消化系统的针灸适应证方面主要有各种消化功能障碍（不嗜食、腹满胀、肠鸣、腹痛、呕吐等），便秘及下利，黄疸，痔病，脱肛及呕血等疾病。呼吸系统的针灸适应证方面，主要有胸胁满痛、咳嗽、喘息及咳血（唾血）等疾病。循环系统疾病方面，除了《黄帝明堂经》记有心痛（胸痹）、水肿、心律失常（脉代）等疾病的若干针灸处方外，在《脉经》一书中还总括了当时各种脉学著作中根据临床不同脉象，分别拟出的针灸（或配合药物）治疗方案。神经系统的针灸适应证在《黄帝明堂经》等书中，主要对神经痛、痉挛、麻痹、精神病以及失眠（不得眠）等各类疾病的针灸处方进行了记述。在肌肉、关节等疾患方面，主要在各种风湿及类风湿疾病（痹）肌肉痉挛（拘挛、转筋）、肌肉弛缓（痿）及关节病等疾病都提出了不少新的处方。在其他的内科疾病方面有关针灸治疗的记述尚有奔豚、大风、颈瘿（甲状腺肿）、五脏疾病的四季不同针刺穴位及其他杂病。

2. 外妇儿伤科的针灸治疗

针灸治疗外科病的病种有化脓性疾患和"马刀肿瘘"（淋巴结结核）。此外在《扁鹊针灸经》佚文及张仲景著作中还记有五脏丹毒、痈疽和外伤性疾病（"跌厥"）的一些针灸方法。妇产科疾病的针灸治疗在本阶段包括各种阴部疾患（"阴痒""阴挺""阴痛"）、子宫疾患（"胞中痛""女子疝瘕""石瘕""石水"），月经疾患（"血不通""月事不以时下""月水不利""漏血"），产科疾患（"难产""产余疾"）、乳疾、绝子及妇科杂病等。儿科疾病的针灸疗法在《黄帝明堂经》包括小儿惊痫、脐风、小儿食晦及小儿咳等疾病。五官科的针灸适应证，包括眼、耳、鼻、喉、咽、齿、舌和口腔各部分的多种疾病。其病种名称虽多与周秦时期的记述相近，但在针灸处方的数量和内容上均已有了很大的发展。

3. 针灸禁忌与预防

张仲景在《伤寒杂病论》一书中曾分别总结了 8 种治疗手段（即汗、吐、下、温、灸、刺、水、火）的适应证与禁忌证（即"可"与"不可"）。其中属于针灸疗法的有刺法（针法）、灸法和火法（包括烧针和熨法）3 种。特别对于误用烧针（或温针）与灸法所致的"坏病"，以及针灸在预防疾病的应用等方面均有专门论述。

（三）两晋南北朝时期

两晋南北朝时期，在针灸治疗领域中有了很大的提高。

1. 内科疾病的针灸治疗

外感热病类的针灸适应证主要有天行时病、霍乱、疟病、中风（风）、（风痹）及尸厥等病的记述。内脏疾患的针灸适应证主要有心痛、咳嗽、反胃呕吐、黄疸、水肿、梦遗、淋病及疝气等。精神、神经病的针灸适应证主要有胁痛、腰痛、"卒魇寐不寤"，"卒喑"及癫狂等疾病。特别是由《治诸横邪癫狂针灸图诀》一书中所总结的"十三鬼穴"针法，为精神病的治疗提供了一种简便有效的途径。尽管在文献中对十三鬼穴的来源问题尚有异议（如有扁鹊、徐秋夫及孙思邈等说法），甚至在 13 个具体穴名问题上也有个别出入，但十三鬼穴本身一直受到后代针灸学家的高度重视与广泛应用。针灸治疗在内科杂病方面的成就，在本阶段主要有脚气和风眩两病。脚气病多发生于我国南方各地区，发病率很高，对于劳动力的威胁也很大。自晋初以后的医家对此都很重视，如在葛洪、支法存及徐之才等人的著作中都提供了很多有效的针灸方法。风眩一病症候颇类似今之高血压病，关于此病的症候及针灸疗法在徐嗣伯的《风眩方》一书中均有较详的说明，徐氏在其序文中特别提到他曾用灸法和火针治愈百余人，因此这也是一种值得重视的疗法。

2. 外妇儿伤科的针灸治疗

针灸治疗外科的适应证在本阶段主要有痈疽、遍身生疮、疔疮、瘘疮、瘰疬、鼠疮（瘘）、石痈、瘭疽、缓疽、附骨疽、血瘤、发背、疣目、癫病、沙虱毒、"射工"毒、蛇螫及箭毒等病。至于在治疗外科的方法上，则除了局部灸法外，还采用了多种药物灸法、熨法和针法。妇科适应证主要有癥瘕、阴挺、妒乳、横产等病；儿科则可治疗小儿脱肛、疝气、赤白痢等病。五官科疾病的针灸适应证主要有目中生翳、目赤、目盲、耳聋、口中出血、张口不合、口噤不开、喑、舌肿、龋齿、牙痛、喉痹及尸咽等病。其中特别是针刺拨障的方法对于治愈白内障来说是一项卓越的科学成就。

3. 兽医针灸

两晋南北朝时期在兽医学中的针疗法已得到广泛的应用。其中除已具体地规定了某些大家畜（如马）体表的针灸"孔穴"部位外，在现存的零散资料中尚可看到以镵针或铍针泻血治疗马病的黄疸（"急黄黑汗"）、"中穀""喉痹""瘙蹄"等病，以及灸法、熨法的应用等记述。

（四）隋唐宋金元明清时期

1. 内科疾病的针灸治疗

外感病方面，针灸适应证主要有各种风病、伤寒病及其各种变证、天行病、热病、湿痹、疟病、泻痢、霍乱转筋、时行黄疸等。对于五脏六腑疾病的针灸疗法在隋唐医书中均以脏腑为篇分别作了记述。其中，循环系统疾病针灸适应证主要有心痛、胸中痛、胸痹、心腹痛、心腹胀等；呼吸系统疾病主要有咳嗽、上气、短气、痰饮、贲豚、骨蒸病、虚劳等；消化系统主要有胃病、食伤、宿食不消、肠鸣、腹病、胀满、气噎、卒哕、黄疸、呕吐、吐血、癥瘕、疝气等；泌尿生殖系统主要有大小便不利、小便失禁、诸淋病、尿床、小便不通、转胞、大便干、大便不通、小便出血、失精、脱肛、癫疝、阴肿、阴痒等。神经系统主要有肩、背、臂、肘、手、腰、脊、四肢诸痛病、风眩、头风、头痛、癫疾、惊恐等。内科杂病还记载有消渴、水肿、多汗、盗汗、蛊毒、狂犬咬、蛇螫、沙虱毒、卒死、中恶、卒忤、尸厥、飞尸、遁注、自缢等。

2. 外妇儿伤科的针灸治疗

针灸治疗外科的适应证主要有痈疽、发背、附骨疽、石痈、疔肿、肠痈、乳痈、白癜风、疥癣、干癣、隐疹、瘰疬、痔瘘、瘿病、疣目等。妇科病症有绝嗣、遗溺、难产、女子崩漏、月经不调等；儿科病症主要有小儿惊痫、中客忤、温疟、小儿疣目、重舌、囟陷、小儿癫疝、阴疮、口噤、脱肛等。五官科病证有各种眼病、耳病、鼻病、口病、舌病、唇病、风齿痛、喉肿、喉痹、咽痛等。

3. 针灸预防

利用针灸以增强人的体力进行保健防病及预防某些疾病的方法在隋唐医籍中已有多种记述。这也是针灸疗法在保健医学方面的重要发展，针灸预防的疾病主要有中风、瘴疟、温疟、毒气、初生儿痉病、小儿伤寒及对孕妇在妊娠期间的保健（养胎）等。

第四章 马王堆针灸砭术疗法传承

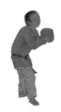

第一节 马王堆针灸砭术传承历程

马王堆汉墓出土的医学文献，尤其是《足臂十一脉灸经》和《阴阳十一脉灸经》，不仅为经络学说提供了早期记录，也记载了多种疾病的灸疗方法。这些文献中提到的治疗技术，包括针灸和砭术，是中医学宝贵的遗产，对保卫人类健康做出了巨大贡献，并且深受人们的信赖。

针灸作为一种独特的治疗手段，其历史可以追溯到远古时期。在马王堆西汉墓葬出土的帛书中，就有关于砭术和针术的记载。砭术，又称砭石疗法，在马王堆汉墓出土的《帛书》中有记载："用砭启脉者必如式，痈肿有脓，则称其大小而为之砭"。这表明砭术在古代已经被用于治疗痈肿等疾病。砭石是由锥形或楔形的石块制成，用于砭刺，以石刺病的一种方法。

在马王堆汉墓出土的文献资料中，砭术被记录为一种重要的治疗技术。这些文献资料不仅为经络学说提供了早期记录，也记载了多种疾病的灸疗方法。通过对这些文献的研究，可以更好地理解砭术的原理和应用。然而，自东汉以后，砭术在史书和医学典籍中的记载变得稀少，这可能与砭石材质的变化有关，如东汉学者服虔所说："季世复无佳石，故以铁代之耳"。

随着时间的推移，针灸得到了广泛的传播和发展，而砭术则逐渐淡出人们的视野。不过，近年来，随着人们对传统医学的重视，砭术等古老的治疗方法又开始受到关注和研究。马王堆针灸砭术的传承不仅是对古代医学技术的保存，也是对中医文化的一种传播和发扬。通过对这些古老治疗方法的研究和实践，可以为现代医学提供更多的治疗思路和方法，同时也丰富了人们对中医历史和文化的认识。

一、周秦时期

周秦时期是由强盛的奴隶制国家（西周）演变为封建制国家（春秋战国、秦代）的过程。针灸疗法是当时医疗的主要手段之一，刺针工具主要是铁、铜制的针，汉代出现了用金或银质制造的医针。由于医疗分工的复杂化和医疗工具不断改进，作为广泛医疗工具代称的"九针"，在刺针疗法中的实际应用，已逐渐为细长而能刺入体内的毫针所代替。

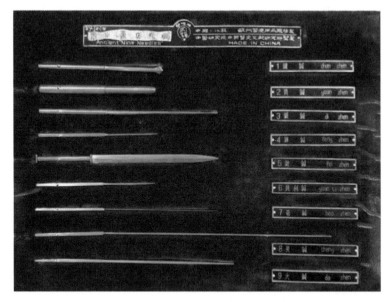

图 4-1　仿古九针模型

二、魏晋南北朝时期

魏晋南北朝时期，针灸疗法在各科治疗领域中均广泛地得到应用并得到人民的信赖。在医生行业中开始出现专门从事灸疗或针疗的工作者。同时在兽医方面也发展出了特殊的兽医针条理论与疗法。很多著名的医家学者如葛洪、范汪、秦承祖、徐文伯、徐之才、陈延之等人都在他们的著作和实践中广泛地采用针灸疗法。这时期还有我国很多僧医擅长针灸，又通过他们的译述，介绍了西域方面针刺内障眼的方法。同期，针灸医学传播至日本、新罗、百济、高丽。

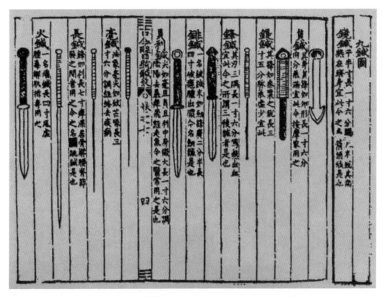

图4-2　明代徐春甫《古今医统九针图》

三、隋唐五代时期

隋唐五代时期的针灸疗法仍是一种相当普遍的治疗方法，针灸学的教育制度开始在国家法令中正式列入，民间医生除从事针法或灸法专业者外，一般医家也多兼通针灸治疗。有关针灸疗法的各种著作和针灸图，其数量在本阶段也有很大的增长，同时还可见到一些通俗普及用的灸疗书，此外在针灸的技术、疗效与理论等方面均不断有所创新与提高。

唐代时期不论人民大众还是统治阶级都广泛地利用针灸疗法作为治病的重要手段之一。在民间方面，例如《诸病源候论》一书所记载当时长江以北地区（河洛间）民俗，于小儿初生后3日内需用灸法以预防疾病，在该书中还提倡灸、摸风池以防风疾等民间方法（卷四十五，养小儿候）。又如《千金要方》一书中曾提出在选择乳母时要根据其体表的陈旧"灸癜"来判断以前曾患过什么病的体检方法，即"师见其故灸瘢，便知其先疾之源也"（卷五上），都可以看出当时灸法的普遍化和灸后必有灸瘢的情况。

唐代医家孙思邈发现并取用阿是穴、还创用指寸法取穴定位；其"灸例"篇较详细记述了灸法的具体应用，灸治思想对后世影响较大。这一时期灸法盛行，尤以王焘著《外台秘要》、崔知悌著《骨蒸病灸方》最负盛名，大量的灸治经验得以总结并流传于世。

四、宋、金、元时期

宋、金、元时期，针灸临床治疗学、腧穴学以及教学模型的研制等方面都有较大的成就。《圣济总录》在统一经穴排列顺序，为经穴理论的条理化、系统化、规范化奠定了基础；宋代新增添的针刺基本手法有五种、针刺辅助手法有八种、针刺补泻手法也有数种，另外在针灸禁忌和临床治疗等方面较前代都有很大的创新和发展。这一时期相继建立了更为完整的针灸教学机构和教育体系，设立针科、灸科，《内经》《难经》《针灸甲乙经》为学员所必修。

五、明清民国时期

明清时期涌现出大批的针灸医家和医籍著作，其代表为明代杨继洲所著《针灸大成》，所记载的刺灸法理论的演变，重视针刺基本手法与复式手法，注重针刺补泻手法，完善透穴针法理论。《针灸大成》是这一时期内容最为丰富，影响最大的针灸著作。全面总结了明以前的针灸学经验，选穴简要，重视补泻手法，有关针刺手法的内容十分丰富，且兼及导引、按摩和药物治疗，是研习针灸疗法的重要典籍，对整理和发扬针灸医学有较大贡献。它不仅在我国民间流传甚广，且在国外也有相当影响，不少国家的针灸学家已将它译成英、法、德、日等多种文本，用作重要的学习和参考资料。

六、新中国成立以后

新中国成立后针灸疗法的发展不仅在国内相当迅速，而且在国际上的发展也是很快的，特别是 1980 年联合国世界卫生组织提出了 43 种推荐针灸治疗的适应病症。1987 年 12 月 22 日在北京市成立了世界针灸联合会（简称"世界针联"），共接纳团体会员 57 个，这些团体分布于近百个国家和地区，代表着 37 000 余名针灸工作者，会上通过了"世界针联章程"和"道德准则"。世界针联成立后每隔数年均在世界不同城市举办针灸学术研讨会。自 1991 年起世界针联与中国针灸研究所联合主办了《世界针灸杂志》（英文版），并出版了《国际针灸学教程》一书。

第二节　马王堆针灸砭术相关疗法传承与应用

一、马王堆出土医书中针灸砭术的应用

马王堆出土医书《脉法》的原文中有用砭石在肘窝或膝窝进行泻血治疗逆气的记述。《天下至道谈》一书中对于引起内热的病证应当用灸法或服药的方法疏通气机，以达到治疗目的。《足臂十一脉灸经》一书中不仅记述了上肢部（"臂"）和下肢部（"足"）11 条经脉的循行部位及主病，而且对于这些经脉的主病均提出了应当灸治该脉的问题。《阴阳十一脉灸经》一书中特别着重提出对于老年慢性疾病病人的治疗与调养方法。《脉法》一书中提出凡属逆气上行的疾病可以用灸法，而对于化脓性疾病则禁止在化脓部位上施灸。《五十二病方》一书中在疣者（皮肤肿瘤）、瘰病、肠癫、牡痔、朒伤等病均记述了具体的灸癫疗方法。有学者对这些疾病和疗法进行分析后发现，马王堆针灸砭术的应用有如下特点：

（一）注重经络辨证

注重经络的生理功能、病理变化及与脏腑的关系，是针灸学的一个特点。在《足臂十一脉灸经》《阴阳十一脉灸经》中，作者在每条脉后所列的症状均认为是本经的生理功能不调而引起。其疼痛性疾病，多为本经循行所过处的气血失畅所引起，虽然在马王堆医书中经脉前没有冠以脏腑命名，但当时已知道脏腑和经络的生理、病理联系，并且对脏腑之间的相互关系也有一定的认识，如《足臂十一脉灸经》中的足少阴的病症中，即有肝痛、心痛、心烦、咳嗽等病症，说明了这一点。《黄帝内经》以后，足

少阴经为肾所主，而肾在生理、病理上与肝、心、肺等均有密切的关系，每条经后的"皆灸"就是灸本经，通过调节经络的功能来调节内脏及脏腑之间的生理功能，达到治疗的目的。

（二）无论寒热，百病皆灸

医书中的砭灸内容，以灸法为多，而独无针法。《足臂十一脉灸经》《阴阳十一脉灸经》中的病症有不少为除疼痛性疾病以外的内科病。《五十二病方》中，内、外、妇、儿各科病均有。无论是针灸科临床常见的疼痛性疾病，还是其他疾病，寒热病症均有。对于这些疾病，医书中不分寒热，均用灸法以治。如：鼻衄、热汗出、病足热、烦心、痛疽、嗜饮、阳病背如流汤、喉痹、嗌肿、口干、嗌干肿痛等，均属热证，有实热，有虚热，尽用灸法，这对我们今天扩大灸法的治疗范围是有启发的，其灸疗的方式有：

1. 循经砭灸

《足臂十一脉灸经》和《阴阳十一脉灸经》中，每条经循行的后面均有"其病""是动则病""其所生病"的字样，然后例举病症，表明当时已意识到某经的功能失调，就会产生某些特有的病症。那么治疗时，针对某一经的病症调节某一经的功能，就成为治疗的目的了。所以《足臂十一脉灸经》中每条脉的最后均有"诸病此物者，皆久（灸）……温（脉）"的字句。虽然，《足臂十一脉灸经》《阴阳十一脉灸经》两灸经的经脉的描述不如《内经》系统、完整，但当时砭灸循经而施术作为主要的手段是无疑的。

2. 按某些特定点砭灸

医书中虽不像《内经》中有具体腧穴名称的记录。但是，应该看到，当时已有朦胧的穴位意识，在使用砭灸时，并不只是在病变部位进行，而是有一定部位的，可以名之为"治疗点"如：用干葱、盐在臀部周围热熨及按摩骶部治癃闭。历代文献记载，臀部周围穴位多主治癃病。又如灸左足中指治癃，灸头顶巅及缠线束左手大指治疗疣，均在一定的治疗点进行。尤其有意义的是《脉法》中关于"气上而不下，过之会环而灸之"的记述，与后人治病取穴用"远取法"不谋而合。这些都是对特定治疗点特性的正确认识。而这些初步的认识是可贵的，对起初只知在病痛的局部刺灸来说，是一大进步。医书中的"特定治疗点"大多分布于头及四肢，后世针灸临床取穴以四肢、头面为主的倾向与之是一脉相承的。无疑，在特定治疗点进行砭灸，对于腧穴的发现及经络学说的完善均有重要的意义。

3. 砭灸局部

除循经砭灸和按特定治疗点砭灸外，医书中尚有不少是在病变的局部进行砭灸的。燔蒲绳灸疣末以拔疣、灸热以治牡痔、灸梓叶治疽、以砭石切痈等均是。值得注意的是，在病变部位砭灸者均为外科病种，而按特定点及循经砭灸的，大多为内科病症，表现出当时人们对经络、腧穴与内脏之间的联系，已有一定的认识，可见医书的时代确是针灸学从经验积累阶段到针灸基本理论形成阶段之间的一个承前启后的时期。

（三）奠定了针灸处方配穴的理论基础

如上所述，"皆灸×脉"从治疗学角度对经脉循行、经脉辨证、经脉病候、经穴作用等理论作了高度概括，因此，就为后世的针灸处方配穴奠定了理论基础。在本经上施灸治疗本经"其病"，本法实即示之，凡是经脉循行部位及其所属的脏腑疾病，用本经的穴位治之，即可获效。这是后人总结"经脉所过，主治所及"取穴施治方法的理论根据。循经取穴是针灸处方的基本规律。至于后人确立近部取穴、远部取穴的选穴原则，抑或曾受之启发。因为"皆灸×脉"所灸治的本经上的穴位（也许当时腧穴尚未发现或明确划定，但并不影响其在人体存在），以躯干为中心，无不有远近之分、上下之别、左右之异，从配穴角度而言，当然也就包括了上下、远近、左右等配穴法。

（四）概括了针灸治病的原则

《足臂十一脉灸经》所载的各条经脉的主病病候有寒、热、虚、实之分，该书在对诸证进行详细的辨证分析之后提出"皆灸×脉"，选取灸法为治疗措施，其中无疑有一个确定治疗原则的过程。就此而论，"皆灸×脉"则既是治疗的具体措施，又是对针灸治疗原则的高度概括。尽管此原则还很笼统，但并非"没有治疗原则"。如果将《足臂十一脉灸经》和《灵枢·经脉》加以比较，就可知道在经脉循行及其病候等内容方面，后者基本上是沿袭前者的。故大致可以判定，《黄帝内经》作者当时曾见过或参考过本书之有关内容，因而也就不难理解《灵枢·经脉》能够把帛书的治疗原则具体化、《灵枢·背腧》把灸法再分补泻。《灵枢·经脉》的治疗原则是"盛则泻之、虚则补之、热则疾之、寒则留之"。《灵枢·背腧》的灸法分补泻是"以火补者，毋吹其火，须自灭也；以火泻者，疾吹其火，傅其艾，须其火灭也"。

二、周秦汉时期马王堆针灸砭术的传承与应用

周秦汉时期，刺针深度和留针时间的原则大体如下：针足三阳经可刺入较深，留针时间较长。足三阴经则次之。而针手三阴、手三阳经的深度最浅，时间也最短。同时在进针时还要根据由浅入深（按照皮、肉、脉、筋、骨）的顺序、人体的肥瘦、脉象诊断、四时季节以及疾病的性质等因素来考虑刺针的深度。对于不同的症候和穴位所用的次数也有所不同。两汉三国时期，对于全身个别孔穴的针刺深度和留针时间等问题在《黄帝明堂经》一书中已作了细致的记述和规定。针刺的深度由 1 分至 3 寸，大多数针穴则定为 3—5 分深。留针时间《黄帝明堂经》一书基本采用《黄帝内经》中的呼吸计时法，一般的标准是每穴留 3—7 呼。但在临床医方中也有记载数十呼乃至百余息者。此外又有留针时间定为："如炊一升米顷"或时间不定而以"气至"为标准。

针入体内后的"留针"是一项很重要的步骤，留针的目的根据《黄帝内经》的记述主要是由"候气"达到"气至"或"得气"的效果。这里的"气"字不仅是指"谷气""经气""真气"而言，也包括了"邪气"，事实上所谓"候气"就是针入皮下后所产生的一种紧张感觉，亦即用针促使所谓"气至"，只有"气至"之后方可进行各种补泻手法，并获得良好的疗效。如果不能"得气"，就必须反复地操作刺针手法，以"得气"为止。

在留针结束后的拔针（"出针"），称作"发针"。在拔针后为了防止由于刺中血管而引起的针孔出血，必须在拔针后迅速揉按针孔。

在刺针手法方面，张仲景在提出了刺针有急、缓、大、小、滑、涩穴法的同时又特别强调了补泻手法的重要性。

除了应用毫针刺入"气穴"的一般刺针方法外，在当时还盛行着刺破

血管的"络刺"和用火点燃针体后刺入体内的"火针"等刺针方式。"络刺"又名"刺血络""刺络脉"。是用锋针代替砭石刺破血管的一种泻血法。刺破体表血管的部位很多，或在患病局部，或根据经脉部位，主要选择皮下静脉或小血管放血。泻血的分量多少则视所排出血液的颜色转变为正常赤色为原则。泻血的适应证除用于外科病症外，也在内科疾病中得到广泛的应用。

火针是在这时期开始应用的一种重要刺针方式。火针在当时被称作"燔针""燔治""焯针""焠刺"及"火焠"等，主要是用于肌肉关节的痹症，作为祛除寒邪之目的。此外亦用于休克病人（"尸厥"）神志昏迷时的急救方面。

《黄帝内经》中所记载的刺针后在局部施用热熨的一种方法，主要治疗内痈和痹症等病，这可以说是一种温针法形式。

在由砭石疗法演化出来的刺针方式中，还有不刺入皮下的一些浅刺方法。如"毛刺"和"半刺"等。应用手指按压局部以代替针或砭石的方法，亦即后代所称的"指针"。当时虽然尚无"指针"之名，但是这种治疗方法已在临床上广泛采用。

灸法在操作技术上也有不少提高和改进。特别是关于艾炷大小、灸法壮数、灸疮与疗效的关系，以及艾的收藏用具等问题均为学者所重视。其中，对于壮数标准的规定方面，各家所记虽有很大出入，但张仲景所提出的"灸之生熟"问题，主张根据病人身体之强弱老幼和不同的部位考虑适当的壮数，则是具有原则性的一种说法。在温热的理疗法方面，于《黄帝内经》药熨法的基础上已有更多种类，如"盐熨""枳实熨"等，对于此后药物灸法的应用具有一定的影响。

三、魏晋南北朝时期马王堆针灸砭术的传承与应用

魏晋南北朝时期针法的工具主要是铁质的毫针，但也间有其他质料者。毫针除多用以刺入皮下外，还可用长针刺中腹腔内的瘕块。至于铍针、员针、锋针和镵针等工具，则均用于外科病。用毫针刺入皮下后引起折断的医疗事故，在文献中已有记述，并且还出现了若干救治皮下折针的处方。在针刺的方式上除以毫针治疗外，尚有泻血、火针及挑针等方法。

灸疗方法在当时民间的应用已相当广泛，在我国南方一些地区的人民每年多定期采集艾叶作为灸法之用，并且成为一种风俗。此外，民间医疗对于灸法用火的问题上也予以了很大的重视。灸疗的分量在文献中除以"壮"字作单位外，也有用其同义之"炷"或"丸"字者。灸疗的次数则称"报"字。灸的方法则均用直接灸法。艾炷的大小在文献中虽已有成人用艾炷"底部宽三分，婴儿二寸至一寸五分"的记述，但实际上并不拘于这种规定。一般所应用的直接灸法必须通过化脓形成灸疮，但往往因调摄不当则迁延日久，形成各种变证，因此在当时的各种医方中都可看到很多专门治疗灸疮的处方和病候的记述。此外，通过化脓灸法在病人体表的孔穴局部留下长期的瘢痕名叫灸瘢，甚至还有根据灸瘢的多少作为判断身体健康的情况。除了用艾炷的直接灸法外，这时已开始出现了应用其他药物的一些灸法新种类，其中有盐灸法、巴豆灸法、巴豆虻虫灸法、豆豉饼灸法、独头蒜灸法、面团子法、葫蒜冷敷灸法及大蒜热敷灸法等。此外还有类似热熨的鹿肉灸法以及艾熏等方法。在南北朝时期不仅医家应用灸法治疗疾病，而且由于在社会上多种针灸图的日渐普及，所以在人们患病时，在不请医生的情况下也会在家中进行灸法治疗。

四、隋唐时期马王堆针灸砭术的传承与应用

隋唐时期的统治阶级也多应用针灸疗法治病。如隋萧后病时的用灸治疗（《北史》卷四十一"赵王杲传"）。隋朝将军麦铁杖所说宁愿战死疆场，不愿以"艾炷灸额"的医疗方法死于病榻（《北史》卷七十八"本传"）。又如唐太宗在征伐高丽时，因江夏王道宗在战争中足部受伤，而亲自为之针灸（《贞观政要》卷九，征伐第三十五："道宗在阵，损足，帝亲为针灸。"）

唐代时民间专门从事灸法的医生称作灸师。如唐韩愈"谴疟鬼诗"（《昌黎先生集》卷七）："医师加百毒，熏灌无停机，灸师施艾炷，酷若烈火围。"通俗性质的灸法书多附有插图，易行有效，在针灸疗法的推广方面具有很大作用，如《新集备急灸经》就是其中一种。

本时期针法的工具主要是毫针、长针、锋针、铍针等。毫针又名"白针"，铍针又名"铍刀"。长针又被用于针刺喉部及舌、齿部痈肿。锋针

除用于泻血外，也有用于排脓及留针或火针。铍针则均用于排出脓汁及病理体液。

除毫针法外，泻血法、火针法均普遍应用。根据针刺身体正中线或左右两侧孔穴的区别，又有"单针"和"对针"之称。泻血的部位有体表各处的静脉及舌下静脉等处。火针的适应证仍以精神病、黄疸、瘰疬及痈疽为主。在针法的应用中还有：针与灸法的单独使用与合并使用，外科针法，针刺尾骶骨内侧（长强穴）治痔病，以及由砭石疗法衍化出的木杵打击疗法，由火针衍化出的烙法等。对于针刺的要求，孙思邈强调指出：必须根据病人脉象来决定是否可以用针和各种脉象的用针手法。同时孙氏还针对不同疾病所应选用的有效孔穴标准提出了"孔穴主对法"，适宜针刺的时间以及针后局部勿用水洗等论述。针入孔穴的深度，通常在 5 分到 1 寸之间，浅者 1 分，深者可达 3—4 寸。此外，尚有在《黄帝内经》中所提倡的缪刺法（左病刺右，右病刺左），在同一孔穴的皮下进行左、右侧透刺，和直接针刺腹腔内的癥块或瘰疬（淋巴结结核）等方法。对于针入人体后的折针处理，《千金要方》等书继六朝医籍之后又提出了相应的药方。针法补泻的具体方法除了继承《黄帝内经》《难经》等书外，根据《黄帝内经》的呼吸补泻法并结合留针时间长短的方法也有相当广泛的应用。

隋唐医家广泛应用灸法，疗效显著。孙思邈对于灸法用艾的采收季节及选艾标准都作了说明。唐代医家还利用了一些艾的代用品如竹茹、鹊

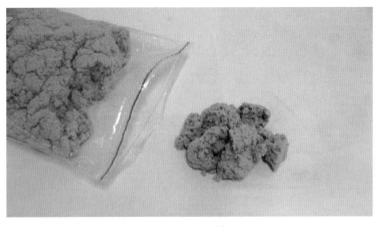

图 4 - 3　艾绒

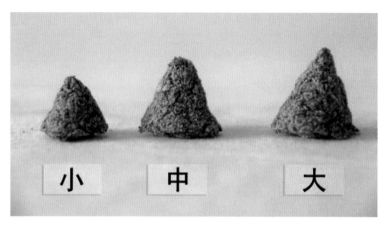

图 4 - 4　艾炷大小

巢、火头等。在隋唐医籍中记载了灸法取穴的体位，每次施灸的刺激量
（包括艾炷大小，壮数或报数，灸之生熟等），以及灸疮的作用与治疗等。
灸穴的壮数，有多达二三百壮至千壮者，也有不限壮数或"随年壮"者。
施灸的次数，或每日一次，或数日一次。此外在灸的刺激量大小问题上也
有所论述。通过灸法操作必须引起化脓性灸疮的主张，仍是这时期很重视
的方法。由于灸法的应用在民间相当普遍，因而不少病人灸疗后都在孔穴
局部形成灸瘢，一些医书中还记载了因灸疮而出现的变证及其医疗处方和
药物。

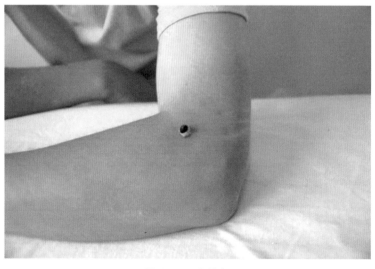

图 4 - 5　直接灸

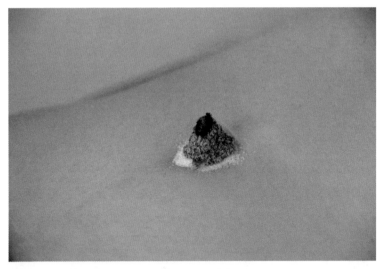

图 4－6　隔盐灸

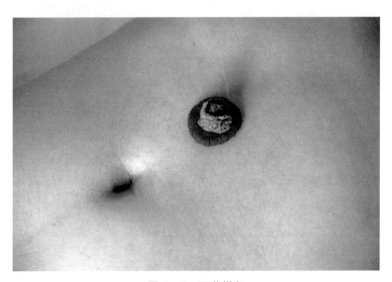

图 4－7　隔药饼灸

　　隋唐五代时期的灸法种类更趋于多样化。总括起来可分为直接灸法、间接灸法、药物艾卷灸法及药物冷灸法四类。直接灸是用艾炷或其代用品直接放在病人孔穴局部皮肤上点燃的灸法。又可分为单纯艾炷灸法、复方艾炷灸法、艾炷代用品灸法三类。其中单纯艾炷灸法是传统灸法的一般形式。复方艾炷灸法是在艾炷中加入其他药物，如艾合麻花作炷，艾合熏黄、干漆作炷等均是。艾炷代用品灸法如前面已述的竹茹灸、火头灸、鹊巢灸等。间接灸指将艾炷间隔着一定厚度的中间物质放置病人孔穴局部皮肤上点燃的灸法。随着所采用的中间物质不同，又有单方药饼、复方药饼、药片或药块及药碗等区别。艾卷灸是用纸卷裹艾叶及其他药末成细筒状制成的一种复方艾卷，将其点燃熏治患病局部的灸法。用贴附在人体局部孔穴的药膏，不予点燃而借药物本身的作用对孔穴进行治疗刺激者，后世称这种方法为"冷灸"，唐代虽无此名，但这类治疗方法则已出现。

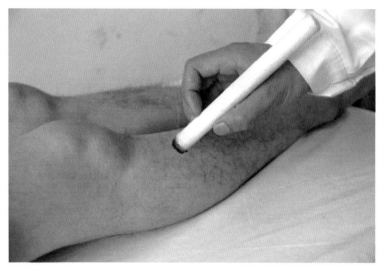

图 4-8　艾卷灸

五、宋金元明清时期马王堆针灸砭术的传承与应用

南宋针灸学家王执中于公元1220年撰成《针灸资生经》，该书倡导针灸兼药，重视灸术和压痛点在诊治中的作用。南宋闻人耆年著《备急灸法》对灸法的传承做出了贡献。金代何若愚著有《流注指微论》和《流注指微针赋》创立了子午流注针法，提倡按时辰变化规律取穴，是"天人相应"思想在针灸治疗中的具体体现。金元时期针灸学家窦汉卿著有《针经指南》，其中"针经标幽赋""流注通玄指要赋"，以歌赋的形式阐述针灸理论和治疗，便于记忆；注重"八脉交会穴"的应用，后列"流注八穴"及"手指补泻"等。元代滑伯仁著《十四经发挥》，将十二脉与任、督二脉合称为十四经络，循经列穴，倡"十四经穴说"，突出了十四经在

经络系统中的主体地位。

此期除了一般的针刺医疗外，还有一些替代针刺的疗法。如，指针法，用手示指尖端代替金属针在病人皮肤上面按压、揉擦的方法。松针法，用坚硬的松树叶代替针刺破皮下出血的疗法。透刺法，用针刺入某穴位后，通过再向深处刺进，使针尖抵达另外一穴的刺法，多用于四肢部，又名"双关穴"。火针法，将毫针烧红后直接刺入经穴，并迅即拔出的治疗方法。出血法，又名泻血，即用针刺破小血管放血的疗法，出血的部位或在皮下，或在舌部等处。

宋元时期出现了一些将某些药物加入艾叶中的药灸法，如巴豆灸、葶苈子饼灸、商陆饼子灸、莨菪根灸、独头蒜灸、葱灸、硫黄灸、黄连巴豆灸、蒜豉乳香灸等。此外，用数味中药配制的外用药膏贴在脐部或脐下部，使其自然发生热量以代替艾炷烧灼的疗法，称为替灸膏。贴敷的同时外用熨斗的热力加在其上方来代替艾灸的疗法，称为外灸膏。

六、新中国成立以后马王堆针灸砭术的传承与应用

新中国成立以后，现代科技的加持让古老的针灸技术焕发了新的生机，多种新针法与新灸法不断涌现。

（一）各种针刺方法

1. 电针疗法　这是在针法进针后同时伴有微量电流刺激的方法。所用的电源有直流电和交流电，直流电又有平滑直流和脉动直流；交流电又有低频电流和高频电流。同时在脉冲电流的波形方面又有疏波、密波、疏密波、锯齿波、断续波等。所有这些都必须利用电针仪配合针刺操作，这种电针治疗疾病的范围和针法同样广泛。

2. 梅花针疗法　又称"七星针疗法"。梅花针是用5—7根毫针共同捆在一根竹签上，针尖全部平行向下，用以叩打皮肤表面的经穴。其治疗范围与毫针疗法大致相同。

3. 水针疗法　又称"穴位注射疗法"。这是利用注射器装入各种不同药物在人体经穴部位上进行皮下注射的疗法。所用药物又有中药类如丹参、柴胡、当归等，维生素类如维生素B、维生素C等，西药类如生理盐水、葡萄糖注射液等。

4. 火针疗法 又称"燔针"或"焠刺"。此法最早见于《灵枢·官针》，是用火将毫针烧红后迅速刺入经穴内，再迅速拔出的方法。

5. 芒针疗法 又称"长针疗法"或"透刺法"。这是用特制的针体，长度超过 5 寸的毫针（称为"芒针"）刺入经穴后辗转在皮下横行深入进行延伸，但这种方法未经训练者不得轻易操作。

6. 粗针方法 又称"巨针疗法"。这是用针体直径粗于普通毫针的针（巨针）刺入经穴用以增大刺激强度的方法，这种针体的粗度在 0.6—0.7 毫米以上，但一般不宜使用。

7. 针挑疗法 又称"半刺""毛刺"或"浅刺"。这是用毫针的针尖在经穴或非经穴部的皮肤浅层挑破表皮，或同时挤压出少量血液的方法。

（二）各种体表部位的针法

1. 耳针疗法 这是在耳部表面前后不同部位分别定出的刺激点，称之为"耳穴"。耳穴的每一个部位点均与人体各部的不同脏腑与器官相互关联反应。在整个耳部表面根据各点局部的颜色、形状、有无丘疹或脱屑等特征分别作了相应的耳穴命名，全部耳穴共有八十余个。治疗时可以用毫针、揿针、三棱针等刺入耳软骨或泻血。

2. 眼针疗法 这是在颜面部眼眶周围定出的 8 个部位。共 13 个区域，所谓"八区，十三穴"，分别与身体的不同内脏相关性进行针刺该部位操作的方法。

3. 鼻针疗法 这是在颜面的鼻部，上下左右周围包括"面中线""鼻孔线""鼻旁线"拟定的共 23 个穴位点，分别对身体各部（包括内脏与四肢）进行针刺的治疗法。

4. 面针疗法 这是根据颜面部的不同色诊部位，分为额部、鼻部、口部、颧部及颊部，再分为 23 个区对于内脏病及其他疾病进行针刺的治疗法。

5. 手针疗法 这是在手部的左手背与手掌两侧拟定的 26 个穴点上对于身体多种疾病进行针刺治疗的方法。

6. 足针疗法 这是在足部的足底部、足外侧部与足内侧部拟定的 36 个穴点上对于身体多种疾病进行治疗的方法。

7. 腕踝针疗法　这是在手腕部和足踝部所拟定的 12 个穴点上对于身体多种疾病进行治疗的方法。

（三）灸法

1. 艾炷灸法

（1）直接艾炷灸法：艾炷是用艾绒（即绞碎后的艾叶）制成枣核大小，上尖、下圆的锥状体，放置在经穴的表面点燃其上端，使其下方的表皮产生热气，待燃烧殆尽，痛感加大时取下，称为一壮。壮数的多少随病情的需要决定。

（2）间接艾炷灸法：这是将切成薄层的姜片或蒜片放在经穴表面上，再将其上的艾炷点燃。或将特制的薄层"药饼"取代姜片，其上用艾炷点燃施灸。"药饼"可以用多种不同的药物制成，如豆豉饼、食盐饼、韭饼、胡椒饼、巴豆饼、葱饼、面饼等。

2. 艾卷灸法

艾卷又名"艾条"，是用艾绒卷入细长如烟卷状的长约 20 厘米的纸筒内，点燃其顶端，放在经穴上方的施灸方法。

3. 温灸器灸法

将艾绒或艾条置于灸筒或灸架中，点燃施灸的方法，使用安全、便捷。

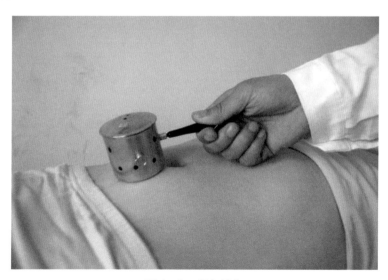

图 4 - 9　温灸筒灸

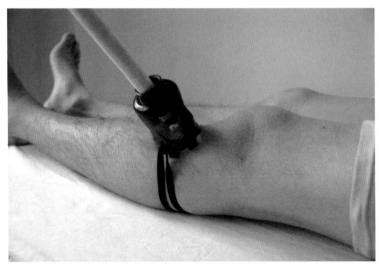

图4-10 温灸架灸

第三篇

创新发展

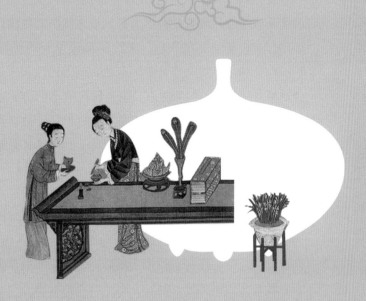

第五章　马王堆针灸的创新发展

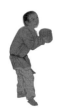

第一节　马王堆针灸探索与研究

一、针灸的历史渊源

　　针法又称针刺，是指使用不同的针具，或者是非针具通过一定的手法和方式，刺激人体的一定部位以防治疾病；灸法又称艾灸，是指通过点燃的艾条或艾炷，或者是辅助工具，对人体的穴位或体表进行熏灼。针法主要用针直接刺激经络穴位，来达到调节全身的经络气血、脏腑虚实的作用。而灸法是利用艾草等中药点燃后的温热性刺激作用，来温经散寒，疏经通络。"针治"与"灸法"是古代两种不同的学术流派，但其治病理论均依附于经络，临床上两者也常常一起使用，故而以针灸互称。

　　针具的起源可追溯到新石器时代，那时的针具被称为砭石，如《山海经》记载："高氏之山，其上多玉，其下多箴石"，其中金代郭璞注解"箴石"为可用于治疗痈肿的砭石针，《说文解字》亦云："砭，以石刺病也。"1963 年出土于内蒙古多伦旗头道洼新石器时代遗址的一枚砭石被认为是最早的医用砭石，随后多地均出土了各式各样的砭石。除了砭石外，尚有骨针、草木质针也被用于疾病的治疗。多数学者认为砭石、草木质针和骨针等为最早的针灸器具，也是针灸的起源。

　　到了青铜时期，青铜针的出现标志着金属针具的开始。然而这一时期

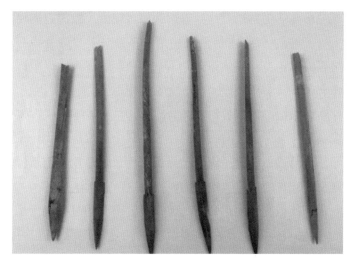

图 5-1　骨针

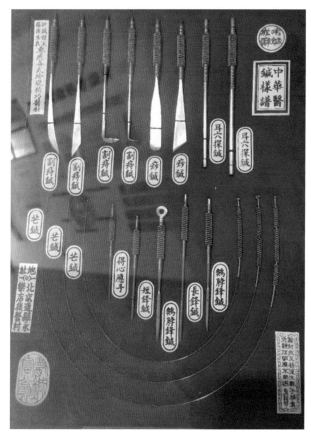

图 5-2　现代针具发展（一）

出土的针具中最多的仍是砭石针，青铜针相对较少，战国以前使用青铜针也不普遍，马王堆帛书、《古传》、《论语》涉及针刺疗法皆说砭石，究其原因可能与当时对针灸治病认识理论不全面和制铜技术难以生产出针身较细、针尖锋利的针具有关，砭术在下文再详细说明。

艾灸疗法是中医学的重要组成部分，也是传统医学中最古老的医疗方法之一。灸法对百余种疾病有较好的疗效，历史上曾广泛应用于临床，为中华民族的繁衍昌盛做出过巨大贡献。灸法的产生是在人类掌握了火的应用之后逐渐发展起来的，自人类开始使用火之后，火改变了人类的饮食结构与取暖方式。而祖先们在烘烤食物或取暖等用火的过程中发生灼伤，结果使原有的病痛减轻甚至消除，如此，人们无意识地发现温热可以治病，于是开始主动使用火烧灼来治疗疾病，灸法也从此起源。《庄子·让王》

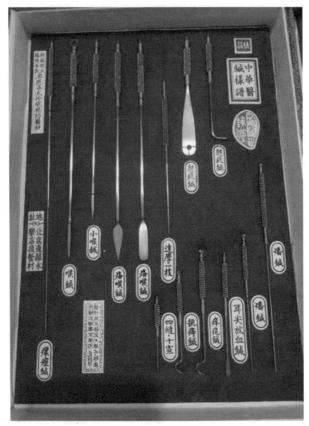

图 5-3　现代针具发展（二）

记载："越人三世弑其君，王子搜患之，逃乎丹穴。而越国无君，求王之搜不得，从之丹穴。王子搜不肯出，越人熏之以艾。"《孟子·离娄》记载："今人欲王者，犹七年之病，求三年之艾也。"在传世文献中有关于艾灸疗法的诸多记载，可见灸法的流传之久与影响之深。

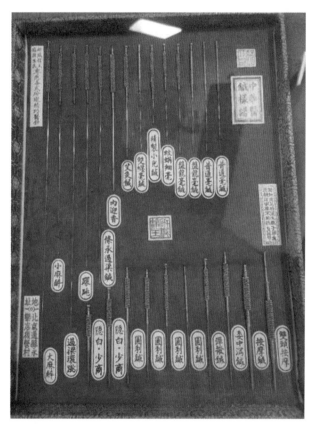

图 5-4　现代针具发展（三）

二、灸法历史渊源

目前可以看到的艾灸治病的医案不是记录在医书当中，而是记录在史书《左传》中。公元前 581 年，晋景公得了一场大病，于是请当时的名医，秦国太医令医缓来医治。医缓检查晋景公的疾病后说："疾不可为也，在肓之上，膏之下，攻之不可，达之不及，药不治焉。"晋朝杜预注解，"攻"指艾灸，"达"指针刺。这段文字是说，医缓认为晋景公的病治不好了，因为病位于"肓之上，膏之下"，既不能艾灸，也不能针刺，吃药也治不了了。这也是成语"病入膏肓"的来历。虽然医缓没治好晋景公的病，但是我们可以看到在战国时期，艾灸就是一种重要的医疗手段了。

以前，认为在医学专著中，灸法最早见于《黄帝内经》。但是，随着考古发现，对艾灸的认识也在不断地修正。1973 年在我国湖南长沙马王堆发掘了三号汉墓，这是一次颠覆历史的重大考古发现。在出土的众多文物中，发现了 3 篇记载有关经脉灸法的帛书，即《足臂十一脉灸经》《阴阳十一脉灸经》（甲本）、《阴阳十一脉灸经》（乙本）。这是目前见到的《内经》以前的珍贵医学文献，也把对中医艾灸的认识大大提前了。通过这 3 篇残缺不全的文字，我们依然能够窥测远古先民以火治病的起源、方法和应用。

长沙马王堆三号汉墓出土的帛书《足臂十一脉灸经》《阴阳十一脉灸经》，既是已知最早关于经脉的专著，又是首次记载灸疗的医学典籍。其中提到的 11 条经脉病证以及心痛、瘛、癫狂、咳血、耳聋、产马（马刀，即瘰疬）、噎等急难病证共计 147 种，均可采取灸疗其所属经脉之法进行治疗。而且发现，其中一些病证甚至可以"久（灸）几（既）息则病已矣"（《阴阳十一脉灸经》甲本），即有些疾病用艾灸治疗能起到立竿见影的功效。与其同时出土的《五十二病方》《脉法》，则详细地记载了施灸的部位。如"久（灸）足中指"、"久（灸）左〔月行〕"，"阳上于环二寸而益为一久（灸）"等。

《足臂十一脉灸经》（简称《足臂》）与《阴阳十一脉灸经》（简称《阴阳》）是两篇专门讨论"脉"的文献，属于"经络"的范畴。在《足臂》中，每条经脉的循行与病候之后都提出了"诸病此物者，皆灸××脉"的施治原则。《五十二病方》在治疗"肠〔癩〕"（男子阴囊睾丸肿胀）时，也提出要"灸太阴、阳明"。虽然《阴阳》没有提出具体的施治原则，但根据足少阴经脉病候之后所附的灸疗时应该配合饮食起居等事项，可以推断所采用的治疗手段也是"灸其脉"。"灸其脉"原则的确立自然比大面积的烘烤要局限一些，但每条经脉都有一定长度的循行路径，在治疗时显然不是灸治经脉的全程，而是在经脉的某个部位处施灸。马王堆《脉法》根据人体头部阳气偏盛而四肢尤其手足阳气偏虚的特点，提出了

"寒头而暖足"的治疗原则，在四肢特别是手足部位施灸就是一种很好的"暖足"方法，并且经络就是古人通过在四肢特别是手足部位施行灸疗时发现的。

马王堆汉墓医书中的灸法内容丰富，涉及各经脉灸疗所主治疾病、灸法的禁忌以及各类型疾病的灸法灸方。《足臂十一脉灸经》与《阴阳十一脉灸经》立足于经脉循行，在描述经脉循行路径的同时叙述每条经脉灸法所主治疾病。《脉法》则提出以灸导气进而治疗疾病，并提出了"脓不可灸"的观点。《五十二病方》与《杂疗方》两部方剂学著作，对于不同疾病的治疗提出了不同的灸疗方法。这些疾病多数集中于外科疾病，属于早期中医的外治法范畴。选用材料也多种多样，展现了先秦两汉时期外治法的多样性。《养生方》与《天下至道谈》两部养生与性医学著作，虽然现存的文献中没有明确的灸法，但是根据残片内容以及其他内容判断，仍然可以看出灸法同样应用于房中养生。

在马王堆汉墓出土的医书中，有大量内容涉及灸法。参考《简帛医药文献校释》，以马王堆汉墓医书的内容为底本，对涉及灸法的关键字诸如"灸""熏""艾""熨"等进行检索和筛选，从而对于灸法相关文献进行整理和分析，现将文献整理结果整理如下，由于简帛医书年代久远，在内容上难免有所缺失，本文在引用简帛医书原文时，尊重《简帛医药文献校释》的格式，以□代替所缺失的内容。对于古义字，则保留简帛内原文，括号中内容则为众学者经考证后所注的今字今义。

三、灸法材料

《医书》既"马王堆医书"中提到用灸的地方较多，除几处记有几种特殊材料外，其他均只提到灸的方法，并未提到灸的材料。成书于春秋时期的《孟子·离娄》中有"七年之病，求三年之艾"，说明当时灸用艾叶是很普遍的，且艾叶的选择也有一定的要求。特殊的灸用材料有蒲草、台木垢（粗麻）、樟叶、蓟（芥子）等。在灸的方法上有以艾裹台木垢（粗麻）燃灸发治秃贵（癞）；燃点蒲绳之灸以治疣的记录。这两种方法前者类似于后世的艾条灸，后者类似于后来的灯火灸。用芥子泥敷于巅顶使皮肤红赤以治虫元（蛇）咬的药物灸，后世又称"天灸""自灸"。后人以芥子泥敷灸主要用于治疗阴疽、痰核及肿痛等，而这里用以治疗蛇咬伤，且将药敷于巅顶值得进一步研究。帛书中还提到利用灸销和以甊膏未煎者以治烂疽的治法，表明当时利用灸后的碎屑作为外科敷料来使用也是值得注意的。"秃贵（癞）。先上卵引下其皮以（砭）穿其〔隋（睢）〕旁□□计及膏□挠以醇□有（又）久（灸）其痛。"这段记载提到砭和灸相互结合使用的方法开后世针灸并用的先例。

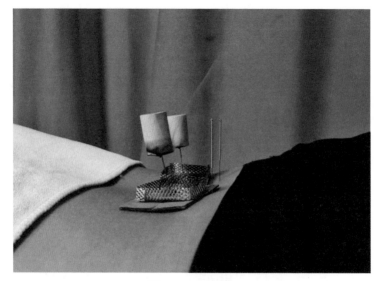

图 5-5　温针灸

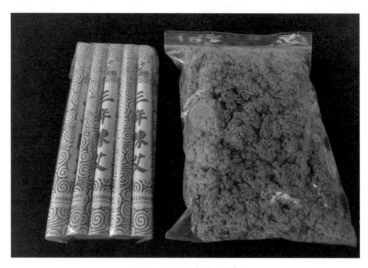

图 5-6　艾条和艾绒

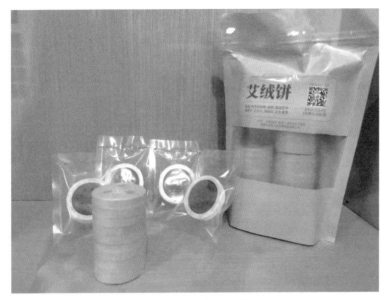

图 5 - 7　现代艾绒饼

四、砭灸的部位

循经砭灸。《足臂十一脉灸经》和《阴阳十一脉灸经》中每条经循行的后面均有"其病""是动则病""其所生病"的字样然后列举病症表明当时已意识到某经的功能失调就会产生某些特有的病症。那么治疗时针对某一经的病症调节某一经的功能就成为治疗的目的了。所以《足臂十一脉灸经》中每条脉的最后均有"诸病此物者皆久（灸）……温（脉）"的字句。虽然《足臂》《阴阳》两灸经的经脉的描述不如《内经》系统、完整，但当时将砭灸循经作为主要的施术手段是无疑的。

按某些特定点砭灸。《医书》中虽不像《内经》中有具体腧穴名称的记录，但是应该看到当时已有朦胧的穴位意识，在使用砭灸时并不只是在病变部位进行，而是有一定部位的可以名之为"治疗点"。如：用干葱、盐在臀部周围热熨及按摩骶部治癃闭。历代文献记载臀部周围穴位多主治癃病。又如灸左足中指治癃，灸头顶巅及缠线束左手大指，治疗疝均在一定的治疗点进行。尤其有意义的是《脉法》中关于"气上而不下过之会环而灸之"的记述与后人治病取穴用"远取法"不谋而合。这些都是对特定治疗点特性的正确认识。而这些初步的认识是可贵的，对起初只知在病痛的局部刺灸来说是一大进步。《医书》中的"特定治疗点"大多分布于头及四肢，后世针灸临床取穴以四肢、头面为主的倾向与之是一脉相承的。无疑在特定治疗点进行砭灸，对于腧穴的发现及经络学说的完善均有重要的意义。

砭灸局部。除循经砭灸和按特定治疗点砭灸外，《医书》中尚有不少是在病变的局部进行砭灸的。燔蒲绳灸疣末以拔疣、灸热以治牡痔、灸梓叶治疽、以砭石切痈等均是。值得注意的是，在病变部位砭灸者均为外科病种，而按特定点及循经砭灸的大多为内科病症，表现出当时人们对经络、腧穴与内脏之间的联系已有一定的认识。可见《医书》的时代确是针灸学从经验积累阶段到针灸基本理论形成阶段之间的一个承前启后的时期。

五、治疗特点

注重经络辨证。注重经络的生理功能、病理变化及与脏腑的关系是针灸学的一个特点。《足臂》《阴阳》两篇中作者在每条脉后所列的症状均认为是本经的生理功能不调而引起。其疼痛性疾病多为本经循行所过处的气血失畅所引起，虽然《医书》中经脉前没有冠以脏腑命名，但当时已知道脏腑和经络的生理、病理联系并且对脏腑之间的相互关系也有一定的认识，如《足臂》中的足少阴的病症中即有肝痛、心痛、心烦、咳嗽等病症说明了这一点。《内经》以后足少阴经为肾所主，而肾在生理、病理上与肝、心、肺等均有密切的关系。每条经后的"皆灸"就是通过灸本经调节经络的功能来调节内脏及脏腑之间的生理功能达到治疗的目的。

无论寒热，百症皆灸。《医书》中的砭灸内容以灸法为多而独无针法。《足臂》《阴阳》中的病症有不少为除疼痛性疾病以外的内科病。《五十二病方》中内、外、妇、儿各科病均有。无论是针灸科临床常见的疼痛性疾病还是其他疾病均有。对于这些疾病《医书》中不分寒热均用灸法以治。如：鼻衄、热汗出、病足热、烦心、痛疽、嗜饮、阳病、背如流汤、喉痹、嗌肿、口干、嗌干肿痛等均属热证，有实热有虚热，尽用灸法，这对我们今天扩大灸法的治疗范围是有启发的。另外《医书》中先取治疗点比较精简大多只一处，也是其治疗上的一个特点，这一点在为数不多的具体病例的治疗中可以看出。

六、中医灸法理论的演变

马王堆汉墓出土的《足臂十一脉灸经》和《阴阳十一脉灸经》是现存最古老的灸疗文献，其所载灸法理论与实践与后世以《黄帝内经》（简称《内经》）《针灸甲乙经》为基础发展起来的传世灸法有较大差异。《内经》与《针灸甲乙经》中，施灸部位多在十二经脉或相关腧穴上，但《足臂》和《阴阳》却似乎并非如此。兹以足太阳脉为例，探讨其差异与可能原因。

1. 《足臂》《阴阳》足太阳脉循行与《黄帝内经·灵枢》的比较

《足臂》描述足太阳脉时曰："足泰（太）阳温（脉）：出外踝窭（娄）中，上贯腨（腨），出于（郄），枝之下（胂）；其直者贯臀，夹（挟）脊，出项，上于豆（脰）；枝颜下，之耳；其直者贯目内渍（眦），之鼻。"

《阴阳》描述足太阳脉时曰："钜阳眽（脉），潼外踝娄中，出郄中，上穿，出猒（厌）中，夹（挟）脊，出於项，□头角，下颜，夹（挟）（髃），繫（系）目内廉。"

《灵枢·经脉》描述足太阳脉时曰："膀胱足太阳之脉，起于目内眦，上额，交巅；其支者，从巅至耳上角；其直者，从巅入络脑，还出别下项，循肩髆内，夹脊抵腰中，入循膂，络肾，属膀胱；其支者，从腰中，下夹脊，贯臀，入腘中；其支者，从髆内左右别下贯胛，夹脊内，过髀枢，循髀外后廉下合腘中，以下贯踹内，出外踝之后，循京骨至小指外侧。"

将此三篇文献比较我们可以看出，一是《灵枢·经脉》关于足太阳脉主干与支脉循行的论述远较《足臂》《阴阳》复杂；二是足太阳脉在《足臂》《阴阳》的描述中循行方向一致（从足走头）且均无脏腑络属。《灵枢·经脉》则是从头走足，且有相关脏腑络属。过去研究者认为，《足臂》《阴阳》代表了经脉学说发展初期人们对经脉的认识，而《灵枢·经脉》则是成熟经脉理论形成后的反映。如谭奇纹认为，这"两本古佚书中记述了十一脉的循行路线及其所产生的病证，较之传世文献《灵枢·经脉》的经脉学说带有明显的早期经脉学特征，是早期经脉学的重要著作"。崔华峰认为，"《帛书》'十一脉'奠定了经络理论的基础，《灵枢·经脉》在一定程度上完善和发展了《帛书》的经络理论"，故《足臂》《阴阳》的这种简单是可以理解的。但我们在整理文献的同时发现，《足臂》《阴阳》关于足太阳脉循行的描述实则与《灵枢·经筋》中关于足太阳之筋的描述更为接近。《灵枢·经筋》载："足太阳之筋，起于足小指上，结于踝，邪上结于膝，其下循足外踝，结于踵，上循跟，结于腘；其别者，结于踹外，上腘中内廉，与腘中并上结于臀，上挟脊上项；其支者，别入结于舌本；其直者，结于枕骨，上头下颜，结于鼻；其支者，为目上网，下结于頄；其支者，从腋后外廉，结于肩髃；其支者，入腋下，上出缺盆，上结于完骨；其支者，出缺盆，邪上出于頄。"

将《足臂》《阴阳》与《灵枢·经筋》关于足太阳的记载相互比较发现，一是 3 篇文献关于足太阳的走向都是从头走足，且无相关脏腑络属；二是 3 篇文献中足太阳都是循行于人体后侧，且其具体循行路线都是出于踝，经膝中与臀，上行挟脊出项上头，后下颜至鼻，同时过或系目内眦；三是《足臂》描述足太阳脉时，"出于"（郄）之后，分支"枝之下臂"，说明其在膝部有一向下行的分支。《灵枢·经筋》正曰："邪上结于膝，其下循足外踝，结于踵。"

2. 《足臂》《阴阳》足太阳脉病症与《灵枢》的比较

《足臂》曰："其病：病足小指废，膞（腨）痛，郄挛，脽痛，产寺（痔），要（腰）痛，夹（挟）痛，□痛，项痛，手痛，颜寒，产聋，目痛，（鼽）（衄），数瘨（癫）疾。"

《阴阳》曰："是动则病：潼（肿），头痛，□□□□脊痛，要（腰）以（似）折，脾（髀）不可以运，腘如结，腨如（裂，此）为踝蹶（厥）。是钜阳眽（脉）主治。其所产病：头痛，耳聋，项痛，耳强，疟，北（背）痛，要（腰）痛，尻痛，痔，（郄）痛，腨痛，足小指痹，为十二病。"

《灵枢·经脉》在描述足太阳脉病症时曰："是动则病冲头痛，目似脱，项如拔，脊痛腰似折，髀不可以曲，腘如结，腨如裂，是为踝厥。是主筋所生病者，痔疟狂癫疾，头囟项痛，目黄泪出鼽衄，项背腰尻腘腨脚皆痛，小指不用。"

《灵枢·经筋》在描述足太阳病症时曰："其病小趾支跟肿痛，腘挛，脊反折，项筋急，肩不举，腋支，缺盆中纽痛，不可左右摇。"

将4篇文献比较我们可以看出，第一，《足臂》描述的足太阳脉病症与《灵枢·经脉》之足太阳"所进后再整合形成新的、系统的理论（如《内经》在《足臂》与《阴阳》的基础上分化出经脉与经筋两套子理论，后世再整合形成系统的经络理论)"；其二，就灸法理论自身而言，除《内经》与《针灸甲乙经》构建起在十二经脉或相关腧穴施灸的传统灸法理论外，我们还应该有更多的思考和实践，如此才能更好地促进中医灸法理论与临床的发展。

马王堆汉墓医书是古人留给我们巨大的宝贵的财富。其中所记载的经脉学及灸疗学理论可以看作是后世经脉学说与针灸治疗学的起源与雏形。而相应的很多灸法灸方也仍广泛应用于临床，相关的记载同样对于临床具有指导意义。因此，随着考古技术的发展，越来越多的简帛文献得以重回人们的视线。如何更好地利用这些古代医籍文献与历史资料，借鉴其中的经验，去其糟粕取其精华，不仅对于溯清中医灸法的历史本源，更对现代灸法的理论发展与临床实际具有重要的推动作用，也为灸法现代化提供了新的思路与研究方向。

第二节 马王堆灸法灸具的发展与应用

一、马王堆灸的"前世今生"

1973年底，长沙马王堆三号汉墓出土了大批的帛书及部分字简，其中保留有我国早期极为珍贵的医学著作。经马王堆医书整理小组整理后，理出医学帛书11种，帛书所载灸疗相关内容，从广义而言，涉及灸法、熏法、熨法等数种温热行法，熏法、熨法在当时虽与灸法有明显区分，但这些方法现均被借鉴、继承、改造并纳入了现代灸疗体系。其中较为整体系统者有《足臂十一脉灸经》以及《阴阳十一脉灸经》甲本、乙本，其全面论述了人体十一经脉的循行方向及所病之灸法，其余的医书中亦散见若干条与灸疗相关的文献内容，其中《五十二病方》直接带有"灸"字者有6处，若加上与温热熏法及熨法相关者共24处。

灸法、经脉等相较于针法、穴位等出现得更早。关于灸法引起的感传传导，《帛书经脉》中的《阴阳十一脉灸经》中的"肩脉"及"足太阴脉"应是灸头项或腹部感传下行的线路记载。因此，我们今日用灸法引出的感传现象，在当时的医生临床施灸法时同样亦能见到。灸法的产生是在人类掌握了火的应用之后逐渐发展起来的，自人类开始使用火之后，火改变了人类的饮食结构与取暖方式。而祖先们在烘烤食物或取暖等用火的过程中发生灼伤，结果使原有的病痛减轻甚至消除，如此，人们无意识地发现温热可以治病，于是开始主动使用火烧灼来治疗疾病，灸法也从此起源。《庄子·让王》："越人三世弑其君，王子搜患之，逃乎丹穴。而越国无君，求王之搜不得，从之丹穴。王子搜不肯出，越人熏之以艾。"《孟子·离娄》："今人欲王者，犹七年之病，求三年之艾也。"在传世文献中有关于艾灸疗法的诸多记载，可见灸法的流传之久与影响之深。

灸治的具体方法在《足臂十一脉灸经》和《阴阳十一脉灸经》中没有提及，而在《脉法》中作了完整的论述。《脉法》记载了不在一定穴位上进行的间接灸的"会环灸"，也就是说治病在根据损余补足的原则上，当阳气上注不能循归于下的时候，就应当根据疾病所生之处进行灸疗。对于阳气上注病情严重者，则可以在该施灸部位上方二寸再增加一个部位进行灸疗。这是利用灸法所采取的导气作用，将留滞于上而不能循归于下的阳气疏导至下部的治疗方法，以达到"损余补足"。此外，《脉法》里还提到了"不可灸"的情况。马继兴著《针灸学通史》时以1984年湖北江陵张家山汉墓出土《脉法》乙本（存312字）与马王堆本对照，考出《脉法》中有一条有关灸疗禁忌证的条文，即"（痈肿）有脓者，不可灸也"，从此条可窥见古代医家对于灸疗禁忌证已经有了初步认识，灸法理论逐渐成熟。灸疗内容论述紧接的一句话是"治病者取有余而益不足"，将灸法赋予治病补泻之原理。文中比较明确言及补泻的是《脉法》中的"病甚，阳上于环二寸而益为一灸"。此"益"一字便写明灸法的补益作用，而后世言灸补泻，更是在此基础上扩展而来，《针灸甲乙经》称"丹田""命门"，有补肾培元之作用，后世治疗虚损常常灸之。除依据穴位的作用外，还重视灸火。《脉法》最初被认作医家传授弟子应用灸法和砭法的一种民间教材。内容是教授弟子如何通过灸法产生脉的感传现象来提高治疗效果，如何运用砭石治疗血脉瘀滞所致的病理痈肿。《脉法》论述的重点也非砭灸之法，而是在《足臂十一脉灸经》《阴阳十一脉灸经》之后，简明扼要地向学生传授有关导脉、启脉、相脉的重要原则和方法。所谓"导脉"，即通过灸法、砭法疏通引导脉气。凡出现逆气上行而不能回降的病机时，可首先诊断是哪一条脉所出现的症状，并在该脉循行径路上与逆气相反的部位（相当于身体上部相反方向的四肢远端处）用灸法治疗。对于病势沉重的病人，还可以在该施灸部位的上方二寸处再增加一个部位施用灸法。《阴阳十一脉灸经》的循行径路、病理证候和灸法的描述，比《足臂十一脉灸经》进步和丰富，《阴阳十一脉灸经》在足少阴脉病候之后提出："灸则强食生肉，缓带，披发，大杖，重履而步"这是指灸治足少阴脉病候之后，还要指导病人进行一些调摄事宜，包括饮食、穿着、运动等方面。

据学者研究统计，在马王堆汉墓帛书中与经络、针灸砭术相关的古医书除了上述三种（《足臂十一脉灸经》《阴阳十一脉灸经》《脉法》）之外，同抄于一幅长帛上的《阴阳脉死候》和《五十二病方》同样有与经脉、灸法及砭法相关的内容。《五十二病方》虽说是一本中医方书，但其中也记录了部分有关灸法的内容，据统计，《五十二病方》至少保存了 8 条灸方。而本书主要是围绕经络及针灸砭法相关的马王堆医书进行研究，因此，将含有灸法及灸方的《五十二病方》也纳入其中，总结其灸法相关的学术价值。《五十二病方》的灸方是迄今为止能看到的最早记载。《五十二病方》中灸方虽不是最多，但由于其成书年代较早，更具学术价值。所载灸方治疗的疾病有阴囊及睾丸肿痛、小便不通、毒蛇咬伤、肛门瘙痒、外痔、疣病、疽病等，开后世广泛应用灸法之先河。

二、现代艾灸技术的标准制定

1. 艾灸技术规定标准

国家标准《针灸技术操作规范第 1 部分：艾灸》（GB/T2709.1—2008）详细规定了艾灸的术语和定义、操作步骤与要求、注意事项、禁忌证等。世界中医药联合会国际标准《热敏灸技术操作规范》（SCM0023—2018）根据热敏灸的特点进一步规范了艾灸技术的施灸前准备（艾条选择、部位选择、体位选择、环境要求、灸感宣教）、操作方法与流程（探感定位、辨敏施灸、量因人异）、适应证等内容。江西省市场监督管理局在2021年发布了两个热敏灸地方标准：《热敏灸技术操作规范（DB36/T 1480—2021)》《热敏灸安全操作规范（DB36/T 1637.2022)》。《通督灸操作规范及临床应用》规范了通督灸的适应证候、适应病种，且进一步说明了施灸材料、药物调配等内容。《中医康复技术操作规范·督灸》重点围绕艾绒及姜泥的制备、穴位选择与定位、艾绒和督灸灸具的选取、督灸粉的制备、督灸康复技术的主要作用和适应证进行规范说明。《中医康复技术操作规范·麦粒灸》重点针对麦粒灸艾炷制备、穴位选择与定位、施灸原则、化脓麦粒灸操作步骤、非化脓麦粒灸操作步骤等方面进行规范。此外，还针对麦粒灸艾绒的制备、补泻手法等内容进行了规范说明。

灸法的发展与创新日益活跃，大量灸法研究文献不断涌现，系列灸法专著出版。灸法的疾病谱也逐渐扩大与完善，1822篇单独应用灸法的临床论文中涉及197种病症，涵盖了临床12大类别疾病谱，也有研究根据《中国现代针灸信息数据库》数据，分析得出灸法疾病谱364种。同时，艾灸产业正增速发展，《2021—2025年中国艾灸市场可行性研究报告》显示2015年至2020年我国艾灸产业规模年均复合增长率达到15.9%，2020年产业规模达到570亿元左右。河南省公布数据显示，该地区有艾草种植加工企业1551家、服务机构393家、批发零售企业3132家，艾草产业年产值110亿元。热敏灸科技成果已成为联合国开发计划署重点推广的国际合作项目，已经在全国27个省、自治区、直辖市的28家三甲医院、109家二级以上医院内推广应用，全球首家热敏灸医院也已开办。

据不完全统计，灸法国家标准有4项、地方标准5项、行业标准1项、国际标准3项。目前，国内外没有针对灸法制定系统的、全流程的标准，通常都只涉及灸法的部分内容。以全国针灸标准化技术委员会制定的《针灸技术操作规范》为例，该规范囊括22项标准条目，仅有1项《针灸技术操作规范第1部分：艾灸》涉及灸法，且对细节的描述不够完整，如艾绒的定义，艾叶的加工方式、加工程度等。在灸法的临床应用方面，中国针灸学会制定有《循证针灸临床实践指南》，通过查阅发现使用灸法治疗大都被归为一般推荐，或从属于针刺的配合治疗方法，甚至其中未推荐灸法。建立灸法基本标准体系对促进灸法学术水平进步、提高灸法临床疗效、规范灸法行业管理、加快灸法现代化和国际化的步伐，促进针灸临床指南的制定和证据质量的提升都具有非常重要的意义。

2. 艾灸技术标准临床应用现状

灸法方面的名词术语庞杂混乱，前期没有针对这方面的系统整理，缺乏一个概念清晰、系统规范的灸法名词术语标准。到目前为止，针灸方面的名词术语规范化中涉及灸法部分的内容包括：艾灸、其他热源灸法及无热源灸法（如药物发泡灸）3 种分类下相关的名词概念、施治方式定义、操作手法定义、补泻方式定义、艾灸禁忌等方面的名词术语规范。针灸语言翻译方面现已规范的内容包括：针灸基本术语的标准命名、奇经八脉的标准命名、奇穴的标准命名，头皮针的标准命名、针灸针的标准命名、针灸相关测量单位的标准命名等。但其中灸法相关内容的语言翻译非常少，灸法涉及的中医药特色内容较为广泛，需要制定相应的翻译标准与规则，如众多灸法的名词概念类、灸材类、灸具类等的翻译命名还缺乏规范。

目前灸法教育与科研技术标准匮乏。灸法用于动物实验的主要问题在于实验动物的难控性和灸法操作缺乏规范性，这也是限制灸疗动物实验发展的主要因素。2010 年制定的《中国针灸标准基本体系》仅在标准部分提到了"实验动物穴位标准"和"动物实验器具标准"2 项。2011 年发明的艾灸实验专用鼠盒（国家实用新型专利：ZL201120193244.8）解决了大鼠固定难题，提高了实验效率。但关于实验动物的难控性和动物实验的操作如何规范的问题如动物精神紧张、剧烈挣扎，温度感觉麻痹等导致的动物灼伤，灸疗操作室的通风条件和通风装置等因素还需进行规范化和标准化处理。灸法计量单位规范的是壮数，壮数传统定义是每次施灸所点燃的艾灸数。但是在临床实际中，壮数很难规定，因为每壮的具体形态、大小、规格没有标准。另外，悬灸的艾条施灸计量无法用壮数计量。

3. 药物灸技术

药物灸技术各有特色，目前已建立了部分操作技术标准，如《药泥灸操作规范及临床应用》《痹痛膏灸质量标准研究》《民间特色诊疗技术马氏竹技药灸技术操作规范（草案)》《铺棉灸棉片的标准化研究》《铺棉灸操作规范及在皮肤病中的应用》《逐瘀止痛远红外灸贴的质量标准研究》《壮医香灸治疗乳癖的技术规范及临床应用》《壮医香灸治疗子宫肌瘤的技术规范与临床应用研究》等。《壮医药线点灸综合治疗白癜风的技术规范研究》《壮医药线点灸治疗类风湿性关节炎的技术规范研究》《壮医药线点灸治疗基层尿毒症患者失眠的规范化研究》等文献阐明了壮医药线点灸的适应证、禁忌证、技术操作规范、器械及材料（壮医Ⅰ、Ⅱ、Ⅲ号药线）、注意事项（施灸力度）等。2016 年的《疏香灸治疗便秘型肠易激综合征中医临床规范化研究》说明了疏香灸的制作方法、"从肝论治"辨证选穴、施灸方法等。2014 年的《天灸疗法治疗支气管哮喘的规范化研究》阐明了天灸的适应证、禁忌证、贴敷时机、贴敷时间、疗程、贴敷部位、注意事项等。由中华中医药学会制定的《中医养生保健技术规范膏方》《中医养生保健技术规范穴位贴敷》《中医养生保健技术规范艾灸》等技术规范也已经发布。

4. 灸法器具标准

灸法材料器具标准主要内容为对灸材的材质、成分、规格等标准的研究及制定。2021 年国家针灸标准化技术委员会发布国家标准《灸用艾绒：GB/T40976—2021》和《清艾条：GB/T 40975—2021》。道地药材生产管理也建立了部分相关地方标准，如 2019 年湖北省发布《蕲艾绒分级质量标准：DB42/T 1524—2019》，2021 年河南省南阳市发布《南阳艾艾绒：DB4113/T 021—2022》，2022 年湖北省十堰市发布《武当艾绒质量分级：DB4203/T207—2022》等。但目前灸材器具的标准化还未全面建立，需进一步规范灸法器具管理标准。

灸法装备器具标准也进行了部分规范。2016 年国家市场监督管理总局发布了行业标准《电子加热灸疗设备：YY/T 1490—2016》2017 年国际标准化组织/中医药技术委员会（SO/TC249）发布国际标准 8 项，其中建立了中药艾灸装置一般要求的国际标准（ISO/CD18666）。2018 年的《铺负灸器的标准化研制和铺灸技术的传承创新》详细阐述了铺灸部位、铺灸器械、铺灸灸器的生产标准及精油、隔灸物、铺灸介质等内容。2012 年河南省糖尿病教育暨规范化管理学术研讨班推出糖尿病神经源性膀胱温灸器，对其适应证、禁忌证、操作步骤、疗效评定标准等进行了详细说明。2018 年国际标准化组织发布了中医红外仿灸仪的国际标准（SO2093：2018），规范了特殊波段的红外线模拟传统艾灸疗法的仿灸仪标准。

灸材的使用，经历了从有不良反应且致病的"钻木取火"，到主要以可燃性好、具有温经活络的艾叶取火为灸的过程，其间经过了漫长的临床选择过程，而《五十二病方》则明显地体现了这种过程。书中使用的灸材有艾叶、柳蕈，还使用了蒲绳治疗疣病；使用芥子泥发泡治疗毒蛇咬伤。可见《五十二病方》的灸材具有多样性，不独艾叶一种，而艾叶最后能取代其他材料，是经历了漫长时间及医家众多临床经验而脱颖而出的结果。《五十二病方》使用的灸法有直接灸、发泡灸、蒲条灸、裹物灸、熏灸、砭灸并用等法，仅从其成书时间看，该书记载这么多的灸法非常宝贵，其中仍有部分灸法在现今临床上尤为常用。艾条灸：施灸时，先在选定的穴位周围寻找热敏点，当患者有渗透、舒适、传导的感觉时，固定在该点施灸，直至出现灼烫的感觉，以皮肤潮红为度，再灸下一个穴位，每次灸1—3 穴，时间约 50 分钟。此法可用于头部、躯干、四肢。艾箱灸：将一根艾条截成 5—6 段，点燃放在艾箱中，将艾箱放在选定的部位上施灸，直至局部皮肤均匀汗出、潮红为度，一般需要 50 分钟以上。此法用于腹、背等躯干处，或肩、肘、腰、膝等大关节部位。艾炷灸：首先用手在所选腧穴的周围按压，寻找酸困、疼痛的敏感点，或用点燃的艾条寻找嗜热点，然后在热点上进行隔物灸，不计壮数，直至出现灼痛为止。此法可用在背、腰、腹部以及上、下肢肌肉丰厚处。

三、现代灸法、灸具的选择

（一）透灸法

透灸法中所用的艾炷是可以疏通十二条经脉的药物，其燃烧所产生之热穿透力强，能穿透到组织深处，可确保灸时和灸量。腹部透灸法的温热刺激可提高腹部皮肤的温度，促使腹部血液和淋巴循环且有助于吸收多种病变产物，通过温热感的传导，活血消滞，让气血上通下达，同时还可以对肌肉进行滋养，从而抑制肌肉萎缩，缓解肌肉痉挛。有现代研究指出，艾灸疗法能改善交感神经兴奋性和促进中枢神经功能重塑，腹部透灸法可刺激腹部两侧，加强感觉信息输入及兴奋传递并强化患侧感知觉，使躯干在锻炼前能够快速做出反应，提升核心区域对其他肌肉群的输出效能，让姿势的稳定性得到维持，从而提升患者的平衡控制能力。

于楠等人发现，腹部透灸法联合"四冲穴"针刺治疗脑卒中恢复期患者，可有效恢复患者平衡能力和步行功能，改善患者神经功能并提高其躯干控制能力。腹部广泛的经脉分布及特殊的生理构造给全身气血输送带来了广阔的途径，利用艾灸中的热量，通过经脉传递，达到祛除瘀血、温通经脉的作用，腹部透疗法在疾病治疗方面起着举足轻重的作用，在中风之后，往往会因为气血亏虚、血脉运行不畅而导致经络遗留疾病，瘀、火、痰、风等邪在经脉中滞留，而后困滞在四肢，导致四肢肌肉失去力量，功能降低，腹部和四肢肌力的高低之间存在着紧密的联系，腹部透灸法可将经络气血上输头部、下送四肢，达到疏通经络、温宣开窍的效果。腹部透灸法对改善脑卒中患者神经功能缺损程度并提高其平衡和躯干控制能力具有双重叠加作用。

高崚等人通过使用透灸法，将子宫体积作为主要结局指标，以子宫底下降高度、宫缩痛评分、阴道血性恶露量、恶露持续时间作为次要结局指标，观察产后子宫修复能力的恢复。透灸法是在继承古代重灸思想基础上提出的一种有效治疗技术，要求灸量充足、灸感透达，具有疏经通络、活血化瘀、益气补血的作用，灸后无瘢痕、水泡，安全性高，且应用范围广泛，可用于治疗头部、颈部、肩关节、胸腹部、腰背部、膝关节等多个部位的疾病。相较于传统灸法，灸箱透灸法的优势在于无烟和恒温，艾炷点燃后放入灸箱中，于箱体顶盖及四面侧壁覆盖滤布，一方面能够控制灸箱内的氧气含量，令艾炷在低氧状态下燃烧更持久；另一方面，滤布还能减少艾烟的排放量，起到保护环境的作用。产后子宫复旧是产妇分娩后的必经历程，中医学称为"产后恶露不绝""产后腹痛"等。在此过程中子宫体积可因各种因素无法恢复至孕前状态，恶露量多且持续时间延长，常伴随宫缩痛。清代医家周学霆《三指禅》中记载"百脉空虚，瘀血留滞"，足以括尽产后诸病。其用药也，补则足以填虚空，温则足以散瘀滞。温补二字，在产后极为稳当，提出产后多虚多瘀，应以"温补"法治疗产后诸病，因此选用艾灸治疗。

（二）药泥灸

药泥灸作为灸法中的一种，拥有数千年的历史，大约为公元前 168 年的马王堆汉墓中《五十二病方》记载，面部损伤使用井中泥外敷以治疗，公元 652 年唐代孙思邈《千金要方》有载杖疮肿痛用灶心土加香油调和外敷，公元 752 年唐代王焘辑录的《外台秘要》中有载丹毒以蚯蚓泥加同水调和涂敷治疗，晋代葛洪《肘后备急方》中载录，蝎子蜇伤用井底泥敷于局部治疗，公元 978 年宋代《太平圣惠方》有载小儿鼻塞不通、头热之症于囟门处贴敷蚯蚓泥细末与水调和而成的药饼。《内经》中把艾作为灸的代名词，艾灸一词开始在灸疗中占据主要位置，但灸材其实种类丰富，比如《千金翼方》有载"刮竹箭上取茹作炷，灸上二七壮"，即用竹茹，《肘后备急方》卷七有载"火灸蜡，以灌疮中"，即用蜡灸，不论何种灸材、灸法治病原理都可以概括为对人体特定部位进行温热刺激，舒筋通络。此类案例诸多，结合时代背景推测，古代药泥灸以方便快捷为主，多为就地取材，在先辈经验的基础之上进行了发展，药泥灸被广泛应用，种类日渐丰富，比如海泥灸贴、石蜡灸，中药热奄包等都有异曲同工之意，此类药泥的操作方法都是利用加热促进中药起效。

夏宇航等人对药泥灸的治疗进行归纳，药泥灸拥有热力高、持续时间长及穿透力高的特点，同时还兼顾中药的药力作用，能使药力与热力融为一体，共同作用于肌肤表面以祛风散寒，作用于穴位以刺激感应得气，作用于经络以疏通传导，用温和舒适且高效安全的方式将体内的风、寒、湿、热、毒等通过相对症的组方结合药泥灸达到治已病、防未病，扶本固元的目的，通过以局部治疗带动机体整体内环境的改善，药泥灸临床覆盖病种十分广泛，目前已有的文献就涉及骨性关节炎、肩周炎、腰椎间盘突出、痛经、软组织损伤、高血压，乃至儿童过敏性鼻炎、脑卒中等各个领域，以骨性关节炎为主。

中药药泥灸归属"灸"的范畴，属温热治法，经过微波炉加热其具有的热量能够使覆盖部位皮肤温度升高到 50 ℃—60 ℃，起到温、通、调、补的作用，药泥灸以火山泥为基质，因其具有良好的延展性，药泥灸可同时覆盖多处穴位，又因火山泥中含有多种微量元素，如在抗过氧化系统中有积极作用的硒即能调节皮肤周围血管功能，增强局部抗氧化能力。药泥

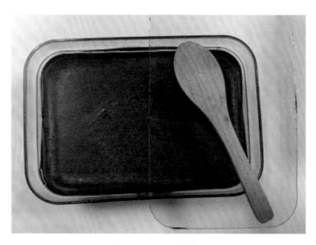

图 5 - 8　药泥灸

灸的作用方式同中药经皮给药系统相似，是将中药或中药提取物同适当基质和（或）透皮吸收促进剂融合均匀后敷贴于对症穴位或体表皮肤加以治疗，药泥灸不仅具有透皮给药的优势，也能避免口服给药带来的药物不良反应、药量安全问题以及口服药对肝脏造成的损害。同时药泥灸对腧穴的刺激是药泥灸起效的关键，因为火山泥的延展性良好，药泥灸可同时覆盖多处穴位，通过对这些穴位的温度以及药物作用刺激由局部调动了经脉的功能。人是一个有机的整体，局部的改变会慢慢影响全身，会发挥行气血和调阴阳的整体作用，并且激活皮肤中某些神经末梢酶类参与机体的免疫调节，对疾病的治疗具有明显调节作用。火山泥以及常用中药如透骨草、鸡血藤等会渗透进皮下，使覆盖部分的机体内外均处于长时间热状态，这种热刺激作用于体表会通过加大汗液的排出促进代谢产物的排出，作用于体内会扩张毛细血管促进血液循环及淋巴循环加速，减轻平滑肌紧张度，如炎症、水肿等的消散吸收，加速组织的更新，增强白细胞的吞噬能力以及加速炎症因子与代谢物质的吸收。

　　药泥灸中含有放射性物质氡，其发出的 α、β、γ 射线可以对身体产生辐射和电离作用进而起到调节心血管功能、提高体内氧化水平、镇静中枢神经、平衡和协调自主神经、改善代谢和增强免疫细胞的功能。此外，通过对活火山副产物五大连池中矿泥的化学成分分析发现，其中富含了 Fe、Zn、Mn、Cu 等多种微量元素，Cu 对神经系统的结构功能以及内分泌的正常功能起到维持作用，同时能清除人体内有毒的自由基，预防机体出现肿瘤、动脉硬化等问题；Mn 对信息的传导、中枢以及脑部神经、内分泌的功能起到维持作用。研究表明药泥灸在治疗过程中会有效改善贴敷处的淋巴循环与血液循环，加速病变处血肿的消散和炎症因子水平的降低。以原发性痛经为例，主要发病因素多为前列腺素与白细胞介素的升高，临床常用布洛芬、阿司匹林等进行快速镇痛，起效虽快，但不仅易产生耐药性，而且易导致肠胃、肾脏与血小板等的不良反应，对寒凝血瘀型原发性痛经采取药泥灸的临床研究中发现，药泥灸能有效降低血浆中 PGE 和 PGF2$_\alpha$ 含量，临床疗效显著且不易复发；对寒湿痹阻型骨性关节炎采取中药泥灸治疗的临床研究中发现中药泥能够直接透皮吸收，机体对中药的吸收会更快，促使机体局部血液循环的改善，对消除肿胀、促进膝关节功能恢复起到正向推动作用，同采用温针灸进行治疗的对照组相比在缓解膝关节疼痛方面药泥灸起效更快，表明中药泥灸可以达到温针灸同样的临床疗效；对气滞血瘀型原发性痛经女大学生采用口服痛经灵颗粒结合药泥灸腹部任脉腧穴治疗，结果发现临床总有效率为 96.67%，明显高于单纯口服颗粒的对照组（总有效率 80.00%），表明药泥灸结合药物口服对痛经有很好的治疗效果。

海泥灸贴即是利用当海泥贴于肌肤表面的特定部位或腧穴时高渗性以及长时间持续散热性能够增强外敷中药的渗透性，提高临床治疗效果。乔野等探讨海泥灸贴联合电针疗法治疗神经根型颈椎病的效果，对照组予以常规西医综合疗法，观察组在此基础上予以海泥灸贴联合电针治疗方法，相比治疗前，治疗后的观察组、对照组的疼痛感以及 CRP、TNF-α、IL-6 等血清炎性细胞因子水平都有显著降低，说明海泥灸贴联合疗法有助于消炎镇痛。魏肖禹等探讨针刺与海泥灸对高血压前期肾功能的保护效果，与模型组的收缩压相比，海泥灸针刺组均降低，表明海泥灸贴疗法能调整血管内皮功能，纠正水液代谢紊乱，减轻水潴留，保护肾功能以及治疗高血压。

李思明等人使用疼痛散中药火灸治疗腰背肌筋膜炎患者，可有效缓解患者疼痛，改善临床症状，且安全性良好，操作简单方便，患者具有较好的依从性，值得临床借鉴参考。中药火灸治疗与其他中医外治疗法有所不同，其是将中药饮片打粉后，经水调和，制成药饼，贴敷于患部或体表穴位，利用乙醇燃烧所产生的热力和空气对流的原理，以刺激贴敷部位，旨在通过局部的温热效应传递和药物透皮吸收的双重作用而发挥温经通脉、活血止痛的作用。腰背肌筋膜炎属中医学"肌筋痹""痹证"范畴，《素问·长刺节论》有言："病在筋，筋挛节痛，不可以行，名曰筋。"中医学认为，腰背肌筋膜炎发病是内外因相互作用的结果，肾主骨，肝主筋，在内责之肝肾亏损，不能濡养筋痹。骨，在外责之风、寒、湿三邪侵袭，加之长期慢性劳损，或外伤不愈，致筋脉拘急挛缩，气滞血瘀，筋脉失养，不通则痛，不荣则痛。《素问·痹论》言："风寒湿三气杂至，合而为痹也。"《灵枢·经筋》言："经筋之病，寒则反折筋急。"故治疗当以补益肝肾、活血化瘀、温经通络、祛风止痛为主。中药火灸治疗是一种绿色无创、无肝肾代谢负担、疗效确切的中医外治疗法，具有通经活络、温里散寒的功效。疼痛散方中白芷、羌活、生麻黄、独活除上下风湿之邪，祛风除湿，通痹止痛；以桂枝、生艾叶、当归温经活血，助阳化气；醋乳香、醋没药活血化瘀，行气止痛；丁香芳香通络，温散寒痹；路路通、青风藤祛风活络，利水消肿；桑寄生、骨碎补、肉桂滋肝补肾，强筋壮骨；醋延胡索活血行气止痛。全方共奏祛风除湿、温经通络、活血化瘀、滋肝补肾、行气止痛的功效。

（三）雷火灸

古代雷火灸基础上创新发展的雷火悬灸，其灸条包含多种中药成分，点燃灸条时其热辐射量和热透量更强，渗透肌肉组织重从而达到更好的治病效果。研究表明在炎症性疾病方面，雷火灸有使患处疼痛减轻、肿胀降低、活动度改善、功能障碍程度缓解的效果。急性腰扭伤属于肌肉急性损伤，有机体炎症反应，雷火灸法的热辐射刺激，可调畅气机，和谐营卫，达到行气活血，消瘀散结的作用。治疗急性腰扭伤的最后一步是行雷火灸法，一是缓解针刺劳累感和痛感，给予患者舒缓的时间；二还可借用雷火灸强烈的热辐射和热透量进一步促进针刺后经气的传导，从而疏通经脉气血。

雷火灸具有药、灸一体的作用，可祛湿散寒、温经通络，是痹症的常用外治法。保守治疗是现阶段膝关节骨性关节炎患者的主要治疗方式，通

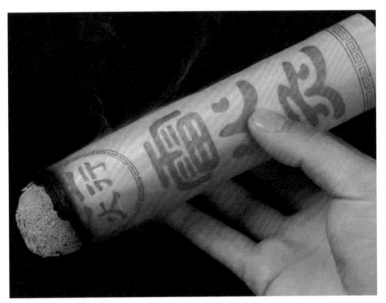

图5-9　雷火灸

过服用非甾体抗炎药缓解疼痛，但部分患者膝关节功能改善不理想，预后较差。赵红霞等选取阳陵泉、足三里、风市、委中、解溪、昆仑等穴位进行雷火灸治疗，其中阳陵泉可活血通络、疏调经脉，足三里可温中补虚、调和脾胃，风市可通经活络、祛风化湿，委中可舒筋通络、散瘀活血，解溪可疏经通络，昆仑可舒筋活络，诸穴共奏活血通络、祛风化湿等功效。

《济生方》："病历节，昼轻夜重，疼痛彻骨。"类风湿关节炎具有明显晨起关节僵硬、麻木，活动后好转的特征。研究发现，这种异常节律性的临床症状与类风湿关节炎紊乱的生物钟相关，持续的"晨僵"症状可能为晨起时糖皮质激素分泌不足所致，基于类风湿关节炎昼夜节律性，分别在不同时间段进行干预，能同时对症状及炎性因子产生影响。分析类风湿关节炎发病特点可知，从症状上来看，辰时和酉时分别对应症状的高峰末期和前期；从机体免疫上看，辰时对应致炎因子分泌失调的终末期，酉时处于致炎因子活跃前期；于辰时干预属对症治疗，酉时干预体现中医"既病防变"思想，在这两个时间段进行干预，其疗效可能优于其他时间，分别在卯时（5:00—7:00）和酉时（17:00—19:00）对类风湿关节炎模型大鼠进行艾灸，结果表明，两个时间点艾灸效果差异不明显，但酉时更具有治疗潜力。研究发现，在辰时（7:00—9:00）和酉时对类风湿关节炎大鼠的肾俞、足三里穴艾灸干预，关节滑膜中的细胞焦亡相关因子表达显著下调，滑膜炎症得以减轻。中医认为，酉时气血刚好流注肾经，此时艾灸驱邪扶正效果最好。艾灸作为中医传统特色疗法，在类风湿关节炎的治疗中具有较好的抗感染、修复关节滑膜、保护骨及软骨等作用。艾灸疗法具有双向良性调节、简便易行、效果显著等特点。艾灸治疗类风湿关节炎在临床实践中已被广泛使用，艾灸能降低类风湿关节炎的活动度，下调炎性相关因子，减轻关节疼痛，延缓软骨破坏及骨侵蚀，增强抗风湿药的免疫抑制作用，并且还能减轻抗风湿药物的不良反应。

单帅等对艾灸治疗类风湿关节炎做出总结和归纳，类风湿关节炎可归属于中医学"痹证""痹""历节"等范畴，病情迁延难愈，且进行性加重，属于临床难治性疾病。类风湿关节炎是一种炎症性免疫介导的疾病，为最常见的自身免疫性关节炎类型，可导致滑膜炎、软骨破坏，甚至关节损伤等。临床上表现为关节疼痛、发红、肿胀、畸形和运动受限等。艾灸的温热、温通、温补作用在治疗痹证方面有着确切的疗效。类风湿关节炎是造成中年劳动力流失的主要原因之一。目前，尚无治疗被证明可以逆转类风湿关节炎患者关节结构损伤的进展，有效的关节疼痛控制和炎症管理是治愈疾病的主要目标。艾灸为中医外治法之一，施灸方式多样，有研究者对艾灸干预类风湿关节炎的相关文献进行梳理发现，类风湿关节炎的施灸方法主要以"温针灸""麦粒灸""悬灸"及"长蛇灸"等为主。艾灸的治疗效果与灸量有关，灸量包括灸材的多少、施灸时长、距离皮肤距离、艾条大小等因素，其中灸材的多少可通过增加施灸时长来体现。艾灸时间20分钟以上能明显刺激脊髓背根和背根神经节中的TRPV3关键温度感受器表达，促进滑膜细胞凋亡，减缓血管翳发生。

（四）热敏灸

热敏灸是一种新型的灸疗法，通过悬灸热敏态穴位实现热敏灸感和经气传导，具有提高艾灸疗效的作用，正如《针灸大成》中曾论述"有病道远者必先使气直到病所"，强调针刺一定要注重"气至病所"，学者们普遍认为艾灸与针刺一样可以利用经络的传感，激活促进人体经气运行。在此基础上，陈日新提出腧穴热敏化，即在疾病状态下，相关反应点所对应的腧穴对热异常敏感，反应表现为激发出透热、扩热、传热、局部不

（微）热远部热、表面不（微）热深部热、非热觉等热敏灸感和经气传导等奇异现象，这种现象为腧穴热敏化现象，这些已热敏化的腧穴称为热敏化腧穴，并经过长期大量的临床观察创立热敏灸，亦如朱兵所说，穴位是携带"健康信息密码"的体表区域，敏化穴位是机体健康状况的"警示仪"，热敏灸最大的特点在于要灸到身体内部产生热效应，而不仅仅是局部皮肤表面。穴位敏化态的产生与机体的健康状况相关，即敏化态的腧穴部位是疾病在体表的反应部位，腧穴反映机体功能状态的变化是其本质属性之一。热敏灸是穴位敏化研究的一个分支，是穴位灸量学研究的特殊表现，穴位的灸量学主要是指以穴位为基础的灸法治疗，在临床上根据病情的不同，确定相应的灸法及足够的刺激量，以获取最佳疗效。穴位的选择、灸量和疗效有着直接的关系。此次研究中关键词突现和时间线分析中展现出热敏灸的时间发展变化，可以发现其研究内容更加具象、研究方向更加贴合临床，探究热敏灸最佳疗效的制定标准。

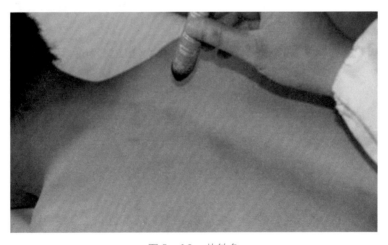

图 5-10　热敏灸

　　刘澄波使用热敏灸法对膝关节骨性关节炎患者康复效果进行研究。热敏灸属于针灸的一种治疗方法，通过点燃的艾条悬灸机体相关热敏态穴位，可使灸感直达病所，能够改善膝关节血液循环，缓解肌肉挛缩，还能减少炎性介质渗出，促进渗出液吸收，从而达到缓解疼痛、改善膝关节功能的效果。传统医学认为，膝关节骨性关节炎属于"痹症"之"膝痹"的范畴，正气不足、劳损日久、筋脉失养或风寒湿邪痹阻关节，局部经络气血不通，筋脉失和、关节痹阻、不通则痛，为本虚标实之证。因此，临床以补益肝肾、行气化瘀、通络止痛等为治则。现代医学认为，躯体持久疼痛可对患者生理和精神造成严重压力，甚至导致抑郁症，影响康复积极性和恢复效果。而膝关节骨性关节炎患者常伴有负性情绪与心理反应。《素问·至真要大论》："诸痛痒疮，皆属于心。"因此在有效止痛的同时，亦需要调节因疼痛所致的情志失调，从而获得更好的治疗效果。

（五）督脉灸

任督二脉灸疗法不同于具体穴位的局部治疗，一般是治疗部位皮肤上平铺温热压紧的姜碎、艾绒，点火后任其自然燃烧，这种生姜与艾叶在任脉或者督脉上行大面积的隔姜灸治疗方法，借助了艾灸的火力增强药力传导，使得火、药、灸三者相互作用，从而增强了作用于机体的效应，有效地将传统灸疗法与现代中医外治法结合，已得到临床的广泛应用。

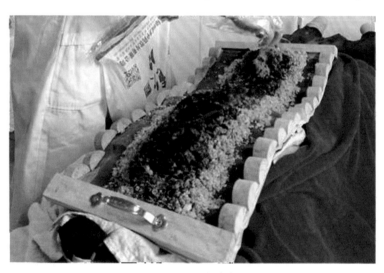

图 5-11　督脉灸

督脉行于身后正中，为阳经之会，主持诸阳而温暖胞宫，与膀胱经共同循行于后背部，与任脉皆升且会于面部，艾灸督脉，取俯卧位，以督脉循行部位为主，取穴由大椎至长强穴，同时涉及足太阳膀胱经等部分背部穴位，艾灸督脉对于原发性痛经寒凝血瘀证等妇科疾病也有一定的疗效。督脉又为司神之脉，有研究显示，原发性痛经与患者精神和心理有着密切的关系，有痛经病史的女性，往往在月经来潮之前，产生紧张、害怕、担心等情绪，而这些情绪也会带来或者加重身体不适，在月经来潮时使得疼痛加重，也一定程度上导致了更加严重的心理障碍。仇洪红总结出采用任督灸疗法分经分期治疗原发性痛经，遵循"外治之理即内治之理"的原则，通过局部艾灸配合中药内服的方法，在原有治疗痛经的基础上进行了继承和创新，将经脉腧穴、药物、艾灸融于一体，因病而治，因人而治，使药物充分发挥其作用价值，更好地作用于人体。任、督二脉灸疗法即在人体的任脉或督脉铺以生姜或药物，覆盖艾绒点燃后进行的灸疗法，具有温经散寒、消瘀散结、扶助正气、预防保健的作用，常常运用于治疗妇科疾病。充分表明了灸疗法在中医药治疗中独特的作用。《黄帝内经》指出，冲、任、督脉一源而三歧，且冲脉和任脉又内系于胞中，与妇科疾病的产生和发展密切相关。《素问·骨空论》："任脉为病，女子带下瘕聚；冲脉为病，逆气里急；督脉为病，脊强反折……其女子不孕"。任脉行于身前正中，总司"一身之阴经"，为阴经之海，主持诸阴而司妊养，与脏腑精气相通，与募穴共同协调机体的气血运行，涉及冲脉；冲脉为"十二经脉之海"，主一身血海而润养全身。痛经的发生离不开冲任、胞宫气血失调，故艾灸治疗亦以调理冲任、胞宫气血为根本。艾灸任脉在前取平卧位，以任脉循行部位为主，取穴由中脘穴至中极，同时涉及冲脉及肾经、脾经、胃经等腹部穴位。

郭雅雯等使用督脉悬灸治疗强直性脊柱炎，发现对寒湿痹阻型强直性脊柱炎患者的炎症因子、病情活动指数等疗效显著。中医学将强直性脊柱炎归为"骨痹""肾痹""筋痹""大偻""龟背风"等范畴，认为其病机为湿、热、风、寒等外邪入侵，痹阻经脉，气血不通，引发腰部疼痛、僵硬、屈伸不利、变形等，治疗原则应标本兼治，温经散寒通络，补肾填精强督。中医针灸疗法在治疗强直性脊柱炎上有其独特的优点，可直接作用于脊柱、骶髂关节等部分，使艾灸药力直达病所；针刺通过穴位、经络，平衡阴阳及调整虚实。督灸通过激发协调各经络，温补督脉，能够平衡阴阳、调整虚实及抵制病邪，从而达到治疗疾病的目的。脊柱侧弯患者脊柱两旁椎旁肌存在萎缩性加上后天失调，长期姿势不良，缺少运动，或风寒湿邪侵袭，作用于骨节，这和中医学所说气凝筋挛有着相通之处，总督诸阳经，既可调节全身之阳气且传输经气以达全身，又可敷布命门之火以温脏腑。中医学认为督脉属于奇经八脉之一，行于脊背正中，通髓达脑，为"阳月骨，每节两向皆有细络一道，内连腹中，与心肺系，五脏通"。说明督脉与脑、髓、五脏都有紧密的联系。《入镜经》中有提及"督脉，脊中生髓，上至于脑，至尾骶，其两旁附朋，外络肢节经络，是经络系统的总枢纽。督脉和足太阳膀胱经具有调理脏腑功能的作用。

青少年特发性脊柱侧弯是一种冠状面脊柱弯曲、水平面椎体旋转及矢状面曲度变化的三维畸形。该病在早期症状并不明显，在青春发育期进展迅速，若未早发现早治疗，后期可能引起严重畸形，产生各种疼痛，甚至发生呼吸、循环功能障碍。谭志等人使用督灸联合运动矫正治疗青少年特发性脊柱侧弯。脊柱侧弯属中医学"骨痹"范畴，中医学认为脊为督脉所养，藏经会脉，者经所系。青少年特发性脊柱侧弯患者由于先天禀赋不足，肝肾亏虚，骨失充盈，筋失濡养，从而易导致筋骨柔弱，气血凝滞，肌筋拘挛，而出现脊柱侧弯。督脉位于脊骨空里，总督全身之脉，上通于脑，内连脏腑经络。这也为本研究中脊柱侧弯患者加强脊柱相关功能提供了新的思路。督灸又名"长蛇灸""铺灸"，源于隔物灸。督灸部位覆盖督脉和足太阳膀胱经第1侧线。十二背俞穴均分布于足太阳膀胱经第1侧线上，与脏腑有内外相应关系。督灸以艾绒作为施灸材料，在施灸时沿脊柱或分段分布，点燃艾后铺药物、姜蒜泥，因其施灸面积广、艾炷大、火气足及形如长蛇而得名。督灸多采用大椎至腰腧穴，故取穴多，点燃艾炷后体表温度可达45℃以上，时间为1—2小时，温通力更强。

（六）膏肓灸

膏肓灸法是中医学的一种特殊灸治方法，始见于孙思邈《千金要方》，言其可治"羸瘦虚损，梦中失精，上气咳逆，狂感安误"。《针灸大成》言其可治疗"阳气亏弱，诸风固冷"。经后世不断衍化发展，已成为一种独具特色的中医治疗技术。此法之独特处有三：其一，在于首先强调取膏肓穴的体位姿势务必使两肩胛骨充分分离。其二，强调灸量宜大，施灸壮数宜多，即灸至百壮千壮，"气海，灸七壮，足三里，日灸七，上百壮（《明堂孔穴针灸治要》）"。结合现代临床情况，膏肓穴一般灸10壮为宜。其三，灸完膏肓穴后必须灸气海、足三里穴，以引火气实下，防气火塞盛于上。膏肓穴是足太阳膀胱经的腧穴，是五脏六腑之精气输注于体表的部位。重灸膏肓穴有扶元固本、调理脏腑、通行气血、顺接阴阳之功，是治疗各种虚劳慢性病证的要穴。气海补一身元气，具有培元固本、补益下焦之功，对体虚气弱、元阳不足者尤为适宜。

蓝荣林等人挖掘古今文献发现，膏肓灸对人体免疫力的提升疗效显著。古籍文献中膏肓灸的灸法类型多特指直接灸，灸法是影响膏肓灸疗效的关键因素之一。近现代以来，随着温和灸、温针灸、温灸盒灸、雷火灸、热敏灸等各种新兴灸法不断涌现，膏肓灸的施灸方法也随之不断创新发展，但从现代文献中可以看出仍以直接灸膏肓穴应用较多，占比为34%。膏肓穴的施灸方式当以直接灸为宜，其具有刺激量大和效应期长的优势。直接灸的短暂灼痛不仅可兴奋温度感受器，还能兴奋痛觉感受器，从而介导局部免疫反应，启动艾灸温通效应。且直接灸后的灸疮是一个长时程的无菌性炎性反应过程，会激活人体较持久的免疫应答，从而增强人体的免疫功能，故直接灸适宜于病理复杂、病位广泛、免疫功能失调的重病及顽症痼疾，这种作用原理非常契合直接灸膏肓穴而达到补益虚损的目的。继承古人膏肓灸之精髓，重现其"灸之无疾不愈"的神奇疗效，即取穴以开胛探敏为要，灸法以直接灸法为宜，灸量以得气消退为妙，主治病症以心肺虚证为主，当以艾灸得气理论为指导，规范其灸位、灸法、灸量等操作要领。

慢性疲劳综合征在中医学中属"虚劳""郁证""百合病"等范畴，其主要病机为情志不遂、劳逸失度、饮食不节等导致脏腑气化功能受损，气血阴阳平衡失调。《素问·通评虚实论》将虚劳的病机概括为"精气夺则虚"。疲劳是人体气、血、精、神耗夺的具体表现，而气、血、精、神皆由五脏所化生，本病的发生与脾、肝、肾三脏密切相关，即"肝虚、肾虚、脾虚，皆令人体重烦冤"（《素问·示从容论》）。脾主肌肉及四肢，脾的功能低下，则表现为四肢困倦、乏力，即"今脾病不能为胃行其津液，四肢不得禀水谷气，气日以衰，脉道不利，筋骨肌肉。皆无气以生，故不用焉"《素问·太阴阳明论》）。《素问·六节藏象论》载："肝者罢极之本。"明确指出肝脏功能失调是产生疲劳的重要原因。肾主骨，腰为肾之府，若肾虚，骨失所养，则易出现腰膝酸软、行走无力。因此，肝、脾、肾三脏虚损导致机体全身机能减退，而出现以全身疲劳为主的综合征。慢性疲劳综合征患者存在免疫功能的异常，艾灸治疗具有调整机体免疫系统的功能，对免疫分子、免疫细胞和免疫器官都有调节作用。中枢神经系统与内分泌系统的异常在慢性疲劳综合征的发生中扮演着重要的角色，而灸法具有调节神经营养因子、神经递质和受体，从而起到调控中枢神经功能的作用。从中医学角度分析，膏肓、气海、足三里相配，大灸量施灸能够培元固本、益气养血、调补五脏，与慢性疲劳综合征病机甚相吻合。

（七）子午流注择时灸

何天凤等研究子午流注择时进行雷火灸，对腹腔镜异位妊娠术后患者胃肠道功能的影响。子午流注理论是以子午言时间，流注喻气血，用以说明人体的阴阳盛衰、营卫运行、经脉流注的规律。子午流注理论中十二经脉的气血于寅时（3:00—5:00）流注肺经，卯时（5:00—7:00）流注大肠经，辰时（7:00—9:00）流注胃经，巳时（9:00—11:00）流注脾经，午时（11:00—13:00）流注心经，未时（13:00—15:00）流注小肠经，申时（15:00—17:00）流注膀胱经，酉时（17:00—19:00）流注肾经，戌时（19:00—21:00）流注心包经，亥时（21:00—23:00）流注三焦经，子时（23:00—01:00）流注胆经，丑时（01:00—03:00）流注肝经，最后从肝经又流入肺经，如此循环往复。而当气血流注到某个脏腑经络时，此时该脏腑气血运行是最旺盛的，因此该时辰被认为是该脏腑经络的当令之时，在当令之时辨证循经，按时干预，调节该脏腑功能的效果能达到最优。异位妊娠在中医学中的"停经腹痛""少腹瘀血""经漏"病症中有类似症状的描述，主要与少腹宿有瘀滞、冲任不畅或先天肾气不足等有关。现代手术创伤属于中医学病因学说中的"金刃伤"，腹部手术时金刃损伤脉络，致使血脉壅滞，脏腑气机不通，损伤了机体正常的气机升降，造成气机不利，通降失常，胃气上逆，引起恶心呕吐，再者疾病与手术损害人体正气，正气不足加之术中失血，致使气血两虚而脾胃运化乏力、肠胃失和，肠道失于营养，进而发生胃肠道功能紊乱。此外，若患者术后感染六淫外邪、饮食不调、情志不畅等，也会出现脾胃气机的升降失衡，从而引起恶心、呕吐等胃肠道不良反应。雷火灸作为传统中医外治法，将中医经络学说作为其理论基础，利用药物燃烧时产生的强大热力、红外线辐射力，将雷火灸内部的药化因子、物理因子通过脉络和腧穴的循经感传，以达到温经通络、活血化瘀、益气补虚、行气通便等多种功效。

韩丽红等观察子午流注择时温和灸对老年性夜尿症肾阳虚型的治疗效果，在对照组基础上为患者实施子午流注择时温和灸法，由于患者病患位处膀胱处，且同身体脏器有紧密关联，故可依照子午流注纳支法为患者经脉进行气血运行，在酉时阶段，人体气血通过肾经，此时肾部气血最为旺盛，同时也是肾部精华存储阶段，故可选择由于患者病症位置为膀胱段，致使其病症与脾肾等器官有着密切联系，且与肾部器官影响最为直接。故依照子午流注纳支法中十二经脉气血运行，于酉时使气血流注肾经，在此时段患者肾经气血最为强烈，也是贮藏精华最为关键的时段，故在对照组单纯温和灸基础上，选择17:00—19:00对患者足下涌泉、照海等穴位实施灸治，从而起到疏导患者进入的目的，使其肾脏部位经气得以激活。随即针对患者气海、关元等穴位进行施灸，其作为人体经期贮藏之处，是人体阳气补充的地方，对小便排出有着关键推助作用。患者在此阶段日常灸治所需10分钟左右，需每日酉时治疗1次，以一周为一个疗程，共治疗两个疗程。医护人员手持艾条与患者待治疗部位进行适度距离进行熏灸，以患者治疗部位产生温热感为宜、略微泛红，且未产生灼烧刺痛感为宜，每次灸治时长15分钟左右，随即观察患者治疗部位、调节救治距离，对艾灰做好适度处理，防止烫伤患者肌肤。待艾灸结束后，检查患者皮肤完好程度，适度做好防寒准备，以免受凉导致寒气侵入体内。在中医研究中，通常情况下夜尿症会被认为是人体肾阳亏虚，膀胱失约所导致。

白天夜晚阴阳交替，互有极盛之时，同时液体均属阴，且以子时最盛，故易导致患者于夜里肾阳不足，膀胱无力，无法对小便自行排泄进行合理控制，又因与肾相呼应，膀胱气化与肾功能相协调。故在穴位治理过程中需选取涌泉、太溪、关元穴等进行温阳补肾，活血固本。同时在肾经中井穴涌泉、气海、关元等进行治疗，也可达到疏导经络，激发经气的作用。酉时作为人体肾经中气血旺盛阶段，且肾和膀胱有着直接联系，当人体肾进行精华存储时，可依照择时而治的方式，在酉时气血流注旺盛阶段，对患者涌泉、照海、关元进行温和灸治疗，进而改善患者膀胱功能，降低夜排频次，从而提升患者群体生活质量以及睡眠质量，防止跌倒坠床等心脑血管疾病的发生。

（八）循经感传扶阳灸

贾汐沛等总结《灸感三相赋》中灸法的感传规律，灸感是在灸法作用的过程中，通过一定热刺激的效应累积后，在局部或者远端产生发热、发麻、蚁行及风吹等特殊感应，与"气至病所"的观念亦为同道，周楣声先生把灸疗过程中产生的感传效果划分为3个时相，对感传进行了详细的描述。对灸感的定义作出了重要的概括："夫二气感应以相与，水火相济以相成。因灸生感，感而能行……为灸法之规矩，乃斯道之准绳。"目前对于"感传"相关影响因素的研究，多集中于刺法。灸法方面，对于"感传"激发的相关因素却缺乏深入的探讨。实际上，刺法与灸法中的感传，既有区别，亦有联系。重视感传的规律往往能带来更好的治疗效果，因此进一步从灸位及灸量等角度去浅析激发感传的相关要点。灸疗中的"感传"是将感传现象的发生条件总结为以下3点：①位置固定；②热力集中均匀；③时间持久。感传可以沟通病与穴，使其得以相互承接、一脉贯通，最终达到治疗效果。由于感传的过程具有各不相同的阶段性特征，在不同时相中，人体会对不同的热刺激作出不同的应答反应。第一相——定穴着艾、定向传导；第二相——气满病所、作用发挥；第三相——下降中止、循经再传。灸感作用在此刻达到峰值后，感传的能力逐渐开始减弱，具体体现在灸感并不能像前两相随火温的上升而增强且感传线上的感应由此开始逐渐消失，即使再加大火力也不能使感应再现。

感传过程的阶段特征归纳为"灸感三相"，同时也为灸法的创新和临床的诊疗指明了方向。近年来，越来越多的研究者也在临床中发现，感传与临床灸疗效果存在相对一致性。在激发感传的基础上，能带来更好的治疗效果。而掌握感传要点、重视感传的规律，则可更好地指导施灸者进行定灸、选法和择量，为疾病的诊治提供更优的个体化判断。此外，医者可通过感传的规律发现隐匿和潜伏的病变，如上腹痛而选灸足三里，当感传顺着足阳经下入腹后，却迟滞不前，终不上达，此时感传的中断则可能提示循经路线上有未发现的病变，并根据此现象，指导医者随之作出治疗方案的更改。对于感传规律的探索，并不仅仅是拘泥于灸疗效果，更为重要的是医者可通过这种规律与特性，验证部分中医基本理论如五行五味与五脏的对应关系、"汗为心液"和经络的实质等，并在此基础上继续进行更深层次的理论探究以及疗法等方面的创新。

屈玉华等人研究验证了循经感传扶阳灸可有效地缓解脑卒中后肢体痉挛，提高运动能力，改善生活质量。近年来，扶阳灸法被应用于治疗 CIS 痉挛性偏瘫，可有效缓解卒中后肢体痉挛状态。扶阳灸法是对传统灸法的创新，它将艾灸和扶阳药物结合在一起，综合作用在人体阳经诸部，将药气、能量导入体内，使筋肉得以濡养，有效改善肢体痉挛。循经感传现象是指采用不同方法刺激人体经络腧穴时，所产生的得气感从受刺激部位开始沿经络路线放散游走的现象。循经感传，气至病所是提高临床疗效的关键所在。本研究以"扶阳理论"和"经络理论"为指导，借助药力、腧穴、经络、艾灸、循经感传手法的多重作用，以达到调节脏腑功能、温补阳气、缓解肌肉痉挛的功效。

中医认为气血阴阳失调、痰瘀阻滞、温煦失职，经筋失去濡养是中风后痉挛性偏瘫的病机，治则当以温经通阳行气活血，濡养经筋。扶阳灸法始于清末著名医家郑钦安等发展并创立扶阳学说，其核心思想是扶助阳气、调畅气血，使阳气得以密固，从而达到扶正祛邪、平和阴阳的目的，近年来，扶阳灸在治疗卒中后偏瘫中取得了较好的疗效。循经感传现象是临床上常见且重要的经络现象之一，它是指采用不同针刺或灸法刺激穴位时，局部或远端产生感应，同时辅以不同手法，使针感或灸感沿着经脉循行路线传导，到达疾病所在部位的现象。既往研究显示，艾灸效果同感传密切相关。传统艾灸可疏通部分经络，调理局部气血，但未强调整条经络的传感。循经感传扶阳灸在传统灸法的基础上，辅以循摄手法激发经气，并引导经气循经传导，从而使气至病所，达到疏通阳经脉络、温补阳气、调节气血、濡养筋脉的作用。与传统艾灸相比，循经感传扶阳灸具有多重作用，药效、渗透性和灸疗热效应更强。

陈美仁等使用扶阳罐温推温灸技术治疗失眠脾胃不和证，通过温推经脉、温灸穴位，温灸头部六位，能够疏理头目，镇静安神，温灸腹部穴位，能温脾暖胃，抚胃安神。脾胃不和失运，营卫失和，胃乃卫之根，脾乃营之源。卫气昼行于阳则寤，夜行于阴而寐。《灵枢·大惑论》云："卫气不得入于肝，常留于阳……不得入于阴则阴气虚，故目不瞑矣。"卫不入阴原因有三：一者卫强营弱，营阴无以固约卫气使之虚浮；二者脾胃升降失常，卫气入营受阻；三者脾胃虚弱，无力推动卫气至营阴。疗效肯定，可增加熟睡时间，有效改善入睡困难和提高生活质量，其临床疗效确切。扶阳罐温推温灸技术集推拿、温灸、刮痧、热疗等多种功效为一体。温推类似推拿手法的直推法，直推腹部任脉、胃经和脾经，再推带脉，纵横交错依次推治，具有调理脾胃、理气和胃、益气养血、安神利眠的功效，操作方便、患者乐于接受、疗效迅速、安全可靠。

中医治疗原发性失眠症积累了丰富的经验，主要疗法包括中药内服、针灸等。艾灸是公认的"绿色疗法"，安全、不良反应少，患者依从性高。原发性失眠症是指持续3个月以上入睡困难或睡眠易中断，影响日常生活、工作状态的一种疾病。原发性失眠症根据其入睡困难、早醒、频繁觉醒等表现，可归为中医"不寐"等范畴，其病因病机可总结为营血亏虚、化源不足、阴阳不和、气滞血瘀、痰扰心神、虚阳外浮等。黄秀珊等观察疏肝调神法艾灸对失眠症觉醒状态的作用，疏肝调神不拘泥于单一针灸理论或技术，取穴"四花穴"，即双侧膈俞与胆俞，膈俞属血、属阴，胆俞属气、属阳，此二穴施以灸火，可调和气血、平衡阴阳。皮内针取穴心俞、肝俞，可安神定志、疏肝理气，起巩固效果。中医学认为，肝具有疏通全身气机的作用，气机通畅则开朗豁达，肝失疏泄则气机郁滞、情志不遂、心神不安，可见肝之疏泄功能在不寐的发生中起决定性作用；本病病位在心，心主神明，神安则寐，又关乎肝、胆、肾诸脏，肝胆阴阳失衡为其病机之根本，故治疗可运用疏肝调神之法。

（九）仿生物理联合疗法

仿生电刺激+生物反馈是国外近年来发展并兴起用于治疗盆底功能障碍性疾病的重要方法。电刺激能提高盆底神经肌肉的兴奋性，能被动锻炼盆底肌力，促进神经细胞功能的恢复。生物反馈治疗通过肌电图、压力曲线或其他形式将肌肉活动的信息转化成听觉和视觉信号反馈给患者，指导患者进行正确的、自主的盆底肌肉训练，并形成条件反射。近年来国内在临床中应用比较广泛，多数文献报道效果较佳，生活质量有不同程度的提高，且该方法简单、无创、经济、无副作用。电刺激的强度应以局部肌肉跳动及患者耐受程度为原则，电刺激的时间根据患者的体质强弱进行个体化调整。

　　单纯的盆底电刺激及生物反馈局限于盆底，忽略了整体的治疗，而联合艾灸治疗，恰恰是从中医的整体观念出发，结合产后"多虚"的特点，借助灸火的热力以温热刺激，通过经络输穴的传导作用于全身，以补益中气，升提阳气，使元气内充，以达到扶阳固脱之效，对改善患者的全身症状、缩短电刺激及生物反馈的疗程、减少复发及并发症有很好的作用，充分发挥了中医治疗特色。吕丽清等使用仿生电刺激+生物反馈联合艾灸治疗产后子宫脱垂临床效果显著，有助于改善子宫脱垂临床症状，增强盆底肌力，保证患者生活质量。

　　苏小娟等人使用仿生物理治疗联合艾灸法对女性盆底肌筋膜疼痛综合征的临床疗效观察，仿生物理治疗联合葫芦灸治疗可以明显缓解盆底肌筋膜疼痛综合征患者的主观疼痛及盆底肌筋膜触痛，改善盆底肌无意识收缩及不协调运动，缓解肌肉痉挛，增加肌肉的抗疲劳性，效果显著。中医将盆底肌筋膜疼痛综合征归为"痹症"或"痹病"。在现代中医研究中，痹症始于肌肤表面，侵入人体，使经络阻滞，气血不畅，从而引起触痛。有研究表明，中医中许多穴位与体表上的激痛点位置接近或重合，牵涉痛的路径也与经络路径近似。葫芦灸是一种温热性的中医疗法，适用于寒证或痹症，其综合了艾灸和中医定向透药的作用，因其具有独特的外形结构，使得艾温循环，引火归元。通过葫芦灸的热效应将艾灸的能量和消肿止痛的药性发挥出来，渗透至体表及体内，调节人体阴阳平衡。葫芦灸具有温经通络、消瘀散结、散寒止痛、温肾补阳等功效。并且葫芦灸法通过对肌肉神经纤维的刺激，促进了中枢神经系统释放镇痛介质，从而发挥镇痛作用。艾灸法可以明显改善盆底肌筋膜疼痛综合征患者的疼痛症状。通过仿生物理治疗与葫芦灸联合应用治疗盆底肌筋膜疼痛综合征，联合葫芦灸治疗组治疗后患者主观疼痛评分以及盆底肌筋膜触痛评分均低于仿生物理治疗组，患者在治疗后，盆底表面肌电的前后静息阶段平均波幅及变异系数均较治疗前下降，说明患者盆底肌肉无意识收缩减少，且联合葫芦灸治疗组下降程度高于仿生物理治疗组；快肌阶段的肌电波幅上升，恢复时间及上升时间缩短，慢肌阶段、耐力测试阶段的肌电波幅上升，变异系数下降说明患者盆底肌的不协调运动改善，肌肉抗疲劳性增加，且联合葫芦灸治疗组的改善效果优于单纯仿生物理治疗组。

第六章　马王堆砭术的创新发展

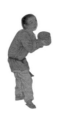

第一节　马王堆砭术探索与研究

砭石疗法，也称"古砭术"，既然名字里有个"古"，那就必然有着十分悠久的历史，久到什么程度呢？石器时代，明确一点，有考古出土文物证实的最早时间，约在新石器时代初期，距今 7000 余年。我们中华文明古国的历史，号称 5000 年，砭石的历史，还要多上 2000 年。砭石疗法最早见诸文字记载当属《马王堆汉墓帛书》。《帛书·脉法》记载："用砭启脉者必如式，痈肿有脓，则称其大小而为之砭。"之后砭石疗法在多部典籍中均有记载。从殷商至春秋战国时期，砭术在人民的疾病防治中，都发挥了重要的作用。

一、"砭石"

砭石疗法是人类为了生存与疾病痛苦作斗争孕育而生的东西，砭字为石字旁，是古代人治疗疾病的一种石制工具。旧石器时代的砭石，大约出现于距今 8000 年至 4000 年前的新石器时代，相当于氏族公社制度的后期，人们已掌握了挖制、磨制技术，能够制作出一些比较精致的、适合于刺入身体以治疗疾病的石器，这种石器就是最古老的医疗工具砭石。人们就用"砭石"刺入身体的某一部位治疗疾病。砭石在当时还更常用于外科化脓性感染的切开排脓，所以又被称为针石。石器时代人类所用的各种工具主要是用石头制成的。从先民们患病后信手抓块石头在患部压、刺、擦到形成系统的砭术，制成各种专用的砭具经历了漫长的过程，随着冶金技术的发明，针具得到不断改进，至《内经》著作年代，由古代的砭石、石针、骨针、竹针逐步变为铜针、铁针、金针、银针等金属针具。

近年来在内蒙古、河南等地出土的砭具证明，在新石器时代后期砭术在"术"和"具"两方面已有了相当的水平。历经几万年，是中国古代第一大发明，在砭术的形成过程中先民们还有两项重要的发现：一是制作砭具的石料。先民们通过上万年的实践，发现只有极少数特殊的石料，用它们制成砭具才能达到显著的效果；另一项发现是人体的经络和穴位。上古诸子百家中记述以石即砭石调理痈肿。

从古至今，在古籍中有砭石的记载和传说，如《周礼·天官》曰疡医用砭石切割排脓。春秋时《管子·法法》"痈疡以砭石"，这指远古磨制而成的石镵或石刀切开脓疮调理痈肿。《左传·鲁襄公二十三年（公元前550年）》曰："季孙之爱我，疾也，美不如恶石……夫石犹生我。"这是鲁襄公对砭石的生动描述。《韩非子·六反》《韩非子·外储说右上》《列子·黄帝》《列子·力命》多用论述指出"……药石者，季梁之神医也"，充分证实了上古诸子百家对砭石疗法的评价是公认的，最有效，最值得各家公认的最好调理方法。《战国策》记述扁鹊为秦武王治病遭诋毁而投石不治。《汉书·艺文志》记载："医经者，原人血脉经络……以百病之本，生死之分，用度石针也，汤火所施。"前汉名医淳于意有多用砭石治病的瘹案记载，还有刘向《说苑》、刘安《淮南子》也有砭石治病的论述。马王堆《帛书·脉法》记述"以砭启脉"发现静脉和足臂十一脉中齿脉、肩脉和耳脉调理特定部位的疾病。

中医六法分别是砭、针、灸、药、按跷和导引，是《黄帝内经》总结的六大医术。砭，是指通过砭石治疗疾病。砭石是我国应用的一种最古老的医疗工具，开始主要是用普通石块在患部进行撞击来缓解病痛，之后出现了医疗专用的石制工具即砭石，并广泛地用于切脓包和刺破皮下血管放血等用途。针，是用金属制的针刺激人体的一定部位来达到通痹活血，止痛消痈等目的的治疗方式。灸，是通过灸火的热力给人以温热刺激，通过经络穴的作用，达到治病目的。灸法的主要材料是艾，也有用其他的药物灸。药，是通过各种中药来治疗疾病的方法。也是最为广泛的中医治疗方法。按跷，按为用手给患者按摩，跷为用脚给患者按摩。主要是通过按摩的方法来舒筋活血，治疗疾病。导引，包括气功和体育疗法两种形式。主要是通过运动四肢，调畅呼吸来强身健体、防病治病的身心锻炼方法。砭法为中医六法之首，其中，砭法是原始先民在生活实践中摸索出来的用打磨过的石头治疗病痛的一种方法。《说文解字》中"砭"解释为"以石刺病也"，马王堆汉墓帛书《脉法》中也有相关记录，解释为用尖石、石片或陶瓷碎片刺割或按压体表的方法。砭法盛行于中国殷商时期，而自东汉失传之后，人们多把它认为是针灸的前身。古人患病时，从随手抓一块石头在患处下意识地刮擦，到根据病情选择特定的材料精磨专用，然后在人体特定部位使用特定的手法操作，经历了漫长的过程。在马王堆出土比《黄帝内经》更古老的《帛书·脉法》中记载了"以砭启脉"的医疗实践活动。

除医学经典著作之外，史书上也记载了一些古代名医应用砭术的范例，如《史记·扁鹊仓公列传》中就记载：有一次，扁鹊路过虢国，看见全国上下都在举行祈祷，打听，方知是虢太子死了，太子的侍从告诉他，虢太子清晨鸡鸣时突然死去。扁鹊问："已经掩埋了吗？"侍从回答说："还没有，他死了还不过半日哩！"扁鹊请求进去看看，并说虢太子也许还有生还的希望。侍从睁大了眼睛，怀疑地说："先生，你该不是跟我开玩笑吧！我只听说上古时候的名医俞跗有起死回生的本领，若你能像他那样倒差不多，要不然连小孩儿也不会相信的。"扁鹊见侍从不信任自己，很是着急，须知救人要紧呐，他灵机一动，说："你要是不相信我的话，那么你去看看太子，他的鼻翼一定还在扇动，他的大腿内侧一定还是温暖的。"侍从半信半疑地将话告诉了国王，国王十分诧异，忙把扁鹊迎进宫中，痛哭流涕地说："久闻你医术高明，今日有幸相助，不然我儿子的命就算完了。"扁鹊一边安慰国王，一边让徒弟子阳磨制石针，针刺太子头顶的百会穴，一会儿，太子竟渐渐苏醒过来，扁鹊又让弟子子豹用药物灸病人的两胁，太子便能慢慢地坐起来，经过中药的进一步调理，二十来天就康复如初。这事很快传遍各地，扁鹊走到哪里，哪里就有人说："他就是使死人复活的医生！"扁鹊听了谦逊地笑着说："我哪里能使死人生还呢，太子患的是'尸厥'证，本来就没有死，我只不过是使他苏醒过来罢了。"

这里所说的施针，就是用砭石磨制的针，而这里的施针主要是指用砭石针按压，刺激，或较浅地刺入肌肤。除了施针，扁鹊还给太子整个背部进行刮痧，引导气血运行，这里所用的刮痧板就砭石制作的。为了加速气血运行，扁鹊还使用了砭石热敷等方法，这才救活了太子。这其中用得最多的治疗方法就是"砭术"。在山东孔庙至今还收藏有《扁鹊行医图》的"扁鹊针砭画像石"生动形象地描述了扁鹊施砭治病的场景，所以后人也把砭石也扁鹊石。

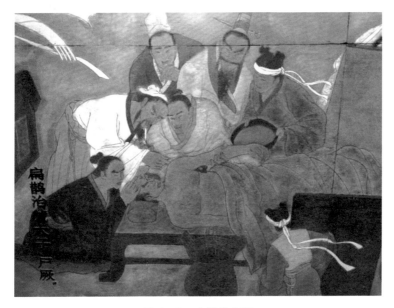

图 6-1　扁鹊施救图

二、砭灸与针灸

砭灸与针灸都是由古时的砭针演化而来，是同一种治疗方法的两个不同分支。两者作用原理相同：砭灸与针灸都是通过刺激体表的经络、穴位、反射区，以调节气血，达到人体机能的平衡，做到"内病外治"。理论基础相同：砭灸与针灸都是以中医"八纲辨证，论证施治"为理论基础，即运用"表、里、寒、热、虚、实、阴、阳"八纲，来辨别病症的性质，再对症治疗，做到"因人而异，因病而异"。治疗原则相同：砭灸与针灸都是以"虚则补之，实则泻之，寒则温之，热则清之，达到阴阳平衡"为治疗原则。

但两者也有差异性，治疗特点不同：针灸的治疗特点是"急而短"，砭灸的治疗特点是"缓而长"。针灸针刺穴位，对机体的刺激强度很大，但每次的治疗时间较短。因为针在人体时，人不能随意活动，更不能做剧烈运动，否则针会钩挂肌肉纤维，甚至出现弯针和针断在体内。砭灸辐射刺激穴位，对机体的刺激强度比针灸要小，但可以长期贴敷体表，治疗时间很长，所以两者治疗效果相近。补泻方法不同：针灸通过"提插捻转"补泻，砭灸通过"按揉迎随"补泻。对施术者的医术水平要求不同：针灸操作难度较大，对施术者的医术要求很严格。穴位点很小，细针刺准穴位的难度要比砭灸贴中穴位的难度大得多。针灸用的毫针软而细长，没有经过长期练习的人很难将其顺利地刺入人体，容易弯针和断针，进针速度慢，还会疼痛、出血。砭灸操作很容易，贴敷和按揉即可，老人与儿童也可自我操作。

先澄清一个误解：并没有一种石头的名字叫作砭石。砭是指用石头治病的方法，是术，而用来施行这个术的石头就叫作砭石。所以但凡是对人体没有伤害性物质、适合用于治病的石头就可以叫作砭石。

三、砭法治疗多样性

砭术虽然堪称最古老的中医术，却绵延千年，即使在西方医学大行其道的环境下，也依然在人们日常养生保健中占有相当高的地位，且日渐为人所重视。足以证明砭术的有效性。20 世纪 70 年代马王堆汉墓出土《帛书·脉法》及河北商代墓葬中出土的砭镰，代表着砭术是古代医学的重要组成部分。马王堆针灸是一种结合了古老智慧和现代科学的手法，其神奇功效在民间广为流传。马王堆砭法以刺激人体穴位为主要手段，通过调整人体内气的运行，达到治疗疾病、调和阴阳、扶正祛邪的目的。其特点包括：注重整体观念、强调个体化治疗、操作简便易行等。此外，马王堆砭法还具有广泛的治疗范围，包括内科、外科、妇科、儿科等多种疾病。

马王堆汉墓出土的古医书是现存已知最早的中医学文献。这些珍贵的先秦典籍记载了许多外治疗法，可以分为药物性和非药物性两种。前者如采用药物熏、蒸、熨、浴、贴敷等，后者包括灸、按摩、角（拔罐）、放血、割治、手术等。这些外治疗法的施术部位较多，包括：（1）病变局部或其附近，这类治疗方式最多，特别是在病变部位处施治；（2）大面积刺激，多见于药物的熏、蒸、熨、浴等疗法，以及大面积的烘烤，如在治疗癃闭时，燃烧干燥的饲草或薪柴，让病人背对着火堆烘烤他的后背，同时由两个人从两侧按摩他的臀部（《五十二病方·癃病》）；（3）远离病变部位，这类治疗最少，只有颠、中身空中、左手大指、左足中指、左胕等5个部位。

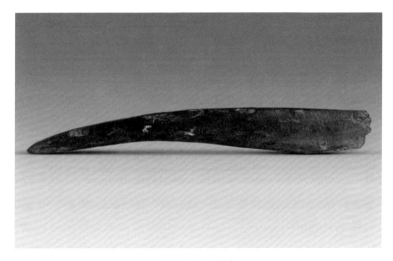

图6-2　砭镰

四、砭法中脉的应用记载

在马王堆古医书中，还有两种针对"脉"的治疗，也属于远治的范畴。在这些古医书中，"脉"是一个十分重要的概念，有"血管"和"经络"两方面含义。经脉运行气血，气血之运行有逆顺之别，顺则治，逆则害。经气逆乱又称为"厥"，古人认为它是疾病发生的主要病机。在《阴阳十一脉灸经》中，"厥"被用来概括许多经脉变动所发生的病症的病机，如手太阴、少阴脉为"臂厥"，足阳明脉为"骭厥"，足太阳脉为"踝厥"，足少阴脉为"骨厥"，足少阳脉为"阳厥"。

古人认为疾病是由于经脉中气血运行的紊乱导致的，通过"相脉"可以诊查病症为哪条经脉的气血逆乱所致，治疗上也就应该治发生变动的经脉。《脉法》云："治病之法，视先发者而治之。数脉俱发者，则择其甚者而先治之。"也就是说治病的基本原则是治疗最早出现病症的经脉，如果有数条经脉都出现异常，则首先治疗变动最严重的经脉。具体治疗手段为用砭刺放血与"灸其脉"。

《脉法》曰："气一上一下，当郄与肘之脉而砭之。"一者，或也。"气一上一下"是指气机或逆于上，或乱于下。此处的"脉"指血管，砭刺血管属于放血疗法，与针刺疗法有着本质的区别。肘窝与腘窝部位血管表浅且粗大，很容易放血，现代临床上一般也选择在肘窝部位采血。《内经》中就记载在腘窝部放血治疗多种病症，如"腰痛侠脊而痛至头几几然，目〔䀮〕〔䀮〕欲僵仆然，刺足太阳郄中出血"（《素问·刺腰痛论》）；"中热而喘，取足少阴、腘中血络"（《灵枢·杂病》）。现代针灸临床上经常采取在腘窝部的委中和肘窝部的尺泽放血治疗急性吐泻，相当于中医的"霍乱"，系气机"乱于肠胃"所致。

通过对马王堆古医书的整理分析，可以看出，至少在先秦时期，医生在施行外治法时，还是以病变局部和大面积刺激为主，而刺激类似穴位的远离病变部位的"点"还很少，并且这些"治疗点"都是以解剖部位命名，没有抽象概括出用于表述这些有治病功效的特殊部位的专有名词。在5个相对独立的刺激部位中，只有"颠"（百会）与"中身空中"因其显著的解剖标志而能够准确定位，在应用上也与后世的记载相符合；而"左胕""左足中指""左手大指"的范围则较大，并且后两者在后世的文献中也没有类似的应用，看不到继承关系。在这些久已失传的医书中，最值得注意的是针对"脉"的治疗，采用砭石刺脉出血和"灸其脉"两种治疗手段。前者明确了肘窝与膝窝的部位，后者则应该是在四肢远端部位施灸。

五、针源于砭吗？

在史前时期，石制工具，无论是天然还是经过加工的，都是人们狩猎等生产生活中的重要工具。将石制工具用于医疗用途的历史也一定十分悠久，在马王堆古医书中就记载有用加热的天然卵石热熨肛门治疗痔疮的方法。随着人们制作石器技艺水平的不断提高，经过特殊加工制作的"砭石"就成为一种专门的医疗工具。一般认为，早期的针刺治疗是采用砭石进行的，因彼时尚未发明金属冶炼，只能用石制的针具"砭石"，待到发明金属冶炼及掌握铸造工艺后，就用金属制造的针具代替了砭石。也就是说，砭石疗法是针刺疗法的前身，二者之间的差别只是时间上的先与后及构成医疗用具的材料不同，而没有本质的差别，但这种观点值得商榷。

齐梁时期（502—557 年）的全元起首倡针源于砭说。全元起是注解《内经》的第一人，他在注解《素问·宝命全形论》"制砭石大小"时说："砭石者，是古外治之法。有三名：一针石，二砭石，三镵石，其实一也。古来未能铸铁，故用石为针，故名之针石。言工必砥砺锋针，制其大小之形，与病相当。黄帝造九针以代镵石。"全氏认为"砭石"就是"用石为针"，就是"针石"，显然是混淆了"针石"与"石针"两个完全不同的概念。在古代文献中，虽然一些词可以前后颠倒使用且含义相同，但有些词前后颠倒后含义就会完全不同，是两个词，而不是一个词的两种表达方式。"针石"与"石针"就是两个含义完全不同的词，前者是"九针与砭石"的简称，后者则是用石头做的针。《内经》时代针刺疗法与砭石疗法共存，因此常常"针石"并称，但却从未提及"石针"。其他先秦文献中也从未见到"石针"之说。事实上，如果从制作工艺上看，将石头磨制成针状医疗用具的可能性很小。

针源于砭说的另一个主要依据来自辞源学。许慎在《说文解字》中说："砭，以石刺病也。"这个释义的确容易使人将"砭"与针刺疗法联系在一起，但是如果查阅一下许慎本人对"刺"和"病"的解释，就会发现这种理解是完全错误的。许氏在"刺"字条下云："君杀大夫曰刺。刺，直伤也。"杀人只能用刀而不可能用针，怀挟兵器进行暗杀的人为"刺客"，古代"刺"的含义多从此。因此，以石刺病的"刺"当理解为是用"刀"刺而不是用"针"刺。

那么，许氏所谓的"病"又是什么呢？他说："病，疾加也。"也就是说，这里的"病"不是指一般的疾病，而是指"严重的病"。具体又是什么病呢？考察马王堆古医书和《黄帝内经》可以看出，许氏所说的

"病"具体是指痈、疽等皮肤感染化脓性疾病。在古代由于生存环境十分恶劣，这些病症很常见。马王堆古医书和《内经》均列有专篇论述痈疽。痈疽的治疗可分为化脓前和化脓后两个阶段，前一阶段可采用祝由、灸、服药和热敷等，后一阶段则只能采用砭石排脓。

马王堆古医书中的《脉法》明确规定根据脓肿的大小及深浅选取合适的砭石以切肿排脓，脓深砭浅，脓浅砭深，脓大砭小或脓小砭大都会有害。这可能就是《素问·宝命全形论》所谓"制砭石大小"的缘由。《内经》的作者们一定十分熟悉砭石疗法的历史，《素问·异法方宜论》明确提出砭石疗法源自东方，主治痈肿。虽然在《内经》时期已有金属制作的"铍针"用于治疗痈肿，但是，砭石仍然是切肿排脓的常用工具，也就是说《黄帝内经》时代针法与砭法共存，因此常常"针石"并称。可以肯定的是，在晋代以前人们对针与砭的区别还是十分清楚的，无论从医书还是其他古籍中均可找到证据。如晋代郭璞在注解《山海经·东山经》"高氏之山，其上多玉，其下多箴石"时说，"可以为砥（清代郝懿行《山海经笺疏》注'砥当为砭字之误'）针，治痈肿者"，说明郭氏十分清楚砭石的用途。而至晚到全元起的齐梁时代，砭石就完全被金属制作的排脓工具替代了，这也可能就是为什么全氏认为针源于砭的原因。

用石制刀具"砭石"切痈排脓实质上是一种古老而简单的外科手术，和针刺疗法有着本质的区别。刀状的砭石也可能被用作放血的工具（《素问·示从容论》），但如前所述，放血疗法与针刺疗法的区别也是显而易见的。《内经》中所记载的9种针具均取法于不同形状的器物，如员针、锋针、长针均取法于"絮针"，铍针取法于"剑锋"，毫针取法于"毫毛"，但却没有一种针具是取法于"砭石"的。

应当指出，虽然以砭为针的错误认识肇始于全元起，但这种观点得到普遍认同则是从20世纪50年代开始的，到"文革"时期达到顶峰。原因之一为考古学的影响。世界考古史已近一个半世纪，传入我国有80多年的历史。考古学的一些常用术语，如石器时代、青铜器时代、铁器时代等，也早为人们所熟知。既然"砭石"即"石针"之说古已有之，自然使人联想到那遥远的石器时代。加之所谓砭石实物的出土，使人们对此学说更加深信不疑。除了石制针具之外，许多学者认为古人在使用金属针具治病之前，还可能使用过骨针、竹针、陶针甚至天然的草木刺等。事实上，单纯从针具发展史的角度探讨针刺疗法的起源是十分错误的。一种工具的发明与其后来的用途可能完全是两码事。犹如刀具的发明及使用史并非外科手术的历史，针具的发明及使用历史也绝非针刺疗法的历史。可以肯定的是最早发明的针具是用于缝制衣服（《说文》：针，所以缝也）而非医疗，完全有理由相信，前者的历史要比后者悠久得多。针具是生产及生活中经常使用的工具之一，世界各地使用的针具多种多样，历史也十分悠久，而唯有古代中国人才发明了用针治疗疾病。

第二节　马王堆砭术的发展与应用

马王堆砭术是中国古代医学的一种独特疗法，起源于西汉时期的马王堆汉墓。"砭术"（砭石疗法）被称为中医六术之首（砭、针、灸、药、按跷、导引），也被称为"针灸之母"。砭术产生于石器时代，是一种用尖石、石片或陶瓷碎片刺割或按压体表的外治法。它是通过对人体的特定穴位进行砭石刺激，以达到调整气血、疏通经络、平衡阴阳的目的。

一、砭术的起源

中国的古砭石疗法产生于石器时代。石器时代是一个漫长的人类历史时代，现已证实至少有二百万年之久。石器时代人类所用的工具主要是用岩石制作的。先民们患病之后信手抓一块石头在患部压、擦、刺、刮，这样做了之后病痛有时竟能够缓解。当时先民们的食物没有保障，在饥饿数日之后有时有幸猎得一头大动物，在篝火上烧烤，狼吞虎咽之后有的人肚子疼，特别是儿童。先民们发现用兽皮包裹篝火边的热卵石放在腹部，腹痛可以缓解。这样经历了几十万年，先民们逐渐得到了一些经验，形成了一些用石头治病的方法，也制出了各种各样的用于治病的石器。石器时代没有文字记载，人们通过古人的生活遗迹和出土的石器对当时的情况进行研究。从出土的石器中我们看到，其中除了有狩猎的武器和种田的农具外，也有用于医疗的砭石。几十年来在我国山东、河南、内蒙古和四川等地有相当数量的砭石出土。

二三七

砭石疗法的产生经历了一个由自发到自觉的过程。从先民们随手抓一块石头在患部下意识地刮擦，到根据需要选择好石头精磨专用的砭石，根据病情在人体特定部位用特定手法操作，经历了漫长的历史时期。砭术起源的年代，较大胆一点说在旧石器时代与新石器时代交替之际；较保守一点说在新石器时代初期。到了新石器时代中、晚期砭石疗法在术和具两方面已经发展到相当的水平。在具的方面已有了砭块、砭锥、砭棒、砭板、砭铲等砭具；在术的方面已有了压、刮、擦、刺、划、滚、叩、温、凉、割、挑等方法。一种以石质工具为主的医疗保健方法——砭石疗法的产生，将祖国的医学史追溯到一万年以前。

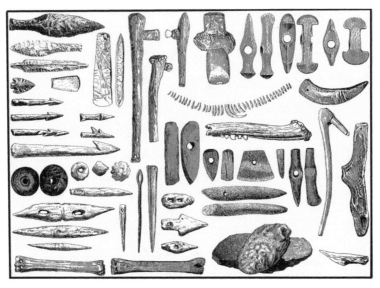

图 6-3　石器时代

二、砭术的发展

石器时代人们主要以火和石具为生存工具。石具除了打猎、防身外很自然的也可以用它来治疗疾病，"如将用火烤过的石头放在腹部可以缓解因饮食不当造成的腹痛；用一定形状的石头刮擦叩压体表，可缓解肢体关节的疼痛；用有刃口的石头可以切割排脓治疗痈疡……"石器时代的砭石，从选材看有一个由粗到细的过程，从制作看有一个由简单到复杂的过程，这说明在石器时代砭石疗法产生之后在近万年的时间内在不断地发展。近年来中国社会科学院考古研究所的专家韩康信和陈星灿发现，四千年前中国人已成功实施开颅手术。手术所用的工具被认为是燧石片或金属刀片。如能确定为燧石片，则此开颅手术代表了四千年前中国砭术的水平。砭石疗法最早见诸文字记载当属《马王堆帛书》和《黄帝内经》。《五十二病方》中记载"以砭石做热熨以治痔"，马王堆帛书《脉法》中有"用砭启脉"之说，《黄帝内经》中多处提及砭术，如《素问·异法方宜论》"东方之域……其病皆为痈疡，其治宜砭石。故砭石者，亦从东方来"等。

除医学经典著作外，史书上也记载了一些古代名医应用砭石的范例。西汉司马迁所著《史记》中有一篇记载名医的传记《扁鹊仓公列传》，其中记载了名医扁鹊给虢国太子治病的故事。扁鹊姓秦名越人，一次经过虢国，听说虢太子刚刚暴病身亡。扁鹊认为虢太子没有死，而是昏厥。于是和徒弟们一起抢救虢太子。首先应用针术和砭术使太子苏醒，脱离危险，再用药物治疗，20多天后太子康复。太仓公复姓淳于名意，是西汉文帝时的名医。他一生中不但医治了许多疑难病症，还培养出一批名医。在太仓公传授医学的内容中包括砭石疗法。砭术在西汉仍在太医和名医间应用和承传，并载入史册。砭术在西汉也仍是一种堂堂正正的医术。清代名医张振鋆于1888年（光绪十四年）出版了一部按摩专著《厘正按摩要术》，其中谈到砭法："汉时犹有此法，后世废之，并不识其石。"张振鋆的说法大体反映了清末光绪年间中医界对砭石的一般认识。为了保存砭法，张振鋆将砭法列为按摩术的二十八法之一。

自东汉以后，史书上和医学典籍上已不大见有关砭术的记载。东汉的名医首推华佗。据《后汉书·华佗列传》记载，华佗精于方药、针灸，还开创全身麻醉外科手术。华佗还提倡"五禽之戏……以当导引"。《黄帝内经》中给出的砭石、毒药、灸炳、微针和导引按跷五种医术到了华佗这里只有药、针、灸和导引四种，看不到砭石。砭术失传的原因是什么？这个问题是有关砭术的一系列思考题中争议最多的问题。就此问题曾与一些专家、学者进行过探讨，有一种相当普遍的看法是：自从有了金属针，它对穴位的刺激比石针强，疗效好，所以砭石疗法就被淘汰了。砭术失传的淘汰说是一个必须认真对待的问题。如果说砭术的失传原因是它落后、疗效差，那就没有发掘和改造的必要了。近半个世纪以来多次倡导发掘祖国传统医术而无人问津砭石，恐怕就是在思想上受到了淘汰说的束缚。的确，石器时代使用过的许多石器被淘汰了，如石犁和石斧。自从人类进入使用金属工具的时代，有了铁犁，农夫耕地不再使用石犁，有了铁斧，樵夫砍树不再使用石斧。如果现在有人倡导发掘石犁为农业现代化服务，恐怕会被当作一个笑话。砭石虽然和石犁、石斧一样产生于石器时代，但现有证据不支持砭石失传的淘汰说。我们从以下三个方面论证其不成立：

1. 刺激强弱的问题

医疗保健与耕地和砍树等生产活动不同，它作用的对象是人而不是物。不能一概而论认为刺激强、力度大的方法才是好方法。就用药而言，讲究因人而异，对症下药。急泻的药比缓泻的药猛，不能因为有了急泻的药就废止缓泻的药。不论老人、婴儿，一律下猛药。就用力而言，有的人、有的病、有的部位不宜作强刺激，而适度的弱刺激却有利于治疗。按摩术中就有许多手法属于弱刺激，却从远古一直沿用至今，没有人说这些力度不大的手法应该停止使用。

2. 砭针并用的问题

如前所述，历史上的名医扁鹊曾有过砭针并用的范例。正是因为在人体的不同部位应用了不同的方法，两种方法配合使用取得了最佳的疗效。如果说淘汰说成立，应该是以一种方法取代另一种方法而不是两种方法配合使用。

3. 失传的时间问题

砭术失传的年代在东汉。如果砭术失传是由于金属针的出现而被淘汰，那么砭术失传的时间应该在殷商，最迟也应在西周而不会在东汉。砭术的失传比它"应被淘汰的时代"晚了一千年。

以上三个问题的讨论说明了砭术失传的淘汰说是站不住脚的。那么砭术失传的原因究竟是什么呢？东汉学者服虔说得好，"季世复无佳石，故以铁代之耳"。

原来在砭术的发展过程中，我们的祖先除发现了人体的经络系统外，还有一个重要的发现，就是制作砭具的佳石。最初，人们是随便取一种石料来制作砭具。通过上万年的实践，人们发现有的石料制作砭具医疗效果好，有的石料不适宜制作砭具。长期选择的结果是人们找到了适合作砭具的佳石，并用它们制成各种各样的砭具，珍藏起来供医疗保健使用，并将这些砭具一代一代地传下去。生活在东汉末年的服虔了解到当时的情况：近来找不到制作砭石的好石料了。既然砭术失传是由于制作砭具佳石的匮乏引起的，关于砭术的另两个思考题——砭术有没有必要发掘与改造，发掘砭术的关键是什么就不难回答。答案是有必要，而发掘砭术的关键是寻找制作砭具的佳石。

自东汉以后，中医的非药物疗法虽在不断地发展，但其内容主要是针术和灸术。中医非药物疗法的重要著作均为针灸著作而不是砭针灸著作。如晋代皇甫谧的《针灸甲乙经》，明代杨继洲的《针灸大成》等，其中作为历史回顾引证《黄帝内经》时提及砭石，但砭不仅从书名中排除，而且在手法中也不论及。创立于石器时代的中医非药物疗法砭术，经历了万年的发展之后，到了东汉竟然失传了。

18世纪日本江户时代出版了一本医疗保健专著。书的日文名称是《巨登富贵草》。署名多纪蓝溪、粟田口蝶斋著画。该书藏于东京国立博物馆。博物馆给出的英译书名为 *Story of health and Medicine*。该书注明为德川宗敬氏寄赠。德川宗敬应是德川幕府家族的贵族。他出资请医师撰写了此保健书籍印赠朋友。书中有一幅砭石疗法图。图中共有人物6人。包括

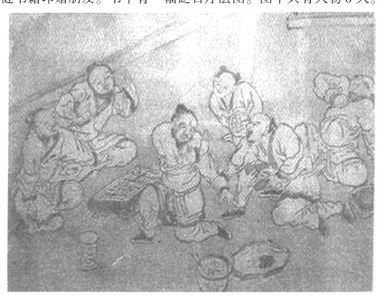

图6-4　砭疗法图

患者 1 人，医师 1 人，医师助手 4 人。还有一些药品和医疗器具。其中有一个砭石加热釜，由一名助手看守。另一名助手右手拉着患者，左手拿着加热后的砭石向医师走去。医师张开双臂等待患者过来治疗。另两名助手在后，一人手提盛有药液的壶，另一人用筷子夹着一个棉球。医师和助手们态度从容，患者双眉紧皱。给出了砭石温法实施前的场面。

　　1987 年，在中国首届艺术节上，我国古老的泗滨浮磬重新向全世界发出它庄严美妙的声音。关于泗滨浮磬，我国著名训诂大师孔颖达认为"泗滨，泗水之滨。石在水旁，水中见石，似石水上浮然。此石可以为磬，故谓之浮磬也。"泗滨浮磬在历史上多有记载。其中最早见成书于战国时期《尚书》中的《禹贡》。其中记载，传说中的上古大禹时期，天下分为九州，其中徐州、豫州、梁州都进贡磬，而唯有徐州进贡的磬被注明为"泗滨浮磬"。这在当时应是十分珍贵的，否则不会被命名且列入贡品只为帝王所拥有和使用。其制作原料的石材也因此得名"泗滨浮石"，古徐州非今徐州，今徐州古称彭城，古徐州在今山东，今徐州的磬非"泗滨浮磬"，为灵璧磬或吕梁磬，声短而尖、不清正、共振与谐振感差，古时，灵璧磬或吕梁磬不可作为祭祀之用，就因为灵璧磬（黑色）或吕梁磬（灰黑色）非玉磬，非"金声玉振"，不可通天地、泣鬼神……20 世纪 50年代以来有少量泗滨浮磬陆续出土，以安阳武官村商代墓葬的虎纹磬和商代妇好墓的鸮纹磬最具代表。妇好是商王武丁的王后，同时也是一位女将军，泗滨浮磬作为妇好的陪葬品，可见当时砭石疗法在医学界的崇高地位。

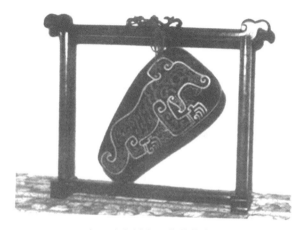

图 6-5　安阳武官村商代墓葬的虎纹磬复制品

随着泗滨浮石的重新发现，20世纪末，新砭石疗法问世了。新砭石疗法是以泗滨浮石为原料制成砭具治疗疾病的方法。它的特点在于利用了泗滨浮石感应增温，极宽的远红外辐射波谱，摩擦中产生密集的超声波脉冲等独特的生物物理效应，用泗滨浮石制作成不同形状的砭具，施以一定手法作用于人体，以达到祛病强身的目的。新砭石疗法可以温助阳气、养筋荣脉；宣导气血、疏通经络；逐寒祛湿、消痹止痛；祛瘀止痛、清热消肿；潜阳安神、止悸定惊，这使得该疗法具有良好的平衡阴阳、扶正祛邪的作用。

三、砭术的应用

古人在长期的实践中，发现用烤热的石头搁在病患处或进行按摩，可以减轻痛苦，治疗疾病，这种疗法就是砭石的温熨疗法。《砭经》一书中提到"惟动与热直达病处之奥"，指出砭术治疗的关键之一在于砭石之热，并指出"疾病每起于冷热失调，用砭术以热救之，起死回生，热之为用大矣"。

20世纪末，中国地球物理研究所耿乃光编著的《新砭石疗法》中提出了适合现代人的"砭术十六法，感、压、滚、擦、刺、划、叩、刮、扭、旋、阵、拨、温、凉、闻、捋"，对新砭石疗法的推广确实起到了重要作用，在此基础上摸索出一整套砭石的疗法。除上所说的温熨疗法外，砭石常见疗法有感应疗法（红外感应、声音感应）、温度疗法中具有清镇退热作用的清法。砭石的使用手法和所用砭具各有不同，常见分为摩擦、摆动、挤压等六大类手法和按摩类（按摩、点穴），温熨（热疗、热敷），割刺、罐疗（排脓、刺穴、放血、刮痧、罐疗）三大类砭具。在明确诊断的基础上，要先轻揉逐渐加大力度，不可粗暴猛力；先刮、擦、滚、推，继以痛为腧在痛点上和痉挛发硬的条索部进行拨、点、揉、拍、扣、刮、擦。以循经治疗为主，每次治疗30分钟，一日或隔日一次。砭石疗法适应病症繁多，对疼痛类、慢性疾病类、内分泌失调类疾病均有良好的治疗效果，不适应病症非常少，至今未发现有明显过敏者。泗滨浮石制作的砭具不仅依靠各种手法产生的机械力的作用，还依靠其本身的温经作用，因此更易推动气血运行，临床对寒证阳虚证疗效更好。

四、砭术的方法

刮痧的直接作用是"开泻",即把体内瘀滞的病邪或气血由经穴或一定部位引出体表,达到祛邪扶正的目的,也就是说,体内气血在刮痧的作用下,其运动方向是由"内"直接至"外"开泻于体表,产生排邪气、通经络之效,作用之后可在操作处见到明显的紫红色成团斑点,即所谓"出痧"。这一方法可以说是选择了最短和直接的祛邪"路线",但作用方式较为猛烈,虽疗效迅速,但对体内正气的"损耗"相对较大,疼痛感也较明显。

相比之下,砭石疗法的"开泻"作用要小得多,经过一定时间的手法操作,体表局部会泛红,但不会有紫红色的痧点出现,人感到的也是舒适的温热、轻松感,而非疼痛。这说明,砭石疗法主要不是通过驱邪出于体表,而是通过温经通脉的作用"推动"气血循经运行,调和营卫,改善局部与整体之间失调的气血阴阳平衡,从而达到扶正祛病的目的,这一方式较为缓和,作为外治法,砭石疗法不损耗人体正气,疼痛感很小或没有。

现代实用砭石疗法分三类:感应疗法、温度疗法、砭石手法。陈兴华介绍,感应疗法中红外感应疗法是最基本的砭石疗法。温度疗法中温法有散寒活血作用,主要针对脏腑虚证及经络的风寒湿三气夹杂的痹证或虚证;而凉法主要治疗实热之证,在治疗腹水、腿部水肿、脊椎间盘脱出急性充血期可凉敷。砭石手法分为摩擦、摆动、挤压、叩击、振动、拨动共六类手法,主要有疏通经络、调和气血、健脾和胃、活血化瘀、消肿止痛等作用。

①温助阳气,养筋荣脉。适用于慢性神经肌肉病变所致气血亏耗、不荣筋脉等病证,如中风后遗症、脊髓损伤、运动神经元疾病等。②宣导气血,疏通经络。适用于治疗气血阻滞、经络不通为主证的疾病,如颈椎病、腰椎病、血管神经性头痛及软组织损伤导致的痛证等。③逐寒祛湿,消痹止痛。砭石按摩、温熨经络,可使周身通泰、祛寒排邪,适用于风湿类疾病。④祛瘀止痛、清热消肿。砭石远红外线作用可改善血液循环,适用于红、肿、热、痛的炎症反应及碰撞、扭挫伤等。⑤潜阳安神、止悸定惊。砭石有重镇沉降之性,部分患者外治有安神定惊之效。

（一）砭石划法

划法中使用的砭具和刺法一样，都是具有尖或角的砭具。不同的是在手法上，刺法是固定在一个穴位上由体表向体内施力，而划法是用砭具循经沿体表划动。

作划法时，先将砭锥的尖部与人体接触，再使锥杆向前进方向倾倒45°，然后作循经的划法。划法依划动的速度分为速划和缓划。速划在排宣热毒方面功效较好，缓划在疏通经络方面功效较好。砭术师依据不同的目的选择作划法的速度，或采用中速划法兼顾两方，或采用速划与缓划交替进行的手法兼顾两方。无论如何安排，施行划法，均以缓划为起始，逐渐加快划速。而在施术结束前，又回到缓划，然后结束。

（二）砭石叩法

利用砭具断断续续地叩打人体的做法叫作叩法。几乎所有的中、小型砭具都可用于叩法，而常用的砭具有砭砧、砭球、砭锥、砭棒和砭板。叩打的力量要适度，叩打的频率力求与患者的脉搏相适应。叩法在砭术中属强刺激手法。能促进气血流动，排除体内热毒和多余脂肪，消除疲劳。

（三）砭石刮法

利用各种砭具刮人的体表的砭术方法称作刮法。刮法和擦法不同。擦法是用砭具的面擦人体，触及人体的面积大，力度小；刮法是用砭具的棱或刃刮人体，触及人体的面积小，力度大。刮法是现代砭术中刺激最强的砭术方法。由于刮法的力度大，有时为了避免伤及皮肉，不采取砭具直接接触皮肉的方法，而在人体被刮的部位垫上棉布类纺织物或隔衣施行刮法。

刮法中常用的砭具为砭板。砭板两边一薄一厚，薄边的钝刃是专为实施刮法而设计的。此外，砭砧的棱，砭轮横向使用以及泗滨浮石佩都可以用作刮法。从学科领域的划分看，刮痧疗法是砭术疗法中的一个分支。但由于砭石疗法失传近2000年间刮痧疗法一直作为一种独立的医术存在、发展于民间，刮痧疗法与砭术刮法之间还是稍有区别：

（1）砭术刮法强调砭板由砭具佳石制作，施术中除砭具与人体的力学作用外还强调砭具对人体的感应作用（远红外辐射）和声学作用（超声波）。

（2）砭具佳石具有微晶结构，质地光滑细腻，即使直接刮人体也不需使用任何润滑油脂，受术者不感到疼痛而感到非常舒服。施术后患者皮肤上不会出现大量血痕。

（3）砭术刮法作为砭术十六法之一在砭术治疗中经常是配合其他砭术方法并用，很少出现单纯施行刮法的场合。刮法泻有余而补不足。所以砭术施行刮法常以擦法为先导，然后施以刮法。刮法施行之后，再经擦法转入感法而结束。

砭术失传后，刮痧术毕竟有了近千年的独立发展。砭术恢复时，近千年刮痧术中积累的丰富经验对砭术刮法的恢复和发展有重要参考价值。与此同时泗滨浮石砭板的出现也为刮痧疗法提供了一种优质工具。

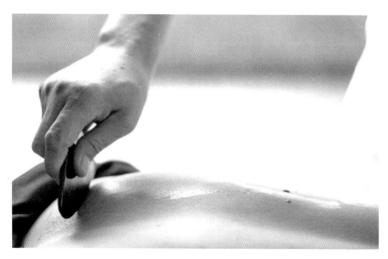

图 6 - 6　刮痧术

（四）砭石扭法

在刺法中砭术师手持砭具左右扭动，这种做法称作扭法。在刺法的实施过程中加上扭法，可以加大砭具对人体的刺激程度，扩展人体中气血活动的方位。当刺法作用于人体的穴位上时使用扭法效果增加。

（五）砭石旋法

在压法中砭术师手持砭具缓慢地依顺时针或逆时针方向旋转，这种做法叫作旋法。注意旋法与擦法的不同。当擦法的径迹为圆周时容易被误认为旋法。旋法的要点是在压法的基础上附加旋转动作，旋转圆周的半径很小而始终保持着砭具对人体的压力。径迹为圆周的擦法中圆周的半径较大而砭具对人体的压力不大。在压法的实施过程中加上旋法可以将砭具对人体的刺激向周边扩展，有利于人体中的气血流畅。

（六）砭石振法

在压法和刺法中，砭术师手持砭具有节奏地做上下振动，这种作法称为振法。在压法和刺法的实施过程中附加振法可以将砭具对人体的作用传向人体内部深处，有助于对体内腑脏的调理。振法中砭具振动的频率应力求与患者的脉搏相一致。

振法还可在感法中应用。做法是砭术师手持砭砧对着患部做有节奏的振动。整个施术过程砭具并不接触患者。砭具对患者的作用依靠感应，而感法中附加振法就大大加强了感应的强度和感应的穿透性。

（七）砭石拔法

在压法和刺法中，当压力与刺力达到最大值时，砭术师突然反向将砭具迅速撤离人体，这种作法称为拔法。拔法的操作要领是缓压速拔或缓刺速拔。在缓压或缓刺阶段，人体受压或受刺局部压力增高，气血向周边和深部区域流动。速拔的施行使人体原受压区的压力骤减，周边和深部的气血快速向原受压区回流，使原受压区、周边及深部一定区域内人体的气血处于极度活跃的状态。这种做法有利于气血的流畅和体内热毒邪气的排除。

在古砭术拔法的基础上发展起一种医疗方法——拔罐疗法。砭术中的拔法还可用砭罐来实施。砭罐又称火砭，其用法与拔火罐相同。其优于普通拔火罐之处在于砭罐由泗滨浮石制成，在其施术过程中除拔法和温法的作用外还有感法的作用。这样就弥补了普通罐疗中泻有余而补不足的缺点。古砭术失传后，拔罐疗法一直在民间流传。

（八）砭石温法

温法是用热砭石治疗疾病的一种砭石疗法。其做法有以下几种。

（1）将砭块、砭砧和砭球等质量较大的砭具放在草木灰余热、热水中加热，或在阳光下晒热后置于人体患部。如果砭具温度太高可在人体与砭具间垫一层毛巾或隔衣施温法。砭具可放在人体上，也可使人坐、卧在砭块之上。为使砭具长期保温，可在砭具上盖上棉被或放置橡皮热水袋。

（2）将砭锥加热后用锥尖作循经的划法或按穴的刺法。这样做可驱除侵入经络与腑脏的寒气。中医的灸术就是在古砭术循经按穴的温法基础上发展起来的。

（3）应用砭杯（水砭）作温法。在砭杯中注满开水，放在桌上。将双手手掌对着砭杯感受砭杯的热量。起初砭杯温度高烫手时，手掌与杯保持距离。待砭杯温度降低不烫手时，手掌可直接接触砭杯作温法。

（4）应用电热砭作温法。应用各种电热砭作温法可免除对砭石加温的麻烦。同时砭石可长时间保持热度。砭术温法最适用的季节是冬季和秋末春初天气寒冷的季节。砭具加温后，其远红外辐射能量增加。泗滨浮石有将热能（包括热毒）转化为对人体有益的远红外辐射的能力。这正是砭术温法的机理。

（九）砭石凉法

凉法是用冷砭石治疗疾病的一种砭石疗法。其做法如下。

（1）将砭块、砭砧等砭具放在冷水中浸泡，然后取出擦干置于人体患部。也可使人坐卧在冷砭块之上。

（2）将小型砭具如砭板、砭锥和砭滚放在冷水中浸凉，应用凉法作砭术美容，有助于消除面部皱纹和皮下多余脂肪。凉法的作用在于消除体内的热毒。发高热的患者将冷砭石放在头部使头部降温，其作法类似于西医中应用冰袋。但两者既有相同处又有不同处。高热患者头部放砭石后，一方面，砭石吸收了患者的热毒，砭石由冷变热，另一方面，砭石作为一个发热的黑体向患者辐射远红外线，进行理疗。砭石有变害为利的功效。应用凉法要掌握分寸，过度会使患者受寒。特别是年老体弱者要慎用凉法。如用也不可使砭石过冷。

（十）砭石挝法

挝法和闻法一样是音乐疗法。挝，是敲打乐器的意思。三国时代的学者祢衡为曹操击鼓，其法高雅，称作渔阳三挝。挝法是自己击磬。闻磬有益于健康，击磬也有益人的身心健康。

孔夫子就曾以击磬来修养身心。《论语·宪问》记载："子击磬于卫。有荷蒉而过孔氏之门者曰'有心哉，击磬乎'。"孔子在卫国时心情极差，他以击磬来调理身心。泗滨浮磬，其声音（包括超声波）有极强的穿透性，能穿透人体。闻磬时，声波通过空气介质传到人体。击磬时，声波还通过磬槌传到人体。因而击磬者接受到的能量大于闻磬者。闻法和挝法都是与泗滨浮磬相关而又有所区别的砭术方法。泗滨浮磬和石琴用于家庭保健，一人击、全家闻，能使家庭和睦、快乐、健康。

（十一）砭石闻法

砭术闻法主要指的是听磬，听泗滨浮磬有益于人的身心健康。闻法是音乐疗法。音乐疗法越来越引起人们的重视，它在治疗多种疾病，特别是心理方面的疾病有显著的效果，如心情烦躁、失眠健忘、忧郁症、恐惧症。

泗滨浮磬是用天然岩石材料泗滨浮石制成的，它发出的声音是大自然的声息。无论听古典式的编磬演奏的磬乐或是听石琴演奏的音乐都给人以沁透肺腑的感觉。还有一种耳道闻法。用砭板的板尾将外耳道塞住，用手指刮砭板的板刃，使砭板发出声波和超声波。这种做法可促进耳部和脑部的气血流畅，可用于预防和治疗头痛、耳鸣、高血压和脑血管病症。

（十二）砭石感法

感法是指接近或接触泗滨浮石或泗滨浮石制品，达到保健目的的方法。感法中没有或很少有岩石与人体之间的力的作用，保健作用靠泗滨浮石与人体之间的感应。感法是砭术十六法中最基本的方法，在施行其他任何砭术方法的过程中都同时伴随着感法。但也有单纯的感法和以感法为主的砭术方法。

任何一种砭具和泗滨浮石原石都可以用来施行感法。但一般说来质量大的砭具如砭块、砭砧和泗滨浮磬实施感法效果好。有的泗滨浮石饰物虽然质量不大，但由于长期随身佩戴，效果也很明显。感法分接近感法和接触感法两种。接触感法又分为直接接触和间接接触。直接接触指砭具直接接触人的皮肉，间接接触指砭具与人体间隔有衣物或纺织品。一般来说，直接接触感应作用最强，间接接触次之，接近感法又次之。因此后者要求使用大砭具。

（十三）砭石压法

将砭具放置在人体上再给砭具一定的力使砭具压迫人体，这种做法叫作压法。

（十四）砭石滚法

滚法是应用圆形砭具在人体上滚动的砭术方法。由于滚动摩擦力小于滑动摩擦力，故在滚法的施行过程中砭具对人体的刺激为弱刺激，因此滚法特别适用于体弱者或人体上不宜作强刺激的部位（如头部、面部）。

（十五）砭石擦法

擦法是应用砭具光滑的面在人体表面皮肤上作滑动摩擦。由于滑动摩擦力大于滚动摩擦力，故在擦法中砭具对人体的刺激比滚法强。但由于泗滨浮石为微晶结构，研磨后表面十分光滑，用它摩擦体表使人感到非常舒服。在擦法中砭石对人体的刺激仍属弱刺激，可用于人体不耐刺激的部位，如面部、胁下等部位。除患者有外伤外，擦法不会使患者感到疼痛。

（十五）砭石刺法

刺法是应用砭锥的锥尖，砭板的板尾，砭砧的角和砭滚手柄的尖端对人体进行刺激。刺法一般是按穴位刺激，穴位的选择与治疗的疾病相关。

刺法在砭术诸法中对人体的刺激要算是比较强的。但与针术中金属针对人的刺激相比要弱得多。大家都知道，中医针术就是从古砭术刺法中发展起来的，并逐步取代了砭术。砭术中刺法对穴位刺激的强弱，取决于砭锥锥尖磨制的尖锐程度，砭锥越尖，刺激越强。现今开发新砭石疗法，在制作砭锥时一般不使砭锥过尖，在施行刺法时不刺伤皮肉。

五、马王堆砭术的创新性发展

（一）理论研究的深化

通过对马王堆砭术古籍的整理、研究和解读，学者们对其理论体系进行了更加深入的探讨。例如，对于砭石的选择、砭术的操作方法、砭术的治疗原则等方面，都有了更加明确的理论指导。

（1）砭术的治疗原则

砭术遵循中医学整体观念与辨证论治的治疗原则。砭术系中医学砭、针、灸、药、导引五种治疗方法之一，其遵循中医学整体观念与辨证论治的治疗原则。在整体观念中，不仅将人与自然看作整体，亦将经脉、络脉、经筋、皮部、腧穴全部经络学内容以整体观念的原则——应用于砭术治疗之中。辨证论治是中医学独特的治疗原则，在砭术中体现在诊断和治疗的全过程。同时砭术在治法中使用证症同治、病证同治、病症同治的方法。以证为主要依据，结合病的特点和症状表现同时治疗。

（2）砭石的选择

砭石是一种纯天然的养生工具，由天然泗滨浮石手工磨制而成，在摔碎或者砸碎的情况下，其断裂处表面会呈现天然石材的本色，并能清晰地看到石头致密构造。

①看砭石的石质构造

砭石是一种纯天然的养生工具，由天然泗滨浮石手工磨制而成，在摔碎或者砸碎的情况下，其断裂处表面会呈现天然石材的本色，并能清晰地看到石头致密构造。另外制砭的石材硬度比较脆弱，比一般石头要软，属易碎品，用坚硬的东西划它会产生一条清晰的痕迹。

②看三证

砭石指的是可以治病的石头，只有经过国家权威部门检测，确定其具有医疗价值，才可称为砭石。消费者在购买砭石制品时一定要注意辨别砭石真伪，在缺乏辨识经验的情况下，要认清商家出示的三证：药监局备案的《医疗器械注册证》、质监局备案的《产品质量标准》和国家权威部门颁布的成分和远红外检测报告。对于小商贩伪造检测报告，所出示的证明（多为复印），如个人或珠宝鉴定机构所出示的"证明"，因检测成分不清，切不可轻易相信。

③看光泽

泗滨砭石表面精细，抛光度高，矿物结晶颗粒度较小，约为 0.03 毫米。另外购买时要看清矿物结晶颗粒度的检测报告。

④从敲击砭石的声音上判断

泗滨浮石磨制而成的砭石声音更像金属的声音，也更加清脆、延绵，所以有金声玉振、绕梁三日之说，而其他石头的声音则像鼓、锣的声音，比较钝，声音延续时间也短。

⑤从触摸砭石的感觉上判断

伪砭石大多是通过开矿取得矿石后制成，握在手里的感觉从里往外透着寒气；而泗滨砭石是属于地表浮石，并兼具宝玉石的"细、洁、温、润、腻、凝"的宝玉石六德，且有吸热快、散热慢的特点，这也是它能作为温疗工具的原因之一。

（3）砭石的特点及成分

砭石无放射性，对人体无害；砭石有奇异的能量场，作用于人体可产生红外热像并可循经而行。中国科学院、核工业部、国家地震局、中国中医研究院等权威实验室进行了严格的检测，结果如下：

砭石无放射性，对人体无害；

砭石有奇异的能量场，作用于人体可产生红外热像并可循经而行；

砭石接触人体表皮，在"微循环检测仪"监视器的屏幕上，可清楚看到小血管和毛细血管中的血液加快流动的状态；

砭石含有三十几种对人体有益的微量元素，其中锶的含量甚高；

摩擦此石可以发出 2 万—200 万赫兹的超声波脉冲；

砭石属于中医医疗器械（1 类）范畴。

天然砭石的主要成分，其中最多的是锶、氧化钙，其次是氧化硅、氧化钠等，还有铝、铁、镁、磷等多种元素，微量元素及稀土元素含有铬、锰、镍、铜、钇等超过 36 种对人体有益的元素，放射性物质含量极微。同时部分砭石中含有铜、铁等金属物质，致使砭石会呈现灰黑色以外的红、黄、绿等颜色。辨别砭石最重要的是应当看化学元素分析，也就是我们常说的检测报告。所以，砭石或存在多种颜色，单靠颜色是无法判定是否为砭石。总的来说，合格的砭石对人体有益无害，是制作中医医疗器械的上品。

（4）什么是砭

砭术的正确的全面的解释应该是一切用石质工具对人类进行疾病治疗和预防保健的医术的总称。在砭术中使用的各种石制工具统称砭具。

中医包括砭、针、灸、药和导引按跷五大部分，而现今的中医院里人们能够看到并接受治疗的有药物疗法、针灸疗法、气功和按摩疗法，唯独没有砭石疗法。对现实中存在的东西我们好了解。砭石疗法失传了，所以要回答什么是砭就不大容易了。

中国字典对砭的解释则源于东汉学者许慎的《说文解字》。《说文解字》中对砭字的解释是："砭，以石刺病也。"我们现在很难确定许慎的原意，但主张对砭的解释在方法上要广砭，不限于刺法，在工具上也要多样化，不限于尖状砭石——石针。这种主张是不是合理呢？我们用一些实例来说明砭石疗法突破用石针对人体作刺法限刺的合理性。曾见过民间中医将球形石头放在灶底草木灰中加温，用来治疗腰膝疼痛和腹痛。这也应属于砭术的一种方法——温法，而其所用的砭具球形石头显然不能叫作石针。半个世纪前民间还普遍应用一种近半球形的铜质容器，顶部有一个小口，冬季盛满热水用来暖床。寒腿病人也用它来暖腿。这种东西南方人叫作"汤婆子"，北方人叫作"水鳖"。曾问人为什么叫它"水鳖"，有人说它圆圆的像个甲鱼，所以叫"水鳖"。学者以为应该叫水砭，"水鳖"实为水砭发音的误传。水砭是盛了热水的铜质容器，可用它代替加温的石球来实施砭术的温法。水砭除用铜制作外，也有用陶瓷制作的。此外，刮痧疗法也被认为是砭术失传后残留在民间的一种砭术方法。

刮痧疗法中使用的玉石刮痧板为板状砭石。也就是说其手法为刮法而其砭石为板状，突破了刺法和石针限定的范围。民间还有一些石疗方法，使用的工具如石球、石板、石块、石滚、石棒等，与尖状石质工具一样都应属砭具的范围；使用的手法如压法、擦法、滚法、刮法、温法、凉法等，与刺法一样都应属砭术的范围。砭字为石字旁，说明砭术是以石制工具治疗疾病的一种医术。右边的乏字形象地表明利用石制工具——砭具在人体上实施多种手法——砭术治疗疾病的样子。对砭术的正确的全面的解释应该是一切用石质工具对人类进行疾病治疗和预防保健的医术的总称。在砭术中使用的各种石制工具统称砭具。

古籍中的砭石一词同时具有砭术和砭具两重含义。往往在同一本书中不同的地方有不同的含义，时而表示砭术、时而表示砭具。如《黄帝内经·素问·异法方宜论》所述："东方之域……其治宜砭石。"砭石在这里指的是砭术。而《黄帝内经·素问·宝命全形论》所述："制砭石小大。"砭石在这里指的是砭具。

（5）砭术的治疗原理

①砭石疗法的自洽原理

自洽原理是砭石疗法发展的初级阶段先民们应用砭石的经验总结。现今非专业医生应用砭石进行自我保健，自洽原理仍起着重要的作用。

自洽原理又叫作自适应原理，是砭石疗法产生之初最早的治疗依据。

在新砭石疗法建立的今日，这一古朴的原理仍然有效。砭石疗法产生于新旧石器时代交替之际。砭术是从先民们生病之后信手抓一块石头在患部压、刺、刮、擦而逐步形成的。最初施术的依据是凭感觉，感觉哪里不适就在哪里施术。这种做法虽然简单，但确实收到了好的效果，于是得到了人们的肯定。经过多代人上万年的实践，人们又进一步发现，有时施术的部位不在感觉到的患部，却收到了更好的医疗效果。如腹部疼痛在足部治疗有效，头部疼痛在背部治疗有效，等等。于是先民们的施术依据由单纯的凭感觉的阶段进入了凭感觉、看效果的阶段。自治原理包括两条内容：感觉哪里不适，就在哪里施术；哪里施术有效，就在哪里施术。

自治原理是砭石疗法发展的初级阶段先民们应用砭石的经验总结。现今非专业医生应用砭石进行自我保健，自治原理仍起着重要的作用。

②砭石疗法的全息原理

运用砭石在选定的人体的一个局部作刮、擦、刺、温等法，通过体表的反应可以诊断疾病。应用砭石在反映疾病所在的部位选用适当的砭术方法进行治疗。

全息原理的提出

整体观和局部反映全体的观点是中国传统医学的基本观点。四千多年前的名医俞附就已创立通过足部按摩治疗各种疾病的方法。中医主要诊断方法之一的切脉，就是通过在人体局部——寸口的寸、关、尺部位脉象的反应来诊断全身腑脏的疾病，还可通过寸、关、尺部位对相关脏腑进行调理。舌诊、手诊、耳针、颅针等传统中医诊断治疗方法都是整体观的应用。20世纪80年代张颖清教授在砭胚论基础上提出生物全息律理论，由于这一理论的基本观点整体观与中医的基本观点一致，因此全息律一经提出，就在中医针灸、按摩、足保健、手诊等领域得到广泛的应用。

人体全息律：人体符合生物全息律，人体每一个部分都反映了人的整体。把人体的每一个部分看作一个小人形，再根据针灸穴位分布规律找出这些小人形上的全息穴位系统。这些全息穴位系统可用于诊断和治疗。

全息律在新砭石疗法中的应用：运用砭石在选定的人体的一个局部作刮、擦、刺、温等法，通过体表的反应可以诊断疾病。应用砭石在反映疾病所在的部位选用适当的砭术方法进行治疗。

（二）砭术技术的改进

在传统砭术的基础上，结合现代医学技术，对砭术的操作方法进行了改进。如采用现代砭具替代传统的砭石，提高了砭术的安全性和舒适性；运用现代影像技术辅助砭术定位，提高了砭术的准确性。

为对砭石疗法进一步创新，谷世喆团队研发了贴针灸，改变现行传统针灸临床模式的"扎针痛""心里怕"等不足，通过贴敷于体表经络穴位以及疼痛部位，利用砭石自身特定波长的远红外热辐射以及特定频率的超声波脉冲振动，深层次刺激经络穴位，达到针灸的效果，发挥益气活血、疏通经络、平衡阴阳、扶正祛邪的功效，实现轻松治疗各种慢性疾病和各种疼痛的目的，是家庭治未病的好助手。如今，贴针灸伴随着"互联网+"的浪潮，迅速进入千家万户，绿色、经济、方便、安全，实现了家庭针灸贴的广泛应用。

（三）砭术与其他疗法的结合

将马王堆砭术与针灸、推拿、中药等其他中医疗法相结合，形成了砭针结合、砭推结合、砭药结合等多种综合疗法，拓宽了砭术的应用领域。

（1）砭术与针灸的结合

砭术和针灸都是基于中医的经络学说，通过对特定的穴位进行刺激，调整人体的气血运行，达到治疗疾病的效果。因此，砭术和针灸的结合，可以实现两种疗法的优势互补。

（2）砭术与推拿的结合

砭术和推拿都是通过手法对人体进行治疗，因此，两者的结合可以实现手法的多样化，提高治疗效果。砭术的砭石刺激和推拿的按摩手法可以相互配合，达到更好的治疗效果。

（3）砭术与药物疗法的结合

砭术和药物疗法的结合，可以实现内外兼治的效果。砭术可以通过砭石刺激调整人体的内环境，而药物疗法可以通过药物调整人体的外环境，两者结合可以达到更好的治疗效果。

（4）砭术与心理疗法的结合

砭术和心理疗法的结合，可以实现身心兼治的效果。砭术可以通过砭石刺激调整人体的身体状态，而心理疗法可以通过心理咨询、心理疏导等方法调整人的心理状态。

砭石疗法与刮痧、推拿疗法的区别：泗滨浮石制作的砭具不仅依靠各种手法产生的机械力的作用，还依靠其本身的温经作用，因此更容易推动气血沿经运行。临床对寒证阳虚证疗效更好。而刮痧主要是开泻、排邪，对正气损伤较大，而且比较疼痛。砭石疗法比推拿作用面积大且更灵活，选择性更强，更适合大众保健美容使用。砭石疗法与推拿综合使用效果更好。

六、马王堆砭术的应用

（一）治疗疾病

马王堆砭术在治疗疼痛性疾病、神经系统疾病、消化系统疾病等方面具有显著疗效。如通过砭术治疗颈椎病、腰椎病、头痛、失眠等疾病，取得了良好的临床效果。

（1）糖尿病

糖尿病是由于体内胰岛素的绝对或相对分泌不足引起糖代谢紊乱的全身性疾病。早期无明显症状，症状期出现多尿、多饮、多食、消瘦、无力。容易引起急性感染、肺结核、肾及视网膜微血管等病变。

【治法】

刮法：背部、腰部。

刺法：曲池、鱼际、三阴交、内庭、关元、肾俞、命门。

擦法：腹部，冬季配温法。

（2）高脂血症

血液中脂类含量超过正常值称为高脂血症。症状为腹痛、有时发热。皮肤出现黄色丘疹，眼睑出现黄色斑。

【治法】

刮法：背部、小腿前侧。

刺法：曲池、内关、足三里、太冲。

擦法：小臂内侧。

叩法：心俞、肺俞。

（3）甲亢

甲状腺功能亢进症（简称甲亢）是由于甲状腺激素分泌过多引起的疾病。症状为精神紧张、心悸失眠、畏热多汗、急躁、手指震颤、食欲亢进、消瘦、心动过速等，部分病人有突眼症。

【治法】

刮法：背部。

刺法：天突、间使、合谷、足三里、肾俞。

擦法：小臂内侧、胸部。

（4）失眠

失眠指就寝后许久不能入睡，或入睡不久即醒，醒后难以再入睡，严重者整夜不眠。白日头晕困倦、四肢无力、食欲减退、烦躁健忘。

【治法】

感法：枕下放置砭块。

刮法：头部、颈后和肩部、背部。

刺法：风池、神门、三阴交、行间。

擦法：胸部。

叩法：魄户、心俞。

（5）多寐

多寐又称嗜睡、多卧、嗜卧。是指不分昼夜，时时困倦欲睡。呼醒后能食能便，随后立即入睡。精神呆滞、记忆力减退。

【治法】

感法：将砭具放在头顶。枕下放置砭块。

刮法：腰部、小腿前部。

刺法：人中、合谷、丰隆、太冲、肾俞。

擦法：腹部。

叩法：脾俞。

（6）健忘

健忘是指程度严重的记忆力减退症。

【治法】

感法：胸前佩戴泗滨浮石佩或小砭板。

刮法：头后部、颈后部、背部、腰部。

刺法：足三里、太溪、肾俞。

擦法：印堂、太阳。

叩法：心俞。

（二）康复保健

马王堆砭术在康复保健方面也有广泛应用。如通过砭术调理气血、疏通经络，达到增强体质、预防疾病的目的。此外，砭术还可用于美容、减肥等领域，提高人们的生活质量，起到养生作用。

砭石超声波可对人体的细胞产生一定的压力，使细胞出现微小的运动，从而改变病变细胞的状态，达到治病的目的。

按摩作用。即超声波可对人体的细胞产生一定的压力，使细胞出现微小的运动，从而改变病变细胞的状态，达到治病的目的。

热作用。即人体吸收超声波的能量后，皮肤的血液循环加快，可在组织内出现发热反应，所产生的热量具有镇痛、解除肌肉痉挛、改善组织微循环状态等作用。

生物学作用。即超声波可影响人体内某些化学或生物学的变化过程，改变酶的活性等，从而改变人体内的代谢环境和状态，使疾病向好的方向转化。

对神经系统作用。神经系统具有对超声波敏感的特性，小剂量的超声波对神经有抑制作用，可使神经的传导速度减慢，从而具有明显的镇痛作用。

其他作用。超声波可使胃肠道蠕动增加，胃肠分泌增加；可使心脏的冠状动脉扩张，改善心肌的血液供应；可使肾脏的血管扩张，增加肾脏血流量。

对一种医疗方法的评价不仅要看它的医疗效果，也要看它的保健效果。保健对防病有重要的意义。古人强调治"未病"。今人主张防患于未然，都是希望在疾病未发生时注意保健，使疾病不发生。砭石疗法在保健方面有很好的效果。

对于现今人们常说的亚健康状态，砭石疗法的调理具有独特的作用。亚健康状态是这样一种状态，人自我感觉多处不适，认为自己病了。到医院一检查，各项指标基本正常，表明没有病。这种情况给医生带来了困感，无论是西医开处方、注射，或是中医开药、针灸都感到无从下手。因为无论中、西医都要求对症下药，病症不明，不能盲目下药、下针。砭石疗法由于它安全、无毒副作用而具有普适性。在未查明病因仅有自我感觉不适的情况下，可以根据自我感觉进行治疗。治疗的结果往往患者自我感觉病好了，精力恢复，能正常生活和工作。检查结果仍然是各项指标基本正常。或许有人以为患者根本没有病，而砭石治疗未起作用仅仅是心理安慰。这一点可以进一步研究。但先是自我感觉不好，查不出病因，过了一段时间发现指标已不正常，病情已相当严重的情况并不罕见。所以对于处于亚健康状态的人，自己不应忽视，应选择适当的方法调理和治疗。

保健还有一个重要作用就是防衰老。现代社会已进入老龄社会，防衰老已成为社会问题。防衰老有两个含义，一是寿命的延长，一是身体健康与活动灵巧。这两者相关而又有区别。人人希望长寿，但不希望卧床不起，带病延年。砭石疗法对老年人的一些常见病、身体疼痛、肢体活动障碍有一定的效果。

由于砭石疗法简易、安全，适合个人、家庭自我保健。近年来的实践表明，在坚持天天做个人砭石保健操的人群中确有一些人的多年疾病在不知不觉中消失了。考虑到个人配备整套砭具在经济上负担重，在个人砭石保健法中只应用砭板一种通用砭具。

（1）头部砭石保健法

①前额感应

［方法］将砭板的板面贴在前额上作感法。在感应过程中还可以用手按砭板，使砭板压紧前额，感法和压法并施。

［功效］促进头部气血流畅。预防和治疗头痛、目眩、记忆力减退、老年痴呆、感冒、高血压等症，减缓额部皱纹发展。

②刮印堂

［方法］用砭板的外弧形板刃，以印堂为起点交替向左、右两方刮拭。

［功效］预防和治疗头晕、头痛、眼病、鼻病、感冒、高血压等症。

③理眉

［方法］用砭板的外弧形板刃由两眉之间起，分别向左、右两方梳理眉毛。

［功效］预防和治疗头痛、眼病、耳病、鼻病和面部神经麻痹等症。

④拭目

［方法］闭目，用砭板的外弧形板刃轻轻地刮拭眼部，刮拭的方向由内向外。

［功效］预防和治疗偏头痛、眼病和面神经麻痹等症。减缓眼角皱纹的发展。

⑤刮鼻

［方法］用砭板的外弧形板刃自上而下刮鼻梁及鼻的两侧。

［功效］预防和治疗感冒，鼻病和面神经麻痹等症。

⑥点人中

［方法］用砭板的锥状板尾轻轻地点触鼻下口上的人中穴，反复数次至十几次。在保健而非急救的场合一般不对人中穴作强刺激。

［功效］预防虚脱、中暑、癔病和癫痫。

⑦刺迎香

［方法］用砭板的锥状板尾轻刺鼻下端两侧的迎香穴。

［功效］预防和治疗感冒、鼻病和面神经麻痹。

⑧擦面颊

［方法］用砭板的板面擦脸的双颊，由眼下方开始，向下、向外方向擦。

［功效］预防和治疗眼病、鼻病、面瘫、口腔疾病。有祛斑美容的功效。

⑨梳头

［方法］将砭板的外弧形板刃当作梳子，像梳头一样梳理头上长头发的部位。

［功效］促进头部气血流畅。预防和治疗感冒、头晕、头痛、高血压、脑血管疾病、记忆力减退、老年痴呆症。延缓白发、脱发。

⑩头项感应

［方法］将砭板平放在头顶百会穴上对头顶作砭术感法。

［功效］促进全身气血流畅。预防和治疗感冒、头晕、头痛、中风、脑血管病、精神病等。

⑪耳道闻法

[方法] 用砭板的锥状板尾将外耳道塞住，用手指刮擦砭板的外弧形板刃，使砭板发出声波和超声波。

[功效] 促进耳部和脑部气血流畅。预防和治疗头痛、头晕、高血压、脑血管病和耳病。

（2）颈部和肩部砭石保健法

①刮颈部后方

[方法] 用砭板的外弧形板刃自上而下刮颈部后方。

[功效] 预防和治疗感冒、发热、支气管炎、哮喘、项强和颈椎病等。

②刮颈部两侧

[方法] 用砭板的板背自上而下刮颈部两侧。

[功效] 预防和治疗耳鸣、咽喉肿痛、扁桃体炎、项强等症。

③擦颈部前方

[方法] 用砭板的板面自上而下擦颈部前方。

[功效] 预防和治疗高血压、咽喉肿痛、哮喘、支气管炎、咽炎和甲状腺肿大等症。

④拍打肩部

[方法] 手持砭板的板尾，用砭板前部的板面，自内向外拍打左、右两肩的上部。

（3）背部砭石保健法

人体的背部是砭术保健的重要部位。背部中线沿脊椎有督脉通过。督脉两侧从第 1 胸椎起至第 5 腰椎止，每椎沿棘突旁各有一个穴位，每侧共17 个穴位，称作华佗夹脊穴。再向外两侧各有两条自上而下的经脉——足太阳膀胱经。

督脉和足太阳膀胱经上有许多与脏腑相关的俞穴。经外奇穴华佗夹脊穴也与脏腑直接相关。这些穴位称作背俞穴。对人体脏腑的保健和疾病的防治十分重要。由于这些俞穴与内脏邻近，因此在针术中应用这些俞穴要十分谨慎。

砭石疗法是一种非常安全的医疗保健方法，在背部应用砭术的感法、划法、擦法、刮法作保健不会发生危险，因此特别适合家庭应用。

①感法

[方法] 将砭板板面贴在背部病痛处或与疾病相关的穴位处进行感应。睡眠时也可将砭板压在背下入睡。

②划法

[方法] 手持砭板前部沿经脉划动。划动方向一般采取自上而下。沿督脉划动时也可采取自下而上的方向进行。

③擦法

[方法] 应用砭板的板头沿经脉摩擦，或用砭板的板面在背部作横向摩擦或圆周摩擦。

④制法

[方法] 用砭板的外弧形板刃刮背部。刮的方向一般采用由上而下，也可配合使用由中心向外的刮法。

[功效] 促进背部及脏腑气血流畅。消除背、腰疼痛。预防和治疗脏腑疾病。上背部对应肺、心病，下背部对应脾、胃、肝、胆病，腰部对应肾、膀胱、大肠、小肠病。背部施砭石保健法还能消除体内积气，从而使腹腔压力、血压降低，使消化系统与血液循环系统正常。

（4）胸、腹、胁下砭石保健法

①擦胸

[方法] 将砭板的板面贴在胸部，向左、右作横向摩擦。

[功效] 预防和治疗心、肺疾病，如高血压、胸闷、支气管炎、哮喘、肺气肿、冠心病和心律不齐等。妇女可预防乳腺癌。

②擦腹

[方法] 用砭板的板面或板背自上而下擦腹部。

[功效] 预防和治疗消化系统和泌尿系统疾病，如胃痛、消化不良、肠炎、胆囊炎、慢性肝炎、肾炎、便秘、泄泻、前列腺炎、月经不调等症。

③擦胁下

[方法] 用砭板的板面沿肋骨方向轻擦左、右两肋下，可伴之以轻拍。

[功效] 排除消化道积气。预防和治疗胃胀、气喘、胸闷、全身疼痛、四肢无力。

（5）四肢砭石保健法

①刮上肢内侧

［方法］用砭板的板背自上而下地刮上肢内侧。

［功效］促进手三阴经（手太阴肺经、手厥阴心包经和手少阴心经）的通畅。预防和治疗心、肺疾病，手臂疼痛、麻木。

②刮上肢外侧

［方法］用砭板的外弧形板刃自上而下地刮上肢外侧。

［功效］促进手三阳经（手阳明大肠经、手少阳三焦经和手太阳小肠经）的通畅。预防和治疗便秘、泄泻、手臂不能举或疼痛。

③刮下肢内侧

［方法］用砭板的板背自上而下地刮下肢内侧。

［功效］促进足三阴经（足太阴脾经、足厥阴肝经和足少阴肾经）、阴跷脉、阴维脉的通畅。预防和治疗肝、肾疾病，腿痛麻木，行走不便。

④刮下肢前侧、外侧与后侧

［方法］用砭板的外弧形板刃自上而下地刮下肢的前侧、外侧和后侧。

［功效］促进足三阳经（足阳明胃经、足少阳胆经和足太阳膀胱经）、阳跷脉、阳维脉的通畅。预防和治疗消化系统和泌尿系统的疾病、腿不能抬、疼痛麻木、行走不便。

⑤拍打四肢

［方法］四肢放松，用砭板的板面拍打四肢肌肉部分。

［功效］消除疲劳，清解热毒。

⑥擦手、足掌

［方法］用砭板的板面摩擦手掌和足掌。

［功效］消除疲劳。预防和治疗手、足麻木。

⑦刮手、足背

［方法］用砭板的外弧形板刃刮手背和足背。用凹形钝刃刮手指和足趾。

［功效］消除疲劳。预防和治疗手、足关节疼痛。

（三）文化传承与推广

马王堆砭术作为中国传统医学的瑰宝，得到了越来越多人的关注和认可。通过举办砭术培训班、砭术讲座等活动，普及砭术知识，传承砭术技艺，使更多的人受益于砭术。

马王堆砭术的文化传承主要体现在以下几个方面：

学术研究：通过对马王堆砭术的深入研究，探索其理论体系和实践方法，为现代医学提供借鉴。

教育普及：将马王堆砭术的知识纳入医学教育体系，培养更多的医学人才。

保护传统：对马王堆砭术的传统技法和工具进行保护和传承，防止其失传。

马王堆砭术的文化推广主要体现在以下几个方面：

公众宣传：通过各种媒体和活动，向公众普及马王堆砭术的知识，提高其知名度和影响力。

国际交流：通过国际学术交流和合作，推广马王堆砭术，提高其在国际上的影响力。

产业发展：将马王堆砭术与现代医疗、健康产业相结合，开发出新的产品和服务，推动其产业化发展。

马王堆砭术在创新性发展与应用方面取得了丰硕的成果。今后，我们还需继续深入研究砭术理论，完善砭术技术，拓展砭术应用领域，使马王堆砭术更好地服务于人类的健康事业。

参考文献

［1］　何清湖，周欣，谭同来，等. 马王堆古汉养生大讲堂［M］. 北京：中国中医药出版社，2017.

［2］　陈松长. 马王堆帛书研究［M］. 北京：商务印书馆，2021.

［3］　何介钧. 马王堆汉墓［M］. 北京：文物出版社，2004.

［4］　傅举有. 亲历中国考古马王堆汉墓［M］. 杭州：浙江文艺出版社，2023.

［5］　马继兴. 针灸学通史［M］. 长沙：湖南科学技术出版社，2011.

图书在版编目（ＣＩＰ）数据

马王堆经络与针砭 / 彭亮，沈菁主编. -- 长沙 ：湖南
科学技术出版社，2024. 11. --（让马王堆医学文化活起来丛书 /
何清湖总主编）. -- ISBN 978-7-5710-3026-1

Ⅰ. R224.1；R245

中国国家版本馆 CIP 数据核字第 2024A6N574 号

马王堆经络与针砭

总 主 编：何清湖
副总主编：陈小平
主　　编：彭 亮 沈 菁
出 版 人：潘晓山
责任编辑：李 忠 杨 颖
出版发行：湖南科学技术出版社
社　　址：长沙市芙蓉中路一段 416 号泊富国际金融中心
网　　址：http://www.hnstp.com

湖南科学技术出版社天猫旗舰店网址：
　　　　http://hnkjcbs.tmall.com
邮购联系：0731-84375808
印　　刷：长沙艺铖印刷包装有限公司
　　　　（印装质量问题请直接与本厂联系）
厂　　址：长沙市宁乡高新区金洲南路 350 号亮之星工业园
邮　　编：410604
版　　次：2024 年 11 月第 1 版
印　　次：2024 年 11 月第 1 次印刷
开　　本：710mm×1000mm　1/16
印　　张：17.75
字　　数：266 千字
书　　号：ISBN 978-7-5710-3026-1
定　　价：68.00 元